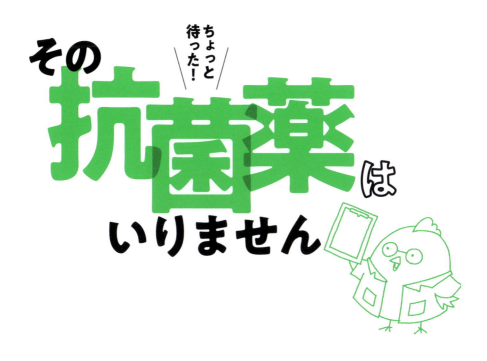

ちょっと待った！
その抗菌薬はいりません

編集

青木洋介
佐賀大学医学部附属病院
感染制御部部長

MEDICAL VIEW

本書では，厳密な指示・副作用・投薬スケジュール等について記載されていますが，これらは変更される可能性があります．本書で言及されている薬品については，製品に添付されている製造者による情報を十分にご参照ください．

Hold On! This isn't the right drug.
(ISBN978-4-7583-1804-4 C3047)

Editor : Yosuke Aoki

2019.1.10 1st ed

©MEDICAL VIEW, 2019
Printed and Bound in Japan

Medical View Co., Ltd.
2-30 Ichigaya-hommuracho, Shinjuku-ku, Tokyo, 162-0845, Japan
E-mail　ed@medicalview.co.jp

序文

　問題への対処法は，問題を起こさないことと，起きた問題を解決することに二分されます。抗菌薬耐性に関しては，前者が"抗菌薬適正使用"であり，後者が"感染対策"に相当します。2018年11月現在，感染対策および抗菌薬適正使用の実践に対する診療報酬加算により，問題の解決，あるいは新たな問題を出さないための医療を実践するインセンティブが付与されていますが，この医療政策をいかにして現場で実効力のあるものとして展開していくかが，医療従事者に託されている課題であり，義務でもあります。

　抗菌薬適正使用という戦略を実行するための「理論（知識）」は，書籍やメディアを通して十二分に普及していますが，その「実践が知識ベースで考えるほどには容易ではない」，ということが現実であることは否めません。「わかってはいるが，思ったようにやれない」という，理論と実践が幾分乖離した状況であるともいえます。それは，抗菌薬処方に限らず，知識と経験に照らし合わせながら目前の事象の意味を解釈し，判断し，その対応について意思決定を行うことを規定する人間の行動科学に光を当てられることがないことが一因となっているように思います。

　本書は感染症専門医のための本ではなく，抗微生物薬の各論を網羅したものでもありません。抗菌薬を処方することを決定する，そして治療効果を判定するに至る"自分の考え"を頼りとする一般医家の臨床的判断と意思決定の心的機序（mental mechanism）を，抗菌薬処方という医療行為の窓を通して考えてみることを目的の一つとしたものです。また，抗菌薬の各論は，感染症の診断名別ではなく，患者さんの症状・兆候の考察からスタートする実臨床と同じ脈絡において記載しました。なかでも，一般医家の先生方が遭遇する機会の多い症状と，処方頻度の高い抗菌薬を中心として整理しています。

　各論は佐賀大学医学部附属病院感染制御部の同門一同で執筆しました。メジカルビュー社編集部の石田奈緒美様には本書企画の原点となっていただき，加賀智子様には編集のみならず，イラストのご草案をいただきました。お二人の，そしてメジカルビュー社の方々の専門的視点からのご助言とご支援に心から感謝申し上げます。

　抗菌薬を処方なさる先生方にとって，理論と実践の距離が少しでも縮まるよう，本書を楽しみながらお読みいただけることを願っております。

2018年11月

青木洋介

Contents

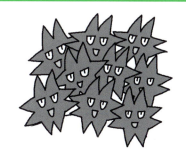

Ⅰ章　その抗菌薬，本当に使わなくてはいけない？ ·········青木洋介

- 病原細菌との共生が人類を救う!?
  デフォルトは"抗菌薬を使わない"こと！ ································ 12
- 使えば使うほど効力がなくなる！　抗菌薬は大切に使おう ········· 14
- 抗菌スペクトルを知らずして抗菌薬を使うことは，
  雑な医療への入り口（破れ窓理論） ···································· 16
- まずは耐性菌ではなく，感受性菌を想定した治療をしよう ········· 19

Ⅱ章　わかったつもり？
　　　やりがち抗菌薬投与を見直す ··························青木洋介

- "抗菌薬投与"という慣習の背景 ·· 22
- 抗菌薬投与後に解熱を認めるときに考えること
  ①患者さんが亡くなりかけている？ ···································· 24
  ②細菌感染症ではない？　～抗菌薬投与とは無関係な解熱 ········· 27
- 非感染性の発熱を考えよう
  ①入院患者さんの発熱
  　～解熱を図りたければ，抗菌薬ではなく，NSAID投与を ········· 32
  ②高齢者の発熱　～悪性腫瘍，自己免疫疾患の可能性も ········岡　祐介 34
  ③術後患者さんの発熱　～周術期抗菌薬の漫然とした継続はNO ···岡　祐介 36
- 抗菌薬の治療効果は体温やCRPの下降ではない！
  『細菌の増殖抑制』のみが指標 ·· 38
- 不明熱の検査の基本的な進め方 ·· 41

- これだけは押さえよう！　感染症診療の基本的な考え方 ……………… 福岡麻美
  - ①身体診察 …………………………………………………………………… 45
  - ②発熱 ………………………………………………………………………… 48
  - ③バイタルサインの確認 …………………………………………………… 51
  - ④血液培養採取 ……………………………………………………………… 54

Ⅲ章　患者さんをどう診るか？
〜どのように考えるか？ どのように考えてはいけないか？ ……… 青木洋介

- まずはプロブレムリストで患者さんの病態を整理・把握しよう ……… 58
- 直感は思考の幅を狭くする？　鑑別診断を多角的視点で考えよう …… 59
- 「うまく説明できる」の罠 …………………………………………………… 62
- 白血球やCRPの上昇がなくても，感染症を考えるとき ………………… 65
- 感染臓器を絞り込み，原因微生物を推定しよう ……………… 福岡麻美
  - ①問診のポイント〜仮説を立てる ………………………………………… 68
  - ②診察のポイント〜仮説の検証 …………………………………………… 72
- 初期治療薬は可能な限り狭域に …………………………………………… 77
- 最悪のシナリオを回避せよ！
  市中で見逃したくない感染症 ……………………………… 濵田洋平　81
- 医療関連感染の大半を占める，5大感染症を
  まずは鑑別しよう …………………………………………… 濵田洋平　85

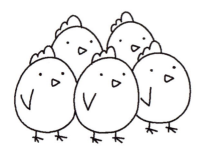

Ⅳ章 いざ，実践！
抗菌薬を投与する，しない？ 何を，どう使う？

- 薬剤選択は「間違えなければよい」がキホンのルール …………青木洋介　92
- 呼吸器感染症が疑われる症状 ……………………………………………青木洋介
  - ①咳嗽および喀痰 …………………………………………………………98
  - ②咽頭痛 ……………………………………………………………………104
  - ③胸痛あるいは季肋部痛 …………………………………………………110
  - ④息切れ，肺炎 ……………………………………………………………116
- 消化器症状 …………………………………………………………………曲渕裕樹
  - ①腹痛 ………………………………………………………………………123
  - ②下痢 ………………………………………………………………………128
  - ③悪心・嘔吐 ………………………………………………………………133
  - ④黄疸 ………………………………………………………………………137
- 尿路に関連する症状 ………………………………………………………永田正喜
  - ①排尿痛 ……………………………………………………………………141
  - ②頻尿・残尿感 ……………………………………………………………145
  - ③腰痛・側腹部痛 …………………………………………………………150
- 皮膚および筋・骨格系の症状 ……………………………………………福岡麻美
  - ①発疹（紫斑を含む） ……………………………………………………155
  - ②表在リンパ節腫張 ………………………………………………………160
  - ③発赤・腫張 ………………………………………………………………166
  - ④関節痛 ……………………………………………………………………172
- 頭頸部の症状 ………………………………………………………………山口浩樹
  - ①視力障害，めまい，眼球運動障害 ……………………………………178
  - ②耳痛・耳漏，歯性感染症 ………………………………………………184
  - ③頭痛 ………………………………………………………………………189
  - ④意識変容 …………………………………………………………………195
- 周術期（術後感染予防） …………………………………………………浦上宗治　199

- 人工物deviceを有する患者 ･･････････････････････････････ 濱田洋平　204
  人工関節感染・人工弁心内膜炎

V章　抗菌薬が効かない!?
　　　こんなとき，どう考えればよいですか？ ･････････････ 青木洋介

- この抗菌薬は効いている？
  - ①抗菌薬は「患者さん」ではなく，患者さんの体内にいる
    「病原菌」に作用する ･････････････････････････････････　212
  - ②抗菌薬はこのままでよいのか，変えるほうがよいのか･････　216
- 抗菌薬が奏効するための条件 ･････････････････････････････　221
- 抗菌薬をいつまで投与するか？ ･･･････････････････････････　226

VI章　こんな患者さんで使える薬・使えない薬

- 高齢者 ･･ 浦上宗治　228
- 糖尿病 ･･ 浦上宗治　232
- 慢性腎不全および肝硬変 ･･････････････････････････ 浦上宗治　236
- 免疫抑制患者 ････････････････････････････････････ 青木洋介　239
- 妊婦と授乳婦 ････････････････････････････････････ 浦上宗治　247
- 精神科的疾患背景，あるいは不定愁訴と思われる症状を
  有する患者 ･･････････････････････････････････････ 青木洋介　251

VII章 90分でマスターする！ 代表的薬剤の抗菌スペクトル

- 主要病原細菌とβ-ラクタム系薬のスペクトル　　　　　濵田洋平　256
- ペニシリン系薬　　　　　曲渕裕樹　259
- セフェム系薬　　　　　岡 祐介　263
- カルバペネム系薬　　　　　濵田洋平　269
- キノロン系薬　　　　　浦上宗治　273
- マクロライド系薬　　　　　福岡麻美　277
- アミノグリコシド系薬　　　　　永田正喜　283
- ST合剤　　　　　沖中友秀　287
- 抗MRSA薬　　　　　山口浩樹　292
- 抗真菌薬　　　　　濵田洋平　297

付録　　　　　浦上宗治

- 腎機能低下時に減量が必要な抗菌薬・抗真菌薬（成人）　　　　　304
- 肝機能低下時に減量が必要な抗菌薬・抗真菌薬（成人）　　　　　310
- 腎機能・肝機能による用量調整が不要な抗菌薬・抗真菌薬（成人）　　　　　310
- 特に注意しておきたい抗菌薬の薬剤間相互作用　　　　　312

索引　　　　　314

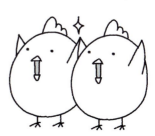

執筆者一覧

編集

青木洋介 佐賀大学医学部附属病院感染制御部部長

執筆（掲載順）

青木洋介 佐賀大学医学部附属病院感染制御部部長

岡　祐介 佐賀大学医学部附属病院感染制御部

福岡麻美 佐賀県医療センター好生館感染制御部部長

濵田洋平 佐賀大学医学部附属病院感染制御部

曲渕裕樹 伊万里有田共立病院内科

永田正喜 ひらまつ病院総合診療部長

山口浩樹 鹿児島生協病院総合内科

浦上宗治 佐賀大学医学部附属病院感染制御部

沖中友秀 佐賀大学医学部附属病院感染制御部

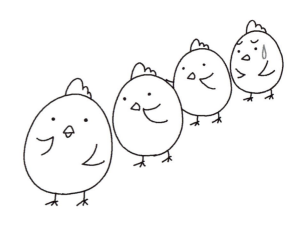

I章

その抗菌薬，本当に使わなくてはいけない？

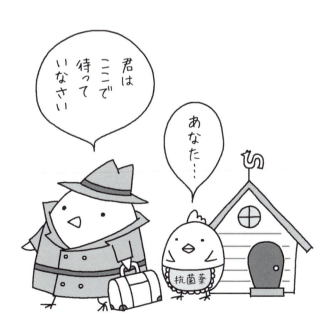

病原細菌との共生が人類を救う!?
デフォルトは"抗菌薬を使わない"こと

人類には常在菌が必要！

　　細菌が地球上で刻んだ歴史の時間を24時間とすると，ヒトが地球上に生まれてきたのは23時59分50秒を過ぎたあたりです．つまり，ヒトはバクテリアが天文学的な時間を過ごしている天体に産み落とされ，ほんの一瞬だけ生きる生物であると考えることができます．

　　ヒトは産道を通って産まれ出てくるときから皮膚表面や腸管内に常在菌とよばれる微生物が繁殖を始め，3歳ごろまでに個人に特有な常在菌の構成図を完成しながら，生涯にわたりわれわれの体の機能を正常に保つ役割を果たしてくれます．ケガをしても基本的に感染を起こすことがないのは，表皮ブドウ球菌に代表される皮膚常在菌がほかの微生物の侵入を防いでくれているおかげです．体の免疫調節機構のバランス保持には腸内細菌が重要な働きをしており，止血に関わる凝固因子の一部も腸内細菌がその産生に関与しています．クロストリジウム・ディフィシル（クロストリディオイデス・ディフィシル）感染症の治療の最終手段の一つに，正常の腸内細菌叢を回復することを目的とする便移植が選択肢としてあることも，われわれが常在菌を必要としていることを証明してくれています．

　　ところが一方では，医師はこれまで抗菌薬を解熱薬のように処方し，患者さんも外来受診時に"抗生物質を所望する"に似た振る舞いをすることが違

表 ▶ 常在菌の撹乱が発症に関与している可能性があると考えられている疾患
（Blaser MD. 失われてゆく，我々の内なる細菌．東京：みすず書房；2015. より引用）

喘息	若年型糖尿病	肥満	花粉症
食物アレルギー	炎症性腸疾患	湿疹	胃食道逆流症
癌	自閉症		

和感なく受け止められてきました．常在細菌叢がいかに大切であるかについて，われわれの大多数の認識が薄かったのです．しかし，上に述べたように，**常在菌をやっつける抗菌薬は可能な限り使用しないほうがよいことは明らかです．**

　参考までに，常在細菌叢が破綻することに発症が関係していることが予想されている疾患を表に示します．このように，抗菌薬の闇雲な投与が個人の生体機能に不調をもたらすことはもちろんですが，薬剤耐性菌が選択され，それが拡大し伝播されることによる医療環境的弊害にも満ちています．感染症がどこかにあるかもしれないから，あるいは，かぜがひどくならいうちに，という，医師側および患者さん側の抗菌薬万能論には待ったをかけねばなりません．**抗菌薬は，真に必要なときに，必要な量を，必要な期間だけ投与する**ことが，われわれ人類が感染症の脅威を最低限に抑えるために必要なのです．

　抗菌薬で常在菌をやっつけることの弊害と，病原性を発揮している細菌を抗菌薬で叩くことの利点，その功罪を慎重に考えたうえで抗菌薬を使用することを原則とするほうがよいです．

　　デフォルトは「抗菌薬を使用しない」ことであると認識しましょう．特に，抗菌薬をある程度使いなれている方にこのことをあらためて考えていただきたいと思います．

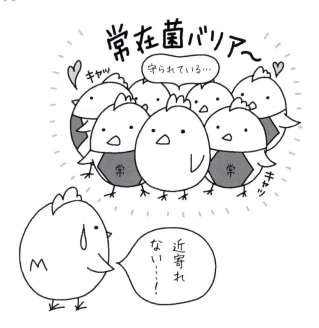

使えば使うほど効力がなくなる！
抗菌薬は大切に使おう

過剰な治療をしていませんか？

抗菌薬がほかの薬剤と決定的に異なることは何でしょうか？

降圧薬はたくさんの患者さんに使うと，ほかの患者さんに段々と効かなくなるということはありません。利尿薬や，糖尿病の薬も同様です。ところが，抗菌薬はそうではありません。耐性化した菌が患者Aさんから環境に排出され，患者Bさんに伝播され，感染が起きれば，Aさんには効いた抗菌薬がBさんには効かなくなります。**使えば使うほど効力を失う可能性があることが抗菌薬の特性**です。

医療者は目前の患者さんに十分に有効な抗菌薬治療を行うことが求められます。しかし，過剰な治療，つまり，複数の抗菌薬の不要な併用や，必要以上の期間投与を続けることなどは避けるべきです。1980年代前後に新しい抗菌薬が盛んに開発された時代とは違い，製薬企業は抗菌薬の開発から後退しています。新薬開発に巨額な投資が必要ですが，開発され，医療現場で使用されるようになり，開発にかかった資金を取り戻し，これから収益に転じる時期になったときには，**菌の耐性化(antimicrobial resistance；AMR)** のため処方量が減る，あるいはジェネリック(generic)とよばれる安価な後発品が販売される時期を迎え，トレードマークだった抗菌薬が医療機関から購入されなくなるためです。このように，新規抗菌薬の開発に期待できない現在，**抗菌薬を貴重な社会資源として認識する必要があります。**

AMRが深刻化すると感染症の治療ができなくなるだけではありません。今日，入院から退院までの期間に抗菌薬を1 doseたりとも使用しない患者さんは多くはありません。一般の外科手術，臓器移植，人工関節置換術，抗癌化学療法などは**抗菌薬のバックアップがあってはじめて安全に行うことが可能な医療**なのです。AMRがさらに深刻な状況に陥ると，感染症の治療ができなくなるだけではなく，現在広く行われているこれらの医療が成り立た

なくなる可能性が出てきます。このような危機を避けるためにも，**抗菌薬適正使用はすべての医療者に求められる喫緊の課題**であることがわかるのではないでしょうか。

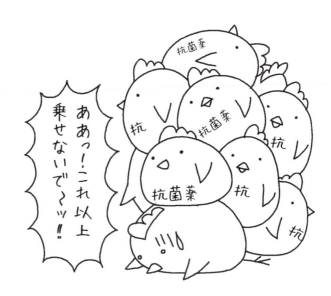

抗菌スペクトルを知らずして抗菌薬を使うことは，雑な医療への入り口（破れ窓理論）

「先生，このコーセーブッシツは何に効くのですか」に答えられますか？

　「先生，コーセーブッシツを今日から別のものに変えると聞きましたが，どう違うのですか？」と尋ねる患者さんは多くはないかもしれません。しかし，（どこが違うのだろう），（説明もないな……）など，患者さんが思っていないとは限りません。（じゃ，昨日までの治療は失敗だったということなのか？）とさえ思う患者さんもいるかもしれません。患者さんは尋ねない（尋ねられない）だけなのです。しかし，だからといって，説明しなくてよい，あるいは，**抗菌薬の違いを知らなくてもよい，というわけではありません。**

　昨日まで投与していたセフトリアキソン（第3世代セフェム）と今日から投与するセフェピム（第4世代セフェム）の抗菌スペクトルの違いを知らなくても，おそらく患者さんには何とか（あるいは，何となく）説明できるかもしれません。専門的な説明をすると患者さんにはわかりませんので，要約して説明してよいと思います。しかし，あなたがその違いを理解したうえで要約（説明）しているのか，あまりよくわかっていないのか，咄嗟の質問に答える際のあなたの表情や話し方で，患者さんには伝わってしまいます。それに，自分が患者さんの立場であったら，主治医が薬の違いをよくわからずに自分に投与していると考えてみると，やはり嫌ですよね。**抗菌薬を使う際には，どのような細菌に効果があるのかについて知っておくことは，患者さんが不安を感じずに，あなたの説明を聞くことができるために大切なことです。**

　また，抗菌スペクトルの違いを大よそでも知っていれば，「なぜ今日から薬剤を変更するのか」ということについて，患者さんから尋ねられる前に説明することができます。違いを知らなければ説明しようとはおそらくしませ

> **MEMO 1**

ん。しかし，どんな小さな医療行為にでも，その必要性を簡単でよいので説明することが，**良い患者 – 医師関係**を保つための基本です。抗菌スペクトルを知っていることは，そういう意味において必要です。"そんな細かいことを知らなくてもかまわない"という考えもあるかも知れません。なぜなら，その抗菌薬がどのような抗菌スペクトルであるかを知らなくても，薬効は発揮されるからです。しかし，抗菌薬に限らず，そのような考え方は，気付かないうちに（気付いたときには，と表現するほうがよいかも知れません）自分の医療を段々と雑なものにしてしまいます。些細と思える問題が，大きな

> **MEMO 2**

問題に繋がることは**「破れ窓理論－broken window theory－」**で広く紹介されています。

　「抗菌薬はたくさんの種類があり，たくさんある細菌への効き方も違うのでよくわからない，勉強するのも面倒だ」と考えているとすれば，その必要はありません。本書の後半で，感染症を起こす頻度の高い病原細菌と抗菌スペクトルとの関係について要約して記載していますので，そちらをご確認ください。理論を知り，それを正しく実践していけば――正しく実践する方法についても，独立した章で解説いたします――，**一般感染症の抗菌薬治療はとても明解な理論で考えることができる**ことが，きっと理解できると思います。

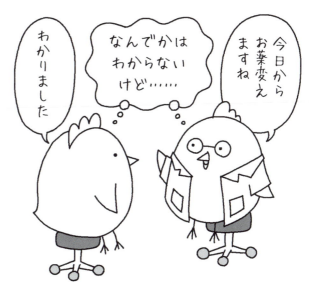

その破れ窓が危ない!!

MEMO 1　インフォームド・コンセント

　インフォームド・コンセント (informed consent；IC) は日本語で「説明と同意」と訳されることが多いと思います。これは，「初診時に，あるいは初期治療方針が決定した際に，今後の検査や治療の具体的方法や合併症について情報を提供したうえで理解を得る」ということではなく，診療が継続する限り，その都度，"医師の思考の道のりを，一般の人にも理解できる言葉を用いて，患者さんにも辿ってもらう"ということだと思います。昨日までの治療方針が，本日の検査結果を見た結果，急に変更になるようなことが少なくありません。なぜ，昨日までの説明内容と異なる方針になったのか，について，平易な言葉で，患者さんにわかるように説明することがICの中核であると思います。

MEMO 2　破れ窓理論

　1枚の窓ガラスが割れたまま放置されると，そのうち通行人の誰かが，この家は空き家ではないかと考えて忍び込みます。次第に空き巣狙いが増え，割れた窓ガラスの数が増えると，盗難や泥棒にあう被害も増え，その地区は治安の悪さが加速して行き，犯罪の多発するエリアになります。たった1枚の窓ガラスを修復しなかったことが，その間口を次第に広げて行き，重大な事態へと発展します。これを，**broken window theory（破れ窓理論）** といいます。

　1980年代，殺人や強姦，強盗など重犯罪の多発するニューヨークで，バスや地下鉄の落書き，改札の飛び越えによる無賃乗車などを見つけ次第，留置場送りにするなど，徹底的に軽犯罪 (quality-of-life crime) を取り締まった結果，ニューヨークの重犯罪の激減に繋がったといわれています。

　抗菌薬スペクトルに対する無関心（割れた窓ガラス）が，自分が施すほかの医療行為についても拡散していく可能性があります。大きな問題（医療過誤）を引き起こさないよう，自分についての無関心をなるべくなくすことが大切です。

まずは耐性菌ではなく，感受性菌を想定した治療をしよう

"耐性菌の時代"って本当？

"耐性菌の時代"といわれています……本当でしょうか？　私は「YES and NO」だと回答します。あえて，NOというべきかもしれません。

薬剤耐性菌対策は現在の医療の重要な課題の一つではありますが，市中感染ではその一部を占めるに過ぎません。医療関連感染ではメチシリン耐性黄色ブドウ球菌（MRSA）や基質特異性拡張型β-ラクタマーゼ（ESBL）の分離頻度が，それぞれ黄色ブドウ球菌の約半数，大腸菌の20％前後を占めていますが，"感染症"ではなく"定着"の状態であり，治療を必要としない患者さんも認められます。**耐性菌に十分に留意すべき時代ではありますが，抗菌薬が効かない菌の感染症により，バタバタと患者さんが倒れているわけではありません。**耐性菌が「目立つ」のです。

施設を問わず，培養検査をせずに抗菌薬治療が行われることは多いと思いますが（培養検査をきっちりと行う診療ももちろんあると思います），感受性菌による場合は抗菌薬治療が奏効するため，分離培養される菌として医療者の目に映ることは決してありません。しかし，感受性菌はsilent evidenceとしてたくさん存在しているのです。耐性菌は感受性菌よりは明らかに培養で捉まることが多く，われわれの目に触れるのです。極端にいえば，耐性菌しかわれわれの視界に入ってきません。しかし，これは"耐性菌の時代である"ということではありません。目に映ること（耐性菌）にフォーカスしてもよいですが，その事象を以て，目に映らない事象（感受性菌）についてもそれを当てはめては本当のことがわからなくなります。一部の現象をすべてのこととしてgeneralizeしてはいけません。**目前の患者さんに耐性菌を想定した抗菌薬を投与するのではなく，感受性菌を想定した治療を行うことが基本です。**"抗菌薬が効かない時代がやって来る"という文言は，抗菌薬適正使用を推進するスローガンとしてはよいと思いますが，耐性菌の

頻度を現実以上に大きいものと錯覚し，**耐性菌に偏った治療を行うと，耐性菌の時代が到来することを現実のものとしてしまう危機に繋がるのではないでしょうか。**

MEMO　感受性菌は見えづらい⁉

──客船が沈没して数千人が難破しました。このうち僅か一握りの人が助かりました。その人達が，「祈りを捧げたことにより救命された人々」と写真入りで新聞の記事に紹介されました。それを見たある子供が，「祈りを捧げたけど助からなかった人達の写真はないの？」と大人に尋ねたそうです。祈りを捧げたのに助からなかった人々が救命された人々の何百倍もの数いるのです。亡くなってしまったために写真に写ることのない"silent evidence"なのです。見えたことだけを頼りに「祈りを捧げることで救命されるのです」というのは，真実に気付かない伝道師の言葉なのです──

Taleb NN. 第8章: Giacomo Casanova's Unfailing Luck: The Problem of Silent Evidence. The Black Swan. London: Penguin Book; 2010. p100-21.

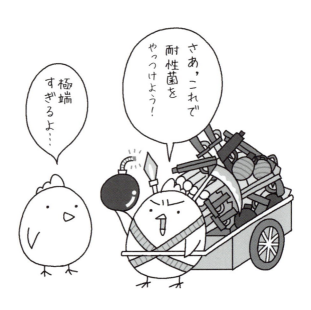

II章

わかったつもり？
やりがち抗菌薬投与を見直す

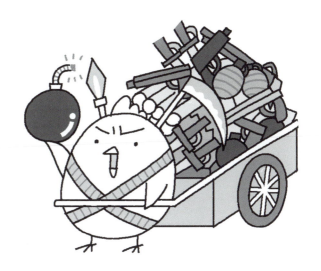

"抗菌薬投与"という慣習の背景

行動パターンの見直し

　発熱やCRP高値を認める患者さんについて,「まず,抗菌薬を投与して経過をみてみよう」と考えることが多くありませんか？

　発熱やCRP上昇を認めた場合,特に入院患者さんにおいては,頻度の高い肺炎や尿路感染症を想起してももちろんよいと思います。しかし,細菌感染症が発熱を呈する患者さんの原因疾患の大半を占めるわけではありません。**発熱・白血球やCRP上昇をみた場合,「ほとんど常に抗菌薬を投与する」診療習慣があるとすれば,それは見直しが必要です。**

　では,どのように見直せばよいのでしょう？　見直しをするには,なぜ,そのような行動(抗菌薬処方)を起こすのかについて知ることが大変重要です。

　以下にヒトの思考の機序(mental mechanism)について少し述べます。

　物事を判断する場合には,ある程度の分析や解析を必要とします。平たくいえば,考察を必要とします。しかし,考察することよりも平易な考え方や対処の仕方が手元にあれば,まずそれをもって目前の事象に対応してみようとするのがヒトの行動パターンでもあります。「ハイブリッドカーに買い替えようと思うけど,A社とB社のどちらの車がよいか迷っている」という場面を想定してみてください。走行性能,遮音性能,燃費,などさまざまな車の特性が素人ながら気になります。しかし,細かい違いは結局自分にはよくわからないため,最終的には,車のデザインで決めたり,これまでA社の車に乗ってきたから今回もA社で,とか,B社のイメージが好きだから,あるいは,A社に勤めている知人がいるから,ということで決めたりすることが多いのではないでしょうか。

> **MEMO**　性能を詳しく解析するのではなく,どちらの会社が好きか,などに置き換えて意思決定をすることを**substitution(代用,置換)**といいます。つまり,身体診察を丁寧に行うことにより感染症の存在を見極めようとするのではなく,感染症の診断根拠を「発熱やCRP高値」に置き換えて,判断しようとし

ているのです。そして，発熱の程度が強いほど，CRPの値が高いほど，重症であると考えがちです。このようなmental mechanismを**intensity matching（強度合わせ）**とよびます。

> **MEMO**

ですから，「発熱やCRP高値が抗菌薬投与の対象にはなりません！」とICTが言うのは，「くやしいときに唇を噛んでも意味がありませんよ」と言うのに似ています。無意識の，潜在的あるいは本能的，慣習的な行動パターンが簡単に変わるわけではありません。むしろ，「substitution」というmental mechanismを表現する特異的な語句を，処方する医師と，適正使用を推進しようとする専門家との間で共有することが重要であり，そのmental mechanismを認識するほうが行動変容に繋がる可能性が高くなります。

MEMO　substitution（代用，置換）

われわれは「**substitution**」を日常生活において無意識下に頻繁に用います：悔しいときに"唇を咬む"，嬉しくて"ガッツポーズをとる"，がっかりしたときに"うなだれる"などです。悔しさが強いほど，血が滲むほど強く唇を咬むかも知れませんし，嬉しさが爆発するときは，ガッツポーズをとる筋肉にうんと力を籠めます。このように，何の関連もない2つの因子（悔しい⇔唇咬む，嬉しい⇔握りこぶし）の強度合わせもわれわれは常に行っています。

感染症の存在を発熱の有無に置き換えて考え（substitution），発熱の程度や白血球の値に重症度を比例させる，あるいは選択薬剤の抗菌スペクトルを広めることに無意識に関連付ける（**intensity matching**），ということを臨床医はほとんど意識せずに行っています。

（参考書籍：Kahneman D. Thinking, Fast and Slow. London: Penguin; 2012.）

抗菌薬投与後に解熱を認めるときに考えること①
患者さんが亡くなりかけている？

　ここで，発熱に対して抗菌薬を投与した場合の診療経過を俯瞰的視点でみてみます．

　抗菌薬投与後に解熱を認めるとき，**①悪化している，②抗菌薬が奏効している，③感染症ではない**，の3つの場合が考えられます．

　まずは①悪化している，からみてみましょう．事例を紹介します．

①悪化している

　71歳の男性が入院中（day3）に発熱しました．主治医は感染症を疑い，第2世代セファロスポリン系薬であるセフォチアム（CTM）の投与を開始しました．このような場合，主治医が期待することは「熱が下がること」です．患者さんの熱はday4から下がり始め，day5には平熱になりましたので，**主治医は"抗菌薬がよく効いている"と考えます**．解熱して欲しいためにCTMを投与したので，そう考えるのは当然かもしれません．

　しかし，TPRシート（バイタルサイン経過表）をよくみると**血圧も低下しています**．しかし，主治医はこれを看過しました．血圧低下をどのように考察したかはわかりませんが，"解熱"という主治医が求めているものが明らかに認められたため，血圧低下については対応がなされませんでした．

　Day7になり，低血圧と意識の低下が認められ，再度発熱傾向が認められたため，感染症コンサルトがなされました．**敗血症性ショック（septic shock）**と考え血液培養を施行し，第4世代セフェム系薬であるセフェピム（CFPM）とアミノグリコシド系薬のトブラマイシン（TOB）の併用を開始しました．翌，day8に2セットすべてのボトルから緑膿菌が検出され，菌血症の診断が明らかになりました．

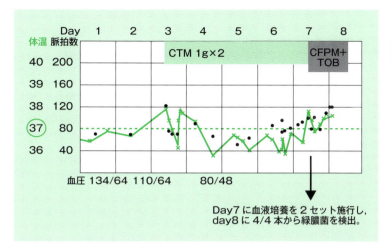

Day7に血液培養を2セット施行し，day8に4/4本から緑膿菌を検出。

　ヒトが亡くなった後は体が冷たくなりますが，多くの場合，**亡くなる数日前から体温を産生することができない状態になり体温が下がり始めます**。心肺停止による死亡確認後から体が冷たくなり始めるわけでは決してありません。この事例のように発熱＝感染症の顕在化，解熱＝感染症の改善，というパターン認識のみに終始すると，いつか，このような最悪の結果を生じてしまう可能性があります。

　発熱が感染症を意味しない場合があるのみでなく，感染症を示唆しているとしても**解熱することが改善を示唆するとは限らない**ことを銘記しておかねばなりません。

　「Day8の体温上昇の理由は？」と考えるかもしれません。Day3の発熱はCTMが効く細菌感染症であり，治療効果として解熱があったのではないか，と考えることができるのでしょうか？

　私にはそうは思えません。CTMが奏効しているのであれば血圧がショック状態まで低下することはありません。Day7に緑膿菌血症を発症したために発熱したのではないか？　とも考えられますが，その考えは，発熱＝感染症（の悪化），解熱＝改善，という本事例のピットフォールと同じ陥穽に入り込むリスクのある考え方ではないでしょうか。発熱（体温上昇）をきたす因子は感染症以外でもたくさんあります（後述）。この患者さんはday7には循環血漿量が低下しており，血液量減少（hypovolemia）と同じ状態です。血流は重要な臓器に優先的にリクルートされるため，皮膚・皮下組織を循環する血流は，血管収縮のために減少します。皮下の血管が収縮すると，皮膚

表面からの熱放射が減少し，熱が体内に籠ることになり体温上昇をきたします．この説明も推察かも知れませんが，day7の熱は新たな感染症が発症したことを示唆するものではないと考えます．この機序以外にも，day7の体温上昇の原因はあるかもしれませんが，これ以上のことはわかりません．

抗菌薬投与開始後に速やかに解熱傾向を認める場合，"キレのよい抗菌薬の効果"と考えるよりは，病態が悪化しているのではないか，と考察するほうが，患者さんにとっては安心な医療です．

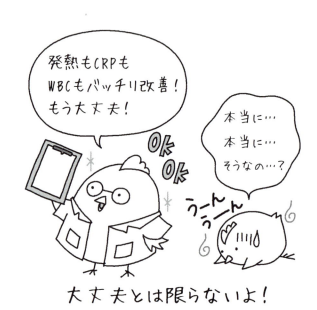

抗菌薬投与後に解熱を認めるときに考えること②
細菌感染症ではない？
〜抗菌薬投与とは無関係な解熱

次に，②抗菌薬が奏効している，③感染症ではない，をみてみましょう。

②抗菌薬が奏効している

抗菌薬が奏効して菌増殖を抑制した結果，生体の免疫反応を介して解熱していることが考えられます。決して，抗菌薬が生体に直接に作用して解熱作用を発揮しているわけではありません（抗菌薬が作用するのは病原菌です）。

③細菌感染症ではない

発熱の原因を常に細菌感染症に求めていると，**抗菌薬が効いたようにみえる，偽りの経験を積んでしまいます**。医療関連感染症をめぐる以下の事例について一緒に考えてください。

> 67歳の男性が，出血性胃潰瘍で入院しました。ヘモグロビンが7.6g/dLにまで低下するような大量の出血があり，輸血を受けましたが，急激なhypovolemiaのためか心筋梗塞を併発し，佐賀大学病院に転送されました。前医で加療中に発熱を認め，NSAIDが座薬で投与されていたためか，当院転送日には発熱が顕著でなかったものと思います。
> 入院2日目より39℃に届く高熱を認め，WBC 9,200/mL, CRP 11.6mg/dLのため，抗菌薬投与についてコンサルトを受けました。

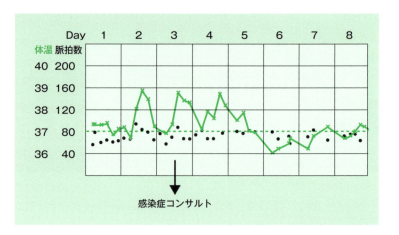

入院中の患者さんへの抗菌薬は何に対して投与するのか？
～まずは5大感染症の確認を

　抗菌薬は発熱しているヒト（患者さん）に投与するのではなく，患者さんの体内にいる病原菌に対して投与する，ということを確認ください。ですので，投与の要否を判断するには，**細菌感染を示唆する所見があるか**，まず診ることです。入院患者さんに起きる感染症の多くは，**肺炎**，**尿路感染**，**カテーテル関連血流感染（catheter-related blood stream infection；CRBSI）**，**創感染**，**クロストリディオイデス・ディフィシル感染症**の5大感染症に含まれます（➡P.85）。"どこに，何の感染症があるかわからないから"という漠然とした理由で抗菌薬を投与するのではなく（重症であっても基本的にはこの考え方が必要です），ここに挙げた**主たる院内感染症を除外あるいは肯定する**診療が必要です。それほど時間はかかりません。長くても10分程度ではないかと思います。ただし，CRBSIの除外のために**血液培養は必ず採取**してください（➡P.54）。

　患者さんの事例に戻ります。

　診察すると，この患者さんは発熱以外のバイタルサインの異常，即ち，血圧低下，頻脈，頻呼吸はなく，むしろ相対的徐脈であり，一般細菌感染症に典型的ではありません（徐脈をきたす右室梗塞ではありませんでした）。先に述べた頻度の高い感染症の所見も認めません。一方，**急**

性心筋梗塞，消化管出血，輸血，という，高い熱を招来する因子が3つも認められます（後述）。

これらの所見から，**コンサルトの当日に抗菌薬を開始する必要性はない**，と考えてください。何度も言いますが，この状態で抗菌薬を投与するとすれば，それは思考というものが成立しておらず，"発熱に対して抗菌薬を使用する"という行為以外の何物でもありません。

この患者さんについては，"まず，翌日まで抗菌薬投与を控えておこう"と考察しました。翌日にも解熱していませんが，再度，ほかのバイタルサインには異常を認めないため，"あと1日，抗菌薬投与を控えておこう"，という方針となり，翌々日には**自然軽快しました**。

本当に抗菌薬の効果なのかはわからない（誤信では？）

仮に，この患者さんに4人の異なる医師が，抗菌薬Aを，Bを，あるいはC，Dを投与していたら，その後のTPRシートの経過をみて，4名の医師全員が，抗菌薬が効いた，という経験をします。加えて，"自分が選択した薬剤が効いた"という成功体験をしますが，それは**「自分の治療が成功したようにみえた体験」**であることに気がつきません。結果オーライの場合は，本当はそうではなかった，というフィードバックが医師にもたらされないからです。

このような，訂正されることのない考え違いを**誤信（fallacy）**といいます。同じゴシンでも，誤診とは意味が大きく異なります（表）。

誤診は，自分の診断が正しくなかったことが判明するから「誤診」といいます。したがって，自分の考察にフィードバックがかかります。反省し，省

表 ▶ 誤診と誤信：自身や患者に及ぼす可能性のある影響

	誤診（mistake）	誤信（fallacy）
意味するもの	診断の誤り	考え方の誤り
自分へのフィードバック	あり	なし（認識できない）
知識や経験の影響	あり	あり
自分にもたらされるもの	反省や省察，向上	慢心や自身過剰，停滞
患者に与える影響	種々（様々）	いつか甚大な被害を与える可能性あり
抗菌薬選択	失敗を糧に上達する	上達できない

察し，自分の考え方をリセットすることができます．一方，「誤信」は自分が真実とは異なる診たてをしたことを認識できないのみでなく，自分の考え方が正しかったと思う経験を積むため，次第に自信過剰を生む温床となってしまいます．ほとんどの医師に「誤信」の経験事例があるはずです．**医師になった直後から，誤信は水面下で蓄積されて行きます．**

　私は，抗菌薬が頻回に使用される背景には，医師の誤信体験がかなりの比重を占めているのではないかと推測しています．医師が内包する誤信を責めることはできません．常に正確な診断が下せるわけではない日常診療のなかで，おそらくこのような病態ではないか，と考えながら治療に踏み切った結果が好ましいものであれば，誰でも自分の診断が正しかったと思うのは無理もないからです．常に不確かさを伴う臨床は，それほどに"医師の誤信を生みやすいものである"との常日頃の慎重な態度が必要です．Fallacyという概念を知っておくだけでも慎重な医療，つまり，発熱に対して抗菌薬を投与することを留まらせる診療に繋がります．逆に，そのような慎重な考察がない場合，抗菌薬を使用すれば，その後の病態の変動（体温の上昇や下降，など）は常に抗菌薬の効果に関連付けられてしまいます．誤解を恐れずにいえば，抗菌薬を使うと（interventionを行うと），そのinterventionが奏効したのか，実は奏効していないのか，判別ができません．Interventionがなかった場合にのみ，真実を経験することができます（**confirmation bias**）．

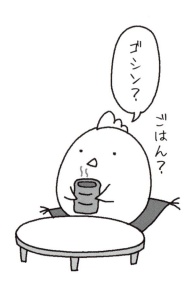

MEMO confirmation bias

　自分の考えたことを肯定してくれる事象にのみ目を向け，否定的な事象を見ないことを**confirmation bias（確認バイアス）**とよびます。TPRシートで提示した事例では，主治医は解熱したことのみに着目し，「改善している」と考察したのだと思われます。後方視的にこのTPRシートを第3者，あるいは当事者が見れば，「血圧が下がっているのは明らかだから，安易に改善していると考えるべきではなかったのだ」と考えがちですが，このような考え方を**hindsight（後知恵）bias**といいます。そのときに当事者として関わっていれば，血圧の低下を一瞬気にはしても，体温が下降しているので"改善"とみなし，当初から注意を払っていない血圧のことは間もなく考察の対象から消えてしまう可能性があります。

　このように，自分の考察を否定する所見への注視が長続きしないことがconfirmation biasの特徴であり，事が進行している現場での注意力の狭さを生むmental mechanismです。一方，hindsight biasは，結果が生じた時点での考え方，あるいは思い込みであり，このバイアスは自信過剰に繋がります。自分が診ていれば救えたのに……，これが典型的なhindsight biasです。Confirmation biasを発展的教訓として捉えると，**「自分の考え方の正しさ，あるいは正否を確認したければ，その考えを否定する事象を探しなさい」**ということになります。否定される事象を探し出すことで，今の考え方は正しくない，という真理を掴むことができます。正しいことを示唆してくれる所見をいくつ揃えても，正しさの証明は100%には到達しません。皮肉なことですが，100%の正確性で確認できることは「間違っている」ことであり「正しいこと」ではありません。しかし，科学の発展は否定されることによりもたらされるのではないでしょうか。肯定論文だけでは，新たな発見や進歩には繋がらないことを考えると，**「否定する所見」を見つけようとすることが科学者らしい姿勢**であるということができます。

（参考文献：Croskerry P. Acad Ererg Med 2002; 9: 1184-204.
　　　　　　Taleb NN. Confirmation Shmonfirmation. The Black Swan. London: Penguin Book; 2010. p51-61.）

非感染性の発熱を考えよう①
入院患者さんの発熱
～解熱を図りたければ，抗菌薬ではなく，NSAID 投与を

熱源は感染症以外にもさまざま

　　発熱の原因精査目的で外来に紹介を受けたら，いきなり抗菌薬を投与するでしょうか？　熱源検索あるいは病態考察をすると思います。ですので，入院患者さんでも発熱を認めた場合は，熱源について考察したいものです。

　　入院患者さんにはさまざまな基礎疾患があり，あるいは処置が施されたり，投薬がなされたりします。これらはいずれも，発熱を伴う，あるいは誘発することがあります。例えば，悪性リンパ腫や血管炎，偽痛風などの基礎疾患は発熱を伴いますし，静脈内ルート留置（処置）は血栓性静脈炎を惹起すれば体温上昇をきたします。輸血はそれ自体発熱を招来しますし，投薬は薬剤熱をきたす要因となります。このほかにも，入院患者さん（に限る必要はないかもしれません）の細菌感染症以外の発熱の原因にはさまざまなものがあります(表)。

　　前項で紹介した67歳の男性患者さんは，**急性心筋梗塞**，**消化管出血**，**輸血**，という表に示した**急性の発熱要因を3つも有しています**。これらの要因があり，かつ頻度の高い医療関連感染の徴候がみあたらなければ，抗菌薬を投与する理由はありません。**高い熱を下げたければ，抗菌薬ではなくNSAIDを投与してください**。この表に示した鑑別は，**Nosocomial Fever of Unknown Originの原因リスト**として携帯しておくと役立つと思います。

> MEMO

表 ▶ 入院患者の発熱

	細菌感染症以外	細菌感染
急性の, 比較的高熱	急性心筋梗塞/肺梗塞 急性消化管出血 薬剤熱 輸血後反応 頭蓋内大量出血	院内肺炎 IVライン血流感染 化膿性血栓性拡静脈炎 二次的菌血症 胆道感染症　上部尿路感染症
遷延する, あるいは中等度の発熱	血管内脱水 無気肺 胸水, 腹水 静脈炎 深部静脈血栓症 乾燥状態の壊疽	人工呼吸器関連気管支炎 表層の創感染, 褥瘡 尿道バルーン関連尿路感染

そのほか, 慢性肝炎 (特にアルコール性), 肝細胞癌　リンパ腫, 腎細胞癌などの基礎疾患も入院患者の発熱の鑑別に挙がる。

MEMO　書籍紹介　Cunha BA. Fever of Unknown Origin. NewYork: Informa Healthcare; 2007.

　小児の不明熱, 高齢者の不明熱, 入院患者の不明熱, 術後患者の不明熱, 悪性使用患者の不明熱, など, 臨床家であればすぐにでも読みたくなる章立てで記載されています。加えて, 不明熱患者を診た際の検査の行い方を扱った章もあり, 非特異的, あるいは一次・二次検査 (抹消血液, 生化学, 血清学など) で不明熱のカテゴリー判別を行い, その後に特異的検査を行うことの重要性について詳述されています。この概念についてはⅢ章で紹介します。

非感染性の発熱を考えよう②
高齢者の発熱
~悪性腫瘍，自己免疫疾患の可能性も

高齢者は典型的な症状をきたしにくい

　高齢者の感染症では，発熱がみられない，典型的な症状がみられない（肺炎だが咳がほとんどない，尿路感染だが膀胱刺激症状がみられないなど）ことも多いです。重症であれば低体温をきたすこともあり，**発熱を感染症の指標とすることは注意が必要**です。発熱がなくても説明がつかないような急性の機能的変化は感染を疑う重要な所見になります。

　発熱があってもすべて感染症ということはなく，感染症以外が原因の発熱の鑑別を知っておくことは非常に重要になります。

高齢者の発熱の鑑別

　表は高齢者と若年者での不明熱を原因別に挙げたものです。

　高齢者の不明熱では，感染症であれば**結核**や**膿瘍**，**感染性心内膜炎**の頻度が高いとされています。非感染症であれば側頭動脈炎や関節リウマチ，多発性筋炎などの**自己免疫疾患**の割合も高くなりますし，**悪性腫瘍**も発熱の原因として重要になります。また，そのほかの原因としては痛風，偽痛風のような**結晶性関節炎**や薬剤熱などが挙げられます。

　薬剤熱が疑われる場合は，不要かもしれない薬剤が投与されていれば中止を検討し，複数の薬剤であれば1つずつ慎重に休止や変更することも考慮します。薬剤が原因の発熱であれば2日以内に改善することが多いとされています。**肺血栓塞栓症**や**深部静脈血栓**も発熱の原因となり，長期臥床中の入院患者さんでは鑑別に挙げる必要があります。

表 ▶ 高齢者，若年者の不明熱の原因（文献1,2より作成）

	高齢者（％）	若年者（％）
全患者	204	152
感染症	72（35％）	33（21％）
ウイルス感染	1（0.5％）	8（5％）
結核	20（10％）	4（3％）
膿瘍	25（12％）	6（4％）
感染性心内膜炎	14（7％）	2（1％）
そのほか	12（6％）	13（9％）
非感染性炎症性疾患＊	57（28％）	27（17％）
悪性腫瘍	38（19％）	8（5％）
そのほか	17（8％）	39（26％）
原因不明	18（9％）	45（29％）

＊：側頭動脈炎，リウマチ性多発筋痛症，多発血管性肉芽腫症，結節性多発動脈炎，関節リウマチ，サルコイドーシス

高齢者の不明熱では非感染症の鑑別も重要

　若年者に比べ，高齢者では悪性腫瘍，自己免疫疾患をはじめとする非感染症の頻度も高くなります。高齢者においては非感染症が発熱の原因として多いことに留意しながら十分な診察を行い，鑑別を挙げることが非常に重要となります。また，発熱の原因は一つであるとは限りません。感染症と非感染症による発熱が混在する可能性があることに留意してください。

　発熱があっても抗菌薬が"今"必要な全身状態でなければ，血液培養を採取し，**抗菌薬を投与せずに"待つ"ことも十分選択肢**として考慮できるかと思います。

　高齢者においては**血液培養採取の域値を低く保つ**ことも重要になります。

文献

1) Knockaert DC et al. Fever of unknown origin in the elderly patient. J Am Geriatr Soc 1993; 41: 1187-92.
2) Norman DC, et al. Fever of unknown origin in older persons. In: Cunha BA, ed. Fever of Unknown Origin. CRC Press; 2007 .p109-14.

非感染性の発熱を考えよう③

術後患者さんの発熱
～周術期抗菌薬の漫然とした継続はNO

　術後の発熱は患者特性や手術の種類にもよりますが約10～70％でみられるとされており，多くの先生方が経験されたことがあるかと思います。

手術後の発熱は感染症，非感染症ともに多数の鑑別が挙がります（表）

　手術部位感染症（surgical site infection；SSI） は術後最も危惧する疾患の1つではありますが，一般的に**術後48時間以内の発熱の原因として頻度は低い**とされています。例外的に，**β溶血性レンサ球菌**や**ウェルシュ菌**は急速な経過のSSIの原因となりますので，創部の感染徴候の有無や経過を慎重にみていく必要があります。なお，**術創部の表層感染の場合はあまり高い熱は出ません。**

　術後発熱が遷延するため，周術期抗菌薬が継続されることがありますが，SSIは術中の細菌汚染が原因であり，**推奨投与期間を超えた投与や経口抗菌薬へ変更しての投与継続は不要**です。

　漫然と抗菌薬を投与することは，耐性菌の選択や抗菌薬関連下痢症，真菌感染症，薬剤副反応のリスクなど，デメリットも大きく推奨できません。

非感染性の発熱

　術後の発熱では非感染性によるものも多数あり，その原因を知っておくことは重要です。

　術後48時間以内の発熱は，手術による組織侵襲によってサイトカインが放出されることによって起こる非感染性の発熱であることが多く，次第に改善することも多いようです。

表 ▶ 術後患者の発熱の原因

感染症	脳外科	髄膜炎，シャント感染
	胸部外科	人工弁心内膜炎，縦隔炎
	血管内手術	ステントグラフト感染
	腹部/骨盤内手術	腹腔内膿瘍，腹膜炎，化膿性血栓性静脈炎
	整形外科	人工物感染，骨髄炎
	手術全般	手術部位感染，肺炎，尿路感染，カテーテル関連血流感染，クロストリディオイデス・ディフィシル感染症，輸血関連ウイルス感染
非感染症	手術部炎症	縫合糸，ステントグラフトに対する生体反応 手術侵襲によるサイトカイン放出 腹腔内血腫，後腹膜血腫，中枢熱
	血栓，血管系	肺塞栓，深部静脈血栓症，門脈血栓症，脳梗塞/脳出血，心筋梗塞，腸管虚血
	そのほか	薬剤，静脈炎，薬剤・アルコール離脱，痛風/偽痛風，副腎不全，甲状腺機能亢進症，輸血反応，移植拒絶反応，詐病

　ステントグラフトなどの異物を挿入後に発熱や炎症所見の上昇がみられることがあります。原因ははっきり解明されていませんが，ステントグラフト挿入操作によるサイトカインの遊出や血流遮断に伴う再灌流障害などが考えられています。

　薬剤熱も術後の発熱の要因の一つです。**抗菌薬，鎮静薬，抗不整脈薬，抗てんかん薬など，術後よく使用される薬剤は薬剤熱の原因としても比較的頻度が高い**とされています。薬剤熱と診断するには，それ以外の発熱の原因を除外する必要があります。その考察を経て，最終的に薬剤の中止や変更を考慮する必要があります。

　48時間以降も発熱が続く場合は感染症，非感染症いずれも鑑別にあげ，必要なfever work-upを行うことが重要です。**とりあえず広域抗菌薬に変更して経過をみるということはせず**，血液培養や必要な培養の採取，身体診察や画像評価を行い手術部位に応じた鑑別を挙げる必要があります。

　感染症診療の原則である原因菌，感染臓器の推定/特定を行い，必要な培養を採取したうえで抗菌薬開始や変更を検討しましょう。

参考文献

1) Jagneau T, et al. Postoperative Fever of Unknown Origin. In: Cunha BA, ed. Fever of unknown origin. NewYork: Informa Healthcare; 2007. p115-31.
2) 日本化学療法学会/日本外科感染症学会，編．術後感染予防抗菌薬適正使用のための実践ガイドライン．2016. http://www.chemotherapy.or.jp/

抗菌薬の直接の治療効果は体温やCRPの下降ではない！『細菌の増殖抑制』のみが指標

　結論から言います。**抗菌薬の効果指標は，標的としている「細菌の増殖抑制」のみ**です。
　先述したように，**解熱させる，CRPを下げる，肺炎の陰影を消す，という効果（作用）を抗菌薬に求めると治療を失敗します**。ここでいう失敗とは主として"余分な抗菌薬治療を行ってしまう"ということを意味します。

　再び，TPRシートで学習します。

　脳血管障害でbed-boundとなっている76歳の女性患者さんが発熱しました。気管切開孔から黄緑色の痰が排出されるようになり，酸素飽和度も92％（室内気）に低下しました。主治医は肺炎と考え，図中day2から第2世代セフェム系薬であるセフメタゾール（CMZ）の投与を開始しました。その後，**day3に解熱したのですが，day5には再び発熱**を認めました。

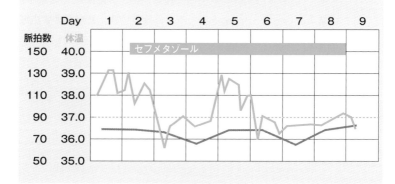

> ここで「再び発熱したので抗菌薬を何に変更すればよいでしょうか」とコンサルトを受けました。たしかに，一度は解熱傾向にあったのに再び熱が出るのは腑に落ちません。しかし，看護婦さんに状態を尋ねてみると，「セフメタゾール開始になってから，気切孔からの膿性痰は減っていますし，酸素飽和度も改善しています」ということでした。ベッドサイドに行ってみると，たしかに呼吸は平静で，体温が高い以外，ほかのバイタルサインも安定しています。したがって，そのままCMZ継続で経過を観察したところ，day6以降，徐々に熱は下がりはじめ，day8には平熱になりました。

この経過を皆さんどのように考えますか？

おそらくday3の朝の時点では，CMZはまだ前日の1g（1dose）しか投与されていませんので，この急峻な解熱は，**感染症が進行（悪化）しているための低体温**である可能性があります。CMZの投与継続により治療効果が表れると，再び熱の産生ができるくらい全身状態が回復します。このTPRシートをみてわかるように，CMZという1種類の抗菌薬が継続されながら，高かった熱が下がり（day3），再度上昇し（day5），最終的に平熱に戻る，という動きをしています。これをみても，**体温の上下動は抗菌薬の直接効果ではない**ことが実感できると思います。

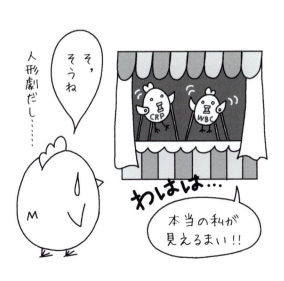

抗菌薬の**効果指標は「細菌の抑制」**のみです。**解熱やWBC/CRPの改善を抗菌薬の直接効果と見做してはいけません**。改善しているのか，悪化しているのか，判断に迷う場合は，WBCやCRPを毎日フォローするのではなく，**グラム染色や細菌培養の結果に答えを求めてください**。グラム染色が少々面倒くさいため，あるいは，腹腔内膿瘍などの場合，グラム染色の対象となる臨床検体を簡単に採取できないため，WBCやCRP，体温を指標として治療の効果をみているのです。したがって，**代替指標をみているのだと認識しておくこと**が重要です。

　先に紹介したsubstitution─置き換え─の概念をもう一度ご確認ください（→P.23）。代替指標＝置き換えた質問（76歳の女性の事例では「体温」）が，本来の質問（抗菌薬は効いているのか？）に常に正しい答えを出してくれるとは限りません。

　肺炎であれば喀痰のグラム染色を，尿路感染症であれば尿のグラム染色を，菌血症の治療であれば，効果確認のための血液培養を，それぞれ行うことが必要な場面があることを確認ください。

不明熱の検査の基本的な進め方

非特異的検査はこんなに有用！
不明熱の原因となる3大カテゴリーが推定できる

　この項では，主として「市中発症の不明熱」を想定して，その診断アプローチにおける一般検査の有用性について紹介いたします。

　不明熱の原因となる疾患群の3大カテゴリーは，**感染症，アレルギー・膠原病，悪性腫瘍**と考えられますが，これらの鑑別を目的として自己抗体や腫瘍マーカーなどをいきなりオーダーすることは避けてください。

　プロカルシトニンも同様です。役に立たないということではありません。感度や特異度が十分でないため，闇雲にこれらの検査をオーダーしても，結果の解釈や判断に迷うことのほうが多いのです。

　基本的アプローチは，性別と年齢の確認……，これだけでも発熱の原因疾患のリストを頻度順に想定することができます。対面による病歴聴取および身体診察が重要であることはいうまでもありません。発熱の出現時期，および程度，解熱薬への反応，悪寒戦慄の有無は必ず確認してください。全身の系統的診察（thorough examination）を行うことが大事です。胸部Ｘ線で浸潤像を認めても，表在リンパ節腫大があればリンパ腫の肺病変も鑑別に挙がります。皮疹の有無，刺し口らしい傷なども含め，丁寧に視診・触診・聴診を行うことを習慣付けてください。

> MEMO

　その後，まず，不明熱の原因検索の端緒として，ルーチン検査のCBCおよび血液生化学的検査の結果に漏れなく目を通すことが必要です（表）。白血球数，およびその分画，赤芽球の有無，血小板数，肝逸脱酵素，アルカリフォスファターゼ（ALP）などの異常値と，上に述べた性別・年齢・現病歴・身体所見を組み合わせて見ることで，発熱の原因が上記の3大カテゴリーのどれに該当しそうか，おおよその見当がつくことは少なくありません。このような1次スクリーニングの後，膠原病らしければ必要に応じて自己抗体を測定する，腫瘍を疑えば腫瘍マーカーを測定してみる，などの順序立ったア

プローチが必要です。血清フェリチンの測定も1次検査に含めてもよいと思います。

表 ▶ 発熱の診断アプローチに有用な一般検査
（Cunha BA. Fever of Unknown Origin. New York: informa healthcare; 2007.を参照）

白血球減少	リンパ球増加 （ときに異型）	血小板増多	ALP上昇
・粟粒結核 ・SLE ・リンパ腫 ・腸チフス ・ブルセラ症 ・菊池病	・結核 ・EBV ・CMV ・HIV ・トキソプラズマ症 ・非ホジキンリンパ腫 ・薬剤熱	・骨髄増殖性疾患 ・結核 ・癌 ・リンパ腫 ・血管炎症候群 ・亜急性骨髄炎 ・腎細胞癌	・肝癌（転移性含む） ・粟粒結核 ・リンパ腫 ・EBV/CMV ・若年性関節リウマチ ・亜急性甲状腺炎 ・PAN/TA ・肉芽腫性肝炎
単球増加	リンパ球減少	血小板減少症	血清フェリチン上昇
・結核 ・PAN/TA ・CMV ・SLE ・クローン病 ・癌	・粟粒結核 ・SLE ・ホイップル病 ・リンパ腫 ・多発性骨髄腫	・白血病 ・リンパ腫 ・骨髄増殖性疾患 ・EBV ・薬剤熱 ・SLE ・血管炎	・悪性腫瘍 ・SLE ・関節リウマチ/ 　スチル病 ・レジオネラ症
好酸球増加	好塩基球増加	リウマチ因子	肝逸脱酵素上昇
・リンパ腫 ・薬剤熱 ・アジソン病 ・PAN ・過敏性血管炎 ・腎細胞癌 ・骨髄増殖性疾患	・癌 ・リンパ腫 ・前白血病 ・骨髄増殖性疾患 ・リンパ腫 ・多発性骨髄腫	・心内膜炎 ・慢性活動性肝炎 ・マラリア ・過敏性血管炎	・EBV/CMV/HIV ・Q熱 ・薬剤熱 ・レプトスピラ ・トキソプラズマ ・ブルセラ ・菊池病

SLE：全身性エリテマトーデス，PAN：結節性多発動脈炎，TA：側頭動脈炎，
CMV：サイトメガロウイルス

MEMO　発熱の程度で疾患がわかる？

発熱の程度（magnitude）を確認することは重要です。**細菌感染症で認める発熱は39℃台**であることが多く，**40℃を超えるような高熱ではウイルス感染症やアレルギー・膠原病**による発熱を疑うことが必要です（ただし，膿瘍は高熱を発します）。

明確な線引きをすることはできませんが，**高ければ高いほど，抗菌薬を必要とする発熱ではない**のではないか，と考えてみてよいと思います（ただし，血液培養の施行は必要です）。また，悪性腫瘍や中枢性発熱の場合，**NSAIDに対する解熱反応が比較的乏しい**，とも考えられています。発汗を伴うことが少ないことも非感染性発熱の特徴の一つです。

（参考書籍：Infect Dis Clin North Am 2007; 21(4).）

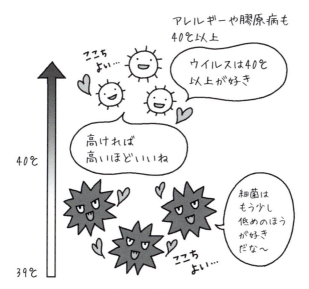

特異的検査は順を追って，根拠をもって
～ Parallel testing と sequential testing

　プロカルシトニン測定，自己抗体や腫瘍マーカーなど，種々の検査を並行して一度にオーダーすることを **parallel testing** といいます．例えば，発熱と胸水を認める患者さんの診療で，胸水ADAが高かったために結核を疑いT-SPOT検査をオーダーする一方，ADAが高い胸水ということで膠原病の存在も考慮して抗DNA抗体を含む種々の自己抗体を同時に測定する，というやり方です．

　多忙な臨床業務において，一度に検査を済ませたい気持ちもわかりますが，検査が増えるほど擬陽性も増え，さらに新たな検査がオーダーされます．臨床的脈絡のなかで疾患カテゴリーを定めるための意思決定を行わずに情報を集め続けることには意味がありません．むしろ，考察が定まらず，混乱する結果になりかねません．

　なぜこの検査を今オーダーするのか，と自問してください．その検査をオーダーすることに正当な理由付けができなければいけません．そして検査結果を受け，考察し，新たな検査を追加するという **sequential testing** が基本だと考えてください．

参考文献
1) Bazari H, et al. Case 24-2016: A 66-Year-Old Man with Malaise, Weakness, and Hypercalcemia. N Engl J Med 2016; 375: 567-74.

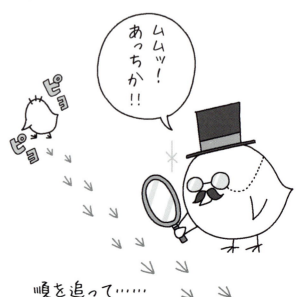

これだけは押さえよう！感染症診療の基本的な考え方①
身体診察

　感染症診療の基本は，患者背景を理解したうえでどの臓器の感染症かを絞り込み，次に原因微生物を想定，重症度を評価し，それを踏まえて抗菌薬を選択することです。**感染臓器の特定には十分な病歴と正確な身体所見が最も重要であり，これらで8割程度は感染臓器がわかる**といわれています。感染臓器のあたりがつけば，検査でそれを確認することになります。もし適切な問診と身体診察にもかかわらず，数日経過しても感染臓器が特定できない場合は，局在病変の存在しないタイプの感染症を鑑別します。

診察することの意義

　身体所見は患者さんの重症度評価および感染臓器の絞り込みにおいて必須です。まずバイタルサイン，意識障害の有無，外観などで重症度評価を行い，その後感染臓器を探すために全身の診察を行います。

　問診で病歴（主訴，現病歴，既往歴，家族歴，社会歴などの患者情報）を得たら，そこから病態を予測して診断仮説を立て，身体診察を行います。見落としがないよう，身体診察は頭部からつま先まで系統的に行う必要がありますが，問診で異常が予測される点は特に重点的に診察します。得た所見を基に診断仮説の確からしさを検証し，rule inあるいはrule outしていきます。このようにして鑑別診断を絞り込み，その確率を考えたうえで，確定診断のための検査を行います。

　患者さんが50歳以下や市中感染症の場合は，多くは1つの感染臓器で説明がつきますが，**高齢者や施設入所中，入院中の場合は複数の臓器の感染症が同時に存在することがあります**。このため1つの感染臓器がみつかっても，ほかの感染臓器を見逃さないように丁寧に全身を診察する必要があります。

気を付けるべき身体所見

- **全身の外観 general appearance**：最初の数秒間で気付く見た目の重症感は重要です。goodまたはsickを判断します。①良好good，②軽度病的 mildly-ill，③中等度病的(moderately-ill)，③重度病的(severely-ill)の4段階に分けて記載します。
- **意識障害**：感染症に伴う意識障害の原因としては，中枢神経系感染症(髄膜炎や脳炎)，敗血症性ショックに伴う脳血流低下，敗血症性脳症(sepsis-associated encephalopathy)などが挙げられます。意識の変容(Glasgow Coma Scale；GCS)は臓器障害の評価項目として，2016年に改定された新たな敗血症の診断基準の項目に含まれています[1]。
- **皮膚の変化**：皮疹を伴う感染症にはさまざまなものがありますが，生命を脅かすような危険な皮疹を見逃さないことが重要です。診断の難しい感染性心内膜炎では，爪，指，手掌に末梢サイン(peripheral sign)を認めることがあります。高齢者では褥瘡の有無を確認します。手術後の場合は，手術部位の観察を忘れずに行います。
- **リンパ節腫脹**：経過が急性か慢性か，全身性か局所性かを確認します。これらにより，鑑別診断がある程度絞られます。腫脹部位のほかに，大きさ，硬さ，圧痛の有無，可動性などのリンパ節の性状を評価します。
- **全身の穴のチェック**：口腔(歯周囲膿瘍，扁桃周囲膿瘍，咽後膿瘍など)，耳(外耳炎，中耳炎)，肛門(肛門周囲膿瘍，前立腺炎，骨盤腹膜炎)など，全身の穴の近くの感染部位は見落としやすい場所です。口腔内の診察や，必要に応じて耳鏡による診察，直腸診を行います。
- **デバイス**：診察時には毎回必ず，血管内留置カテーテル(末梢，中心)刺入部や，尿道カテーテル，ドレーンなど，患者さんに挿入されているすべてのデバイスをチェックします。

感染臓器が特定できない場合

病巣の局在が明確でない感染症の鑑別疾患を表[2]に示します。膿瘍の診断にはCT，MRIなどの画像検査，血管内感染症に対しては血液培養検査，細胞内感染症の原因微生物は通常の培養で検出されないため，組織検査などが有用です。

表 ▶ 病巣の局在が明確でない感染症の鑑別疾患（文献2より改変引用）

頻度	疾患
比較的よくみられる	粟粒結核
	腹腔内・骨盤内膿瘍
	腎膿瘍，腎周囲膿瘍
	EBV感染症
ときにみられる	腸チフス
	トキソプラズマ症
	ネコひっかき病
	サイトメガロウイルス感染症
	HIV感染症
	肺外結核（腎結核，結核性髄膜炎など）
	感染性心内膜炎
	歯根先端部膿瘍
	慢性副鼻腔炎・乳様突起炎
	亜急性脊椎骨髄炎
	人工血管感染
まれにみられる	ブルセラ症
	Q熱
	大動脈腸管瘻
	回帰熱（ボレリア感染）
	鼠咬症
	レプトスピラ症
	ヒストプラズマ症
	コクシジオイデス症
	内臓リーシュマニア症
	鼠径リンパ肉芽腫症
	ウイップル病
	多中心性キャッスルマン病
	マラリア
	バベシア症
	エーリキア症・アナプラズマ症
	慢性前立腺炎
	再発性胆管炎（カロリ病に伴う）

文献

1) Singer M, et al. The third International Consensus Definitions for Sepsis and Septic shock (Sepsis-3). JAMA 2016; 315: 801-10.
2) Cunha BA, et al. Fever of unknown origin: a clinical approach. Am J Med 2015: 128; 1138. e1-1138.e15.

これだけは押さえよう！感染症診療の基本的な考え方②
発熱

　体温は，視床下部にある体温調節中枢で調節されています。体温には日内変動があり，一般に朝方低く，夕方から夜間にかけて高くなります。また体温は測定する部位により異なり，直腸温は腋窩温より約0.6℃高いことが知られています。

　感染に伴い体温中枢のセットポイントが上昇すると，皮膚血管が収縮し，皮膚からの熱放散が防がれますが，末梢から中枢に血液が移行することにより，体表面を流れる温かい血流が減少するため，このときに悪寒を自覚します。**戦慄（shivering, shaking）**は体温上昇時に筋肉で熱産生を行うことによる現象です。悪寒の程度はその症状によって表[1,2]のように分類され，**悪寒の程度と菌血症のリスクには相関がみられます**。**悪寒戦慄（shaking chills）**の菌血症に対する感度は87.5％，特異度は90.3％，陽性尤度比は4.65，陰性尤度比は0.24と報告されています[2]。発熱患者さんの病歴を聴取する際には，必ず悪寒戦慄の有無を確認します。

　発熱のパターン（熱型）は，古典的には図のように分類され，過去には熱型から発熱の原因を推定できると考えられていました。最近では非特異的であり，診断に寄与することが少ないことがわかってきましたが，ときに診断の手がかりになることもあります。

　発熱の存在は感染症の可能性を考える1つの根拠にはなりますが，**発熱＝感染症の存在ではありません**。発熱の原因には感染症以外にも悪性腫瘍，膠原病，薬剤アレルギーなど多くあります。発熱に対して解熱薬代わりにとりあえず抗菌薬を投与するという姿勢は，厳に慎まなければなりません。

　一方，発熱を認めない感染症も多く存在します。重症感染症においては低体温（深部体温が35℃以下に低下した状態）になることも多く，**敗血症において低体温（体温≦36.5℃）はショックの有無とは無関係に予後不良因子で**あることが知られています[3]。

表 ▶ 悪寒の程度と菌血症のリスク（文献1, 2より作成）

悪寒の程度	症状	菌血症のリスク（相対リスク*）	血液培養採取の目安
悪寒戦慄 (shaking chills, shivering)	体が震えて止まらない，ベッドがきしむ，歯がガタガタ鳴る	非常に高い 12.1倍	血培を採取せねばならない
悪寒 (chills, modetare chills)	毛布を2, 3枚ないし布団をかぶりたくなる	中等度 4.1倍	血培を採取したほうがよい
さむけ (chilly sensation, mild chills)	セーターを羽織りたくなる，重ね着したくなる	軽度 1.8倍	血培を採取しなくてもよいかもしれない

*：相対リスクは，悪寒がない患者と比較した場合のデータ

図 ▶ 熱型の分類

	特徴	代表的な疾患	
稽留熱 Continuous (sustained) fever	1日の間の体温の変化が1℃以内で，38℃以上の発熱が持続する。	大葉性肺炎，オウム病，リケッチア感染症，腸チフス，野兎病，熱帯熱マラリア，中枢神経系病変	
弛張熱 Remittent fever	1日の間の体温の変化が1℃以上であるが，最低体温が平熱にはならない。	感染性心内膜炎，ブルセラ症，悪性腫瘍の一部	
間欠熱 Intermittent fever	1日の間の体温の変化が1℃以上であり，最低体温が37℃以下となる。	局所臓器の細菌感染症，サルモネラ感染症，粟粒結核，感染性心内膜炎	
波状熱 Undulant fever (Pel-Ebstein fever)	週単位の発熱期と無熱期を繰り返す。	ホジキンリンパ腫，ブルセラ症	
周期熱 Periodic fever	規則的周期で発熱する（三日熱Tertian fever，四日熱Quartan fever）。	三日熱マラリア，四日熱マラリア	

文献

1) 谷口智宏. 感染症ケースファイル-ここまで活かせるグラム染色・血液培養. 東京: 医学書院; 2011. p190.
2) Tokuda Y, et al. The degree of chills for risk of bacteremia in acute febrile illness. Am J Med 2005; 118: 1417-25.
3) Kushimoto S, et al. The impact of body temperature abnormalities on the disease severity and outcome in patients with severe sepsis: an analysis from a multicenter, prospective survey of severe sepsis. Crit Care 2013; 17: R271.

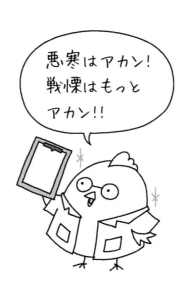

これだけは押さえよう！感染症診療の基本的な考え方③
バイタルサインの確認

バイタルサインとは生命を維持している最小限の徴候であり，血圧，脈拍数，呼吸数，体温の4つを指します。急性疾患の重症度評価はバイタルサインによってなされ，バイタルサインの評価なしに感染症診療は成り立ちません。敗血症の診断基準である**quick SOFA (Sequential Organ Failure Assessment)** の3項目のうち2つがバイタルサインであり（**表1**）[1]，ベッドサイドで簡便にスコアリングが可能です。

呼吸数〜大事だけど忘れがち

成人の呼吸数の基準値については諸説がありますが，12〜20回/分程度とされます。25回/分以上を頻呼吸，12回/分以下を徐呼吸といいます。敗血症においては，乳酸アシドーシスの呼吸性代償や，血中エンドトキシンやサイトカインによる呼吸中枢刺激，重症肺炎やARDSの合併などにより，初期から頻呼吸や過換気が認められます。quick SOFAでは22回/分以上を陽性としています。

呼吸数増加は何らかの異常，ときに重大な病態を反映していますが，しばしば測定が抜け落ち，カルテの熱型表にもほとんど記録されていません。**日頃から呼吸数をカウントする習慣をつける**ことが大切です。

表1 ▶ 敗血症スクリーニングのためのquick SOFAスコア

1. 呼吸数22回/分以上
2. 意識変容
3. 収縮期血圧100mmHg以下

2項目以上を満たす場合は敗血症と診断する。

脈拍

　成人の脈拍数の正常値は60〜100回/分とされており，100回を超えると頻脈，60回未満の場合は徐脈とよばれます。基本的に体温と脈拍は平行に動き，体温が0.55℃上昇するごとに，脈拍は10回/分ずつ増加します[2]。**体温が1℃上昇するごとに心拍数が20回/分以上増加する場合は細菌感染症**の可能性が大きく（デルタ心拍数20ルール）[3]，**体温が1℃上昇するごとに心拍数が10〜20回/分増加する場合はウイルス感染症**を考える，とする知見もあります。

　逆に，高熱の割に脈拍の上昇が少ない状態を，比較的徐脈といいます。比較的徐脈は，①13歳以上，②体温は38.9℃以上，③脈拍は体温上昇時に同時に測定されている，を満たすもののうち，表2より脈拍数が少ない場合と定義されます[4]。比較的徐脈が認められた場合は，表3のような鑑別疾患を想起する必要があります。

血圧

　血圧が低下することを低血圧，主要臓器障害を伴う低血圧をショックとよびます。臨床的には収縮期血圧90mmHg以下をショックの指標とすることが一般的です。また収縮期血圧90mmHgであっても，通常と比較して

表2 ▶ 体温と脈拍の適切な関係
（文献4より引用）

体温	脈拍
38.3℃（101°F）	110
38.9℃（102°F）	120
39.4℃（103°F）	120
40.1℃（104°F）	130
40.7℃（105°F）	140
41.1℃（106°F）	150

表3 ▶ 比較的徐脈を起こす鑑別疾患
（文献4より引用）

感染症	非感染症
レジオネラ症	β遮断薬の使用
オウム病	中枢神経病変
Q熱	悪性リンパ腫
腸チフス	詐熱
発疹チフス	薬剤熱
バベジア症	右室梗塞の合併
マラリア	
レプトスピラ症	
黄熱病	
デング熱	
ウイルス性出血熱	
ロッキー山紅斑熱	

収縮期血圧が40mmHg以上低下した場合を相対的ショックとよびます。ショックは4つのカテゴリーに分類されます。（表4）

新しい敗血症・敗血症性ショックの定義において，敗血症性ショックは「敗血症のサブセットで，実質的に死亡率を上昇させる重度の循環・細胞・代謝の異常を呈するもの」と定義されます[1]。診断基準を表5に示します。乳酸は組織の循環不全・低酸素状態のマーカーであり，この診断基準を満たすと，院内死亡率は40％を超えるとされています。敗血症性ショックを疑う場合は必ず，血液ガス分析で血清乳酸値を確認する必要があります。

体温

前項（→P.48）を参照してください。

表4 ▶ ショックの分類とその主要な原因

循環血液量減少性ショック（hypovolemic shock）	出血，脱水，血管透過性亢進（広範囲熱傷，汎発性腹膜炎，急性膵炎など）
血液分布異常性ショック（distributive shock）	敗血症，アナフィラキシー，神経原性（脊髄損傷，血管迷走神経反射）
心原性ショック（cardiogenic shock）	心筋障害（急性心筋梗塞，拡張型心筋症，心筋炎，弁膜症など），重症不整脈
心外閉塞・拘束性ショック（obstructive shock）	肺塞栓，緊張性気胸，心タンポナーデ，収縮性心外膜炎など

表5 ▶ 敗血症性ショックの診断基準（文献1より引用）

- 適切な輸液負荷にもかかわらず平均血圧≧65mmHgを維持するのに昇圧薬が必要
- かつ，血清乳酸値2mmol/L以上

平均動脈圧＝（収縮期血圧－拡張期血圧）÷3＋拡張期血圧

文献

1) Singer M, et al. The third International Consensus Definitions for Sepsis and Septic shock (Sepsis-3). JAMA 2016; 315: 801-10.
2) Sapria JD. The art and science of bedside daiagnosis. Philadelphia; Urban and Schwrzzenberger, Loppincott Williams & Willkins; 1990.
3) Hamano J, et al. Changes in vital signs as predictors of bacterial infection in home care: a multi-center prospective cohort study. Postgrad Med 2017; 129; 283-287.
4) Cunha BA. The diagnostic significance of relative bradycardia in infectious disease. Clin Microbiol Infect. 2000; 6; 633-4.

これだけは押さえよう！感染症診療の基本的な考え方④
血液培養採取

血液培養検査の意義

　　患者さんの血中の生きた微生物の存在は，診断上および予後に関して重要な意味をもちます．血液培養が陽性であれば血流感染の診断が確定し，感染症の重症度の指標となります．また感染症の原因微生物が明らかとなり，感受性試験を実施することにより治療を最適化することができ，最終的に予後を改善することが可能となります．また深部臓器の感染症など感染部位からの検体採取が困難な疾患において，原因微生物の検出に有効であり，原因不明の感染症では，検出菌から感染巣をしばしば予測できます．すなわち，**血液培養は原因微生物を特定し，抗菌薬治療を有効かつ的確なものにするための最初の一歩**です．

　　また血液培養は菌血症の治療効果判定や，治療期間の決定にも有用です．感染性心内膜炎は，血液培養の陰性化が唯一の治療効果判定の指標です．また感染性心内膜炎，カテーテル関連血流感染症，黄色ブドウ球菌やカンジダによる菌血症においては，抗菌薬投与期間は，血液培養が陰性化した最初の日を治療開始1日目とします．

　　血液培養検査は結果が陽性の場合だけでなく，陰性であった場合にも多くの情報が得られます．血液培養の適応には，菌血症を否定したい場合も含まれます．

　　さらに，血液培養は，自分が想定していない感染症をみつけ出す端緒となります．"**どこに何の感染症が潜んでいるかわからないので血液培養を施行しておこう**"という考え方です．どこを探してよいのかわからない，という臨床的シチュエーションにおいて，血液培養が効果を発揮してくれることがある，と理解してください（→P.218）．

血液培養の適応

　　血液培養は菌血症・敗血症の存在が疑われる臨床状況において，必ず採取

しなければなりません。血液培養を採取すべき臨床状況を表に示します。発熱は血液培養のよい適応であり，悪寒戦慄を伴う場合は菌血症のリスクが高くなることが知られています ➡P.48 。重症感染症や高齢者の感染症においては，発熱や白血球の増加がみられず，かえって低体温や白血球減少をきたすことがあります。そのほか，意識障害，血圧低下，頻脈，頻呼吸，代謝性アシドーシスなどを認める場合，感染性心内膜炎や血管内カテーテルによる感染症などを疑う場合の確定診断として，免疫不全患者さんの発熱時，抗菌薬変更時にも血液培養を採取します。臨床的に重症感染症が疑われ，経静脈的な抗菌薬治療や入院を必要とする場合には，血液培養検査は必須と思われます。

菌血症の種類と血液培養採取のタイミング

抗菌薬投与後は血液培養の検出率が低下するため，**血液培養は抗菌薬投与前に採取します**。抗菌薬投与中であれば，なるべく血中濃度の低い，抗菌薬投与直前に採取します。

血液培養採取のタイミングは，菌血症の種類によって異なります。菌血症は一過性（transient），間歇性（intermittent），持続性（continuous）の3種類に分類されます（図1）。一過性の菌血症は数分〜数時間持続します。間歇性の菌血症は血管内に間歇的で予測不可能な菌の侵入が起こり，血流から数分〜数時間以内に菌が排除され，再発時期は予想できません。持続性の菌血症は血管内に感染病巣があり，常に菌が流血中に存在している状態です。

病院で扱う最も一般的な菌血症は**間歇性菌血症**です。間歇性菌血症では，血中の菌量は熱の上がりがけ，悪寒を訴えているときが最も多いとされており，発熱がピークを迎えた時点ではすでに低下しているといわれています

表 ▶ 血液培養採取の適応

1.	発熱患者：38.5℃以上，悪寒戦慄を伴う時，または低体温
2.	白血球増加または減少時
3.	敗血症，敗血症性ショック，重症感染症を疑う時 意識障害，血圧低下，頻脈，頻呼吸，低体温，代謝性アシドーシスなど
4.	感染性心内膜炎，血管内カテーテルによる感染症などを疑う時
5.	免疫不全者（肝腎機能不全患者，癌など），放射線治療・免疫抑制薬・ステロイド使用者や脾臓摘出者の発熱時
6.	抗菌薬の変更時
7.	慢性疾患の急性増悪時

（図2）。血液培養は悪寒や発熱が認められたらできるだけ早期に採取しなければなりません。

一方，**感染性心内膜炎の菌血症**は持続的であることが特徴であり，抗菌薬が投与されていなければ血液培養はまず陽性となります。悪寒戦慄を待つ必要はなく，24時間の間に3セットの血液培養を採取すればよいです。急性に経過する心内膜炎では，1～2時間以内に30分前後の間隔で血液培養を2～3セット採取し治療を開始します。

図1 ▶ 菌血症の分類（文献1より引用）

分類	特徴	病態
一過性菌血症 (transient bacteremia) 0 30 60 90 120 240 (分)	持続時間は数分～数時間（通常20分以内）	歯磨き，身体の不潔部位に対する処置後：歯科処置，消化管の生検，血管・膀胱・総胆管への経皮的なカテーテル挿入，外科的デブリードマン・ドレナージ
間歇性菌血症 (intermittent bacteremia) 0 30 60 90 120 240 4h 6h 8h (分)	血管外にある感染巣から断続的に血流に同じ菌が流れる	ドレナージされていない閉鎖腔の感染症（腹腔内膿瘍，軟部組織膿瘍，肝膿瘍，胆管炎），病巣感染症（肺炎，骨髄炎，脊椎椎間板炎）
持続性菌血症 (persistent/ sustained bacteremia) 0 30 60 90 120 240 4h 6h 8h (分)	血管内に感染巣があり，常に血流に菌が流れている	感染性心内膜炎，人工血管感染，感染性動脈瘤，化膿性血栓症，ブルセラ症，腸チフスの初期

↓ 存在　↓ 存在しない

図2 ▶ 血液培養採取のタイミング

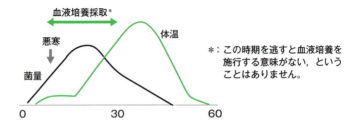

＊：この時期を逃すと血液培養を施行する意味がない，ということはありません。

文献

1) Seifert H. The clinical importance of microbiological findings in the diagnosis and management of bloodstream infections. Clin Infect Dis 2009; 48: S238-45.

Ⅲ章

患者さんをどう診るか？
どのように考えるか？
どのように考えてはいけないか？

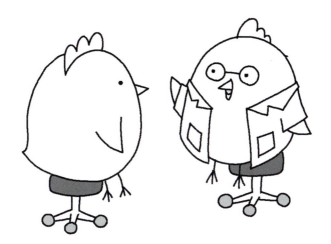

まずはプロブレムリストで患者さんの病態を整理・把握しよう

思考の要素を書き出し，共有する

　医師は経験を積むほど，鑑別リストを挙げるヒントとなる1つあるいは2つ以上の臨床徴候（ここでは**clinical cue**とよびます）に着目して，直感的に診断名を決めようとすることが多くなります。これは**skilled intuition（鍛錬された直感）**ともよばれ，新人医師には真似のできないベテランの極意でもあり，直線的に正しい診断に繋がります。しかし，**confirmation bias**など，思考のトラップに陥って診断を間違えることも少なくありません。

> MEMO
> p.31

　適格な診断アプローチを行うには，病像の形成に関与する，あるいは病像を表出していると考える固有のclinical cueをリストアップすることが重要です。これが**プロブレムリスト**（PLと略します）です。性別・年齢以外に，PLには自他覚所見（症候と徴候），検査値異常，現病の形成に影響を及ぼしそうな併存疾患や既往歴を含みます。

　複数の医師が同じプレゼンテーションを聴いていても，各自が着目（着耳？）する徴候が同じだとは限りません。書き出してもそれは同じかもしれませんが，診療チームとしての思考の設計図を描くために，**皆が同じ要素を視覚的に共有することを可能にするのがPL**であると考えてください。

直感は思考の幅を狭くする？
鑑別診断を多角的視点で考えよう

　PLは系統的な思考を行うために，あるいは，考えのエラーを省察するためにも有用です。

　一例を挙げます。「肝硬変を有する65歳男性に，発熱，腰痛（Th11/12の椎体炎）および胸鎖関節痛を認め，胸部X線で右胸水を認め，さらに血液培養でMSSA（メチシリン感受性黄色ブドウ球菌）が検出された」という事例です。下線を引いたものがこの事例のPLに相当します。

65歳，男性
#1 発熱
#2 腰痛（椎体炎）
#3 胸鎖関節痛
#4 血培 MSSA
#5 胸水
#6 肝硬変

Domain A
#1 発熱
#2 腰痛（椎体炎）
#3 胸鎖関節痛
#4 血培 MSSA
#5 胸水
#6 肝硬変

Domain B
#1 発熱
#2 腰痛（椎体炎）
#3 胸鎖関節痛
#4 血培 MSSA
#5 胸水
#6 肝硬変

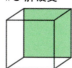

「謎はすべて解けた」……という思い込み
～Context formulation（脈絡形成）によるミスリード

　#1発熱は#4ブドウ球菌血症のため，#2と#3はブドウ球菌血症による敗血症性関節炎として考えることができます。#5右胸水は#6肝硬変によるもの……。これですべて説明がつきます。すなわち，非代償性肝硬変の状態にある患者さんがブドウ球菌血症をきたしたための臨床像である，との脈

絡形成に至ることができます。これは図中のDomain Aの考え方・見方です。

　この患者さんにはセファゾリン（CEZ）とクリンダマイシン（CLDM）の2剤による治療を直ちに開始し，胸鎖関節の痛みや発赤はすぐに改善しました。しかし，**腰痛の改善傾向はなく**，5日目になっても解熱傾向が認められません。むしろ，腰痛が強くなり，下腿のしびれ感まで認めるようになったため，椎体炎のデブリードマンを整形外科に施行してもらいました。外科標本の病理所見では肉芽腫形成を認め，チール・ニールセン染色で抗酸菌が陽性に染まりました。当初MSSAによる敗血症性関節炎と考えていたTh11/12の化膿性脊椎炎（vertebral osteomyelitis）は**結核性椎体炎**だったことが判明しました。また，右胸水も**結核性胸膜炎**のためであることが判明しました。

　ここで再び図のDomain Bを見てください。同じPLの並びでも，#1発熱，#2腰痛（Th11/12の椎体炎），#5右胸水，#6肝硬変，に着目してみれば，特に，#2と#3からは"結核"（椎体炎と胸膜炎）を想起することができていたかも知れません。これは，MSSA菌血症ですべてを説明（診断）しようとしたときに，**ほかに考えるべき，PLを説明できる疾患がないか？　と自問すること**が前提です。

> **MEMO　結核性椎体炎を疑うとき**
> 　化膿性椎体炎は，一般細菌による場合，腰椎（L）＞胸椎（Th）＞頚椎（C）の順に冒される頻度が高いことが知られています。一方，結核の場合は，**Th＞L＞Cの順に頻度が変わります**。なかでもTh11/12を跨いで冒す椎体炎をみた場合は，まず結核性椎体炎を疑ってください。

答えは1つとは限らない
ほかの角度から見直してみる〜domain specific heuristic

　MSSA菌血症という情報が目に入った途端，Domain Aの見方のみに終始して，別角度からPLを見直す，すなわち，ほか（Domain B）の疾患を推測することがなかなかできにくくなります。

もちろん，これは結核性椎体炎の診断が判明した後の振り返りの作業ですが，その臨床的コンテクストを頭の中で再現できることがPLを書き出すことの学習利点です．PLを作成することを繰り返すうちに，PLを構成する項目の組み合わせを縦横にみようとするようになります．どのような組み合わせでみるか，このことを**domain specific heuristic**とよびます．丁度，図に示す直方体が手前に向けているように見える面はどれか，で，直方体の見え方が変わってきます（**ネッカーの立方体; Necker's cube**とよばれます）．

　ここで紹介した患者さんは，「黄色ブドウ球菌血症＋血行播種性胸鎖関節炎」＋「結核性椎体炎/胸膜炎」の感染症が重複していたわけですが，肝硬変という免疫抑制状態をもたらす基礎疾患を有する患者さんならではの臨床像かも知れません．**疾患は1つのみとは限らない**のです．

　PLを書き出すことをせずに可能性の高い疾患を想起する場合，直感的に1つの疾患で考えようとします．素早く診断に至るよう思考回路を働かせる際には，2つの疾患があることを前提にすることはまずありません．PLを書いていても，最初から2つの感染症があることを疑うことはなかったかも知れません．しかし，PLを書きだすことで「domain-specific heuristic」という語句を理解することができ，鑑別のアプローチにおいて分析しようとする視点，つまり，**多角的視点に立つことができます．**

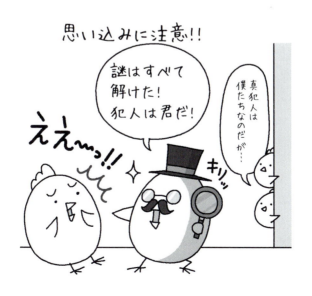

「うまく説明できる」の罠

もう一つのPLを示します。

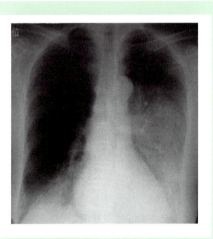

72歳，女性

#1 発熱
#2 ショック
#3 右肺浸潤影
#4 温泉によく行く
#5 糖尿病

　重症肺炎で敗血症性ショックに陥っている病態であることが，PLの前半および胸部単純X線写真を見て想定することができます。次に着目するのは，#4「温泉によく行く」という生活profileでしょうか？　あるいは#5「糖尿病」という既往も一緒に考え合せた鑑別アプローチを進めますか？
　医師国家試験では#4を加味して"**レジオネラ肺炎**"を想定させる問題になるようなPLです。しかし，**実臨床は試験問題とは異なります**。

「説明できる」＝「正しい」？

　「重症肺炎＋温泉」＝レジオネラという思考は，"**説明できる**"，あるいは"**筋道のとおる**"（coherent）考え方ですが，だからといってレジオネラ肺炎であるとは限りません。**頻度＝base rate** を考えてみれば，**肺炎球菌性肺炎**である可能性が高いのです。

　診断アプローチにおいて，重症市中肺炎，温泉，糖尿病という3つの臨床

像すべてを**脈絡的に繋げる1つの疾患**(unifying diagnosis)を想起しようとすることが誰にもあります。しかし，よりたくさんのプロブレムを連結させうるunifying diagnosisは，より頻度の低いものであることになりますから，**その疾患である可能性は低くなっていきます。**

「温泉によく行く」の頻度は果たして何回くらいなのか？ あるいはどの程度の頻度で温泉に行けばレジオネラに罹患するのか，という問に対する答えは不確か，あるいは不明なのです。

本患者さんについては，ご家族が「普段は家の裏にある温泉施設にときどき自分で出かけるほど元気なのですが」と言っただけでした。ところが，重症肺炎の患者さんに関する現病歴を聴取する側は，鉄粉が磁石に吸い寄せられるかのように，「温泉」という言葉に引き寄せられてしまった可能性があります。すなわち，情報の信憑性（どの程度温泉に行くのか）を考慮せず，「肺炎」と「温泉」を関連付けることをしたときに肺炎球菌の頻度が高いという疫学を視野の外に置き(**base-rate neglect**)，説明のつく病態（レジオネラ肺炎）でその患者さんの診断を決めてしまうというミスを犯しかねません。

> ### MEMO　coherent ≠ probable
>
> 　因果関係ありとして説明できる(coherent)ということは，それが真実であることを同時に意味するものではありません。本文の事例に戻ると，レジオネラであればぴったりと合う(coherent)情報ですが，probable＝おそらくレジオネラ，であるかどうかは，また別の話です。Coherentである事象をもって，診断を決めようとしてはいけません。Base-rate neglectを冒しているかもしれない，と考えてください。

客観的に,疫学的に考える〜 Less is better

　一方,年齢,性,重症肺炎がある,ということ,はいずれも客観的事実であり,その解釈には,"温泉に行く"という情報を解釈する際に存在するほどの多様性はありません。この少数の客観的プロブレムに着目し,肺炎の原因微生物のなかで頻度が最も高いものは何か？　を考えることが重要です。

　すなわち,より少ないプロブレムリストに基づいて頻度の高い診断を,かつ/あるいは,頻度の高い原因微生物を想起するようにしてください。**情報が少ないほど,より正確な診断に近付く(less is better)** と考えてください。情報が増えれば増えるほど,特殊な,あるいは例外的な病態を考え,結局は診断を誤ることになりかねません。

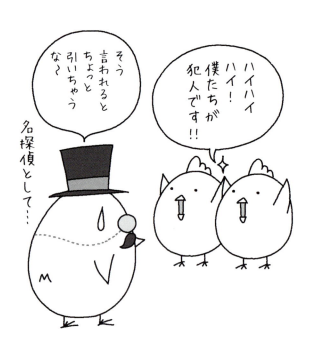

白血球やCRPの上昇がなくても，感染症を考えるとき

　健康成人が感染症に罹患した場合は，発熱や，感染臓器に固有の臨床症状を認めることが感染症の存在を疑う端緒となります。医師は学生時代から"何々の三徴（triad）"というような知識にはとても敏感です。例えば，急性胆管炎における，①発熱，②黄疸，③右季肋部痛，などです。このような組み合わせを尋ねるのが，試験問題になりやすいからかも知れません。

　しかし，健康成人でも典型的な三徴が揃うとは限りませんし，免疫抑制患者さんや高齢者ではなおさらです。教科書で学ぶ症候学は，健康成人を対象とした記載であり，実際の臨床ではさまざまなvariationがあることはお気付きであると思います。

①高齢者の身体機能不全

　高齢になるほど，心身の認知機能（psychosomatic perception）が低下します。つまり，息苦しく感じる，ゼーゼーいっている，体がだるい，などの症状を自分で感知する能力が低下する傾向にあり，感知できたとしても，周囲に上手に伝えるこことができにくくなります。すなわち，症状が目立ちにくい，症状が非典型的である，あるいは，症状を欠く，と表現することもできます。このため，**感染症の存在が判明した時点で病勢が進行している**ことが少なくありません（表）。

　また，高齢者は細胞外液量が生理的に減少しているため，潜在する感染症のために水分補給が不足したりすると，容易に脱水傾向や電解質のバランスが崩れ，意識状態の変調（夜間せん妄など）や，これに伴う失禁や転倒などを認めることが少なくありません。健常成人では，意識変調であれば頭蓋内病変を，失禁は膀胱直腸障害を，転倒は神経内科的疾患をまず疑うでしょう。しかし高齢者においては，肺炎であっても尿路感染であっても，**せん妄，失禁，転倒に代表される非特異的な身体機能不全**（functional disturbance)**が前面に出る**ことが少なくないことが特徴の一つです。

qSOFA（→P.51）の項目には「呼吸数の増加」が含まれていますが，神経筋疾患を有する患者さん，あるいは，ステロイド製剤長期内服により呼吸筋を含む骨格筋の萎縮をきたしている患者さんでは，感染症が重症化しても呼吸数が増えないことはときに認められます。

"診断基準"は元来健康な個人に当てはまるものであり，この基準が診断に活用できない患者さんがいることを忘れないようにしたいと思います。

表 ▶ 高齢者感染症の特徴－症状が目立たない，症状を欠く，症状が非典型的

・心身認知機能が低下しているため症状の訴えが少ない	
・免疫能低下のため炎症反応に起因するような症状が出にくい	➡ 症状が出現した時点で病勢が進行していることも少なくない
・脱水や電解質異常などにより意識障害，失禁，転倒など非特異的兆候をきたす	➡ 中枢神経系，泌尿器系，整形外科領域の疾患のように映る
・基礎疾患の悪化が目立つ（心不全，認知症，糖尿病など）	
・有効な治療を行っても速やかに全身症状が改善するとは限らない	➡ 抗菌薬治療期間が長引く傾向にある

②慢性疾患の増悪

基礎疾患の増悪の影に細菌感染症が潜む可能性があることに留意ください。「定期外来受診の糖尿病患者の血糖コントロールが前回に比較して明らかに悪くなっているため，入院加療を開始しようとしたら肺炎が見つかった」という臨床像をイメージしてください。慢性心不全の急性増悪，肝硬変の非代償性変化，なども感染症の存在を疑う端緒として考えてもよいと思います。

慢性の基礎疾患増悪を認めた場合には，**血液培養を採取することも考えてください。**

③夜間せん妄，AST/ALT上昇 ～そのほか，ベッドサイドでの留意点

夜間せん妄は高齢者に限ったことではありません。より若い世代の入院患者さんでも認めることがあります。ベッド上安静を強いられる手技や処置を受けた日の深夜帯に大声をあげる，ベッド上に立ち上がろうとする，などがその例です。このような場合，体動制限からのストレスに伴う"夜間せん妄"

と認識されることが多いですが，**「夜間」に起きた「意識障害」**と考えるべきです。すなわち，夜間であっても，「意識障害」をきたす病態の鑑別を行うことが必要です。菌血症の兆候として易刺激性がありますので，"夜間せん妄"であっても**血液培養を採取することが必要な場合もあります**。

　筆者の経験した事例を紹介します。肝癌再発のためラジオ波による癌焼灼術を受けた翌日の未明に奇声を発する，失禁する，などの兆候が認められました。翌朝，夜間せん妄に対する精神科コンサルトが予定されていましたが，発熱もあったため感染症コンサルトを受けました。ベッドサイドに訪問した際，失禁した部位を隠そうとする（あるいは恥ずかしがる）素振りもありません。これは，意識野の明るさの変調であり，意識障害であると考えられます。発熱もあるので血培を採取したところ，翌日にエンテロバクターが検出されました。心因的反応も意識障害に加担しているかもしれませんが，その考察のみに終始すれば菌血症を診断することができません。菌血症以外にも意識障害の原因となる電解質異常やアンモニア上昇がないか，**"夜間せん妄"への対応には注意深い考察が必要です**。 ← MEMO

　また，**トランスアミナーゼや血清クレアチニンの軽度の上昇**を認めた場合も，発熱や白血球上昇が顕著でなくても血液培養の施行を想起してください。菌体，あるいは菌の毒素が肝細胞に作用して，軽微な肝炎をきたしていることを疑うことも必要です。また明らかなショックがなくても，菌血症に伴う循環動態の変化により血清クレアチニンが上昇することが考えられます。

MEMO　連合活性化

「夜間」＋「興奮」，「肝障害」＋「アルコール臭」，「肥満」＋「高血糖」，「肺炎」＋「温泉」，という二語の並びは，"夜間せん妄"，"アルコール性肝障害"，"2型糖尿病"，"レジオネラ肺炎"を想起させようとします。しかし，実際には，順に，"菌血症"，"ウィルソン病"，"ACTH産生カルチノイド腫瘍（肺）"，"肺炎球菌性肺炎（前項）"が最終の診断でした。このように，語句を2つ並べられることにより，互いが活性化され，ある概念が想起されることを**associative activation（連合活性化）**とよびます。診断を誤るmental mechanismの一つと考えられます。

感染臓器を絞り込み，原因微生物を推定しよう①
問診のポイント〜仮説を立てる

　感染症診療において最も基本的かつ重要なことは，患者背景を考え，感染臓器を絞り，原因微生物を明確にすることです．このプロセスにおいて最も有用であるのは，十分な問診と丁寧かつ正確な身体所見であり，これらの基本的な情報を基に診断仮説を立て，鑑別診断への系統立ったアプローチを行っていきます．

　主訴や病歴は感染している臓器の推定に有用であり，年齢や基礎疾患，曝露歴などの患者背景からどのような感染症のリスクが高いかを知ることは，原因微生物の推定に有用です．まずは患者さんの年齢，性別を把握し，問診にて主訴，現病歴，既往歴，薬剤歴，社会歴，家族歴，システムレビューなどを聴取し，感染臓器や原因微生物の推定に必要な患者さんの基礎的な情報を収集していきます．

主訴　〜解剖学的な異常はあるか？痛みの強い部分はあるか？

　主訴は，患者さんがなぜ医療を求めて受診したのか，その理由となる健康上の問題であり，コンサルテーションの場合は，感染症科にコンサルトを依頼する理由です．胆石のある患者さんの右季肋部痛など，**解剖学的な異常と高い確率で関連している症状は，感染臓器の推定に有用**です．通常は最も強い痛みのある部分に感染が局在している可能性が高いと考えられます．

現病歴　〜症状の持続期間を把握する

　現病歴では，時間的経過に沿って，患者さんの身に何が起こってきたのかを明確に把握する必要があります．**症状の「持続期間」を把握することは重要**であり，経過が急性，亜急性，慢性のいずれかによって，鑑別に入れるべき病

原微生物の種類が異なってきます。また「症状が身体のどの部分に分布しているか」を明らかにすることにより，感染臓器や原因微生物が推定できます。

ほかの病院に入院歴がある場合や，コンサルテーションを受けるまでの間にすでに院内での治療歴がある場合などは，これまでに受けた治療についての情報を詳細に把握する必要があります。過去の医療記録や，血液検査や画像検査などのデータは，患者さんの病歴の一部であることを認識しましょう。手術を行われた場合には，術式や術中のトラブルの有無，人工物の使用の有無，周術期の予防的抗菌薬などについて確認します。術後の解剖学的変化や感染の機序を理解するうえで，**術式の把握は必須**です。

これらの情報収集・確認には時間を要しますが，患者特異的な診療アプローチを行うためには不可欠です。

既往歴・手術歴・薬剤歴　～感染リスクを評価する

併存疾患や既往歴，過去の手術歴，現在服薬中の薬剤などの患者背景を理解し，患者さんの感染リスクを評価することが重要です。

解剖学的な異常・免疫不全の有無

脳血管障害などによる嚥下障害，肺疾患による肺の機能や構造の破綻，胆石・総胆管結石，尿路結石，神経因性膀胱など，解剖学的な異常がある場合はその臓器に感染症を発症しやすくなります。

また，患者さんの免疫状態によって，微生物学的な鑑別診断が大きく変わってきます。**免疫不全は，好中球減少・機能不全，細胞性免疫不全，液性免疫不全，皮膚・粘膜のバリア障害の4つに分類**されますが，患者さんがどの免疫不全の種類に属するかを考えます。免疫不全の種類によって，問題となる微生物をある程度予測することができます。それぞれの免疫不全の原因となる疾患や医療行為と，代表的な原因微生物を**表1**に示します。

そのほかに，糖尿病では好中球の貪食・遊走能低下，慢性腎不全ではリンパ球の減少による細胞性免疫障害や好中球機能の低下，肝疾患では補体産生低下やアルブミン低下により補体欠損症，液性免疫不全，細胞性免疫不全の状態となります。血液透析患者さんでは頻回の血管穿刺や人工血管の存在に伴う血流感染症や人工血管感染のリスクが高くなります。

表1 ▶ 免疫不全の亜型と特異的な微生物

免疫不全	背景・原因	細菌	真菌	ウイルス	原虫・寄生虫
好中球減少症	・化学療法 ・放射線治療 ・ステロイド ・肝硬変 ・慢性腎不全 ・SLE	・黄色ブドウ球菌 ・コアグラーゼ陰性ブドウ球菌 ・緑色レンサ球菌 ・腸球菌 ・腸内細菌科 ・緑膿菌	・カンジダ ・アスペルギルス		
細胞性免疫不全	・免疫抑制薬 ・ステロイド ・HIV感染症 ・悪性リンパ腫 ・骨髄移植 ・肝硬変 ・慢性腎不全 ・SLE	・リステリア ・レジオネラ ・ノカルジア ・サルモネラ ・マイコバクテリウム（結核菌，非結核性抗酸菌）	・ニューモシスチス・イロベチイ ・アスペルギルス ・クリプトコッカス・ネオフォルマン ・カンジダ ・ヒストプラズマ ・コクシジオイデス	・単純ヘルペスウイルス ・水痘帯状疱疹ウイルス ・サイトメガロウイルス ・EBウイルス ・アデノウイルス ・RSウイルス	・トキソプラズマ ・クリプトスポリジウム ・糞線虫
液性免疫不全	・脾臓摘出術後（脾機能低下）* ・多発性骨髄腫 ・慢性リンパ性白血病	・肺炎球菌 ・インフルエンザ菌 ・髄膜炎菌			・ジアルジア
皮膚障害	・血管内留置カテーテル ・熱傷 ・アトピー性皮膚炎 ・重症薬疹	・コアグラーゼ陰性ブドウ球菌 ・黄色ブドウ球菌 ・コリネバクテリウム ・ステノトロホモナス・マルトフィリア ・緑膿菌 ・アシネトバクター			
粘膜障害	・化学療法 ・放射線治療	・緑色レンサ球菌 ・腸球菌 ・カプノサイトファーガ ・フソバクテリウム ・カンジダ		・単純ヘルペスウイルス	

*：脾機能低下をきたす病態 ➡ P.244 を参照。

手術歴

過去に手術歴がある場合には，それが現在の感染症と関連している可能性も考慮し，手術の時期や術式を確認します．解剖学的な変化の理解，人工物（人工弁，人工血管，人工関節，心臓植込み型デバイス，髄液シャント，整形外科インプラントなど）の留置や脾臓摘出の有無などを確認します．

薬剤歴

現在服用中の薬剤の種類，用法，用量，投与期間を確認します。**特にステロイドなどの免疫抑制薬，抗菌薬が重要**です。抗菌薬投与歴がある場合は，薬剤耐性菌のリスクやクロストリディオイデス・ディフィシル感染症を考慮する必要があります。

社会歴　〜内因性感染か外因性感染か

感染症は人体内にもともと存在している微生物が原因で起こる場合と，外界の病原微生物に曝露されることにより発症する場合があります。このため，どのような曝露の機会があったのかについて把握する必要があります。職業歴，旅行歴，ペットや動物との接触歴，環境（森・川・淡水・海水・土壌・温泉など）への曝露歴，性行為歴，最近の病人との接触歴，食事摂取歴などについて確認します。具体的な曝露の機会を知ることは，微生物学的な鑑別診断に有用です（**表2**）。

システムレビュー（review of systems；ROS）

最後に，患者さんの病歴や問題を漏れなく把握するため，頭の先から足先まですべての臓器について，症状の有無を再度確認します。身体所見をとりながら行うことにより，網羅的な把握が可能となります。

表2 ▶ 曝露歴と原因微生物

曝露歴	原因微生物
海外渡航歴	渡航先で流行している感染症（マラリア，デング熱，腸チフスなど）
動物接触歴	イヌ・ネコ：パスツレラ・ムルトシダ，イヌ：カプノサイトファーガ ネコひっかき病（バルトネラ・ヘンセラ），ハト：クリプトコッカス トリ：オウム病クラミジア，齧歯類：レプトスピラなど
節足動物接触歴	ツツガムシ病，ライム病，リケッチア感染症など
環境への曝露歴	海水：ビブリオ・バルニフィカス，淡水：エロモナス 土壌：ノカルジア症，マイコバクテリウム・ケロネー 温泉：レジオネラ症など
性交渉歴	HIV感染症，B型肝炎，C型肝炎，梅毒，淋菌，クラミジア，赤痢アメーバなど
有症状者への接触歴（sick contact）	インフルエンザウイルス，ノロウイルス，結核，麻疹，風疹，水痘，流行性耳下腺炎，百日咳など
食事摂取歴	カンピロバクター，サルモネラ，腸炎ビブリオ，腸管出血性大腸菌，ノロウイルスなど

感染臓器を絞り込み，原因微生物を推定しよう！②
診察のポイント〜仮説の検証

　前述したとおり，主訴や病歴からどのような病態であるか，問題となっている感染臓器はどこかをある程度推定することが可能となります．次に身体所見をとり，その証拠を確かめていきます．すなわち**診察は，病歴をもとに立てた診断仮説を検証していく過程**です．

　診察を行う場合は，その臓器に感染症があればどのような症状や身体所見が見られるかを想定しながら，系統的に行っていきます（**表1**）．

表1 ▶ 症状・身体所見から推定される感染臓器

症状・身体所見	推定される感染臓器
頭痛，意識障害，痙攣，髄膜刺激症状，神経学的異常所見，筋力低下，感覚低下	中枢神経（髄膜炎，脳炎，脳膿瘍）
耳痛，耳鳴り，耳漏，聴力低下，鼓膜の発赤・腫脹	中耳炎
頭痛，膿性鼻汁，副鼻腔の圧痛	副鼻腔炎
咽頭痛，嚥下痛，嚥下困難，咽頭発赤，扁桃腫大，頸部リンパ節腫脹	咽頭炎，扁桃炎
喀痰，咳嗽，胸痛，呼吸困難，頻呼吸，聴診でcrackleを聴取	肺炎，胸膜炎，肺膿瘍
胸痛，動悸，息切れ，心雑音，皮疹（爪下線状出血斑，結膜下出血斑）など	心内膜炎，心外膜炎，心筋炎
悪心・嘔吐，腹痛，水様性下痢，粘血便	腸管感染症
腹部圧痛，便秘，下痢，悪心・嘔吐，腹膜刺激症状，黄疸，右季肋部痛	腹腔内・胆道系感染症
排便時疼痛，肛門部痛，腫脹，圧痛	肛門周囲膿瘍
尿意切迫，頻尿，残尿感，排尿時痛，恥骨上部圧痛，CVA（肋骨脊柱角）叩打痛	尿路感染症（膀胱炎，腎盂腎炎）
排尿時痛，排尿困難，会陰部違和感，直腸診で前立腺に圧痛，陰嚢の腫脹・疼痛	前立腺炎・精巣上体炎
帯下の増加，悪臭，排尿障害，下腹部の圧痛	骨盤内炎症性疾患
皮膚の発赤，疼痛，腫脹	皮膚・軟部組織感染症
関節痛，熱感，腫脹，関節可動域制限	関節炎，骨髄炎
カテーテル刺入部の発赤・腫脹・熱感・疼痛，刺入部の排膿，刺入部から中枢側への血管に沿った硬結	カテーテル関連血流感染症（末梢・中心）

患者背景によって，予想できる原因微生物は異なる

感染臓器と原因微生物の関係はおおよそ決まっており，感染臓器が絞られると，予想される原因微生物も自ずと絞られてきます。ただし同じ臓器の感染症でも，年齢や基礎疾患などの患者背景によって原因微生物が変わってきます。例えば細菌性髄膜炎の原因微生物は，患者さんの年齢により**表2**のような特徴があります。基礎疾患，免疫状態，曝露歴と原因微生物との関係については，前項のとおりです。

表2 ▶ 年代別細菌性髄膜炎の原因微生物

年齢	原因微生物
新生児	B群溶連菌，大腸菌，リステリア・モノサイトジェネス，クレブシエラ・ニューモニエ
1～23カ月	B群溶連菌，大腸菌，インフルエンザ菌，肺炎球菌，髄膜炎菌
2～50歳	肺炎球菌，髄膜炎菌
50歳以上	肺炎球菌，髄膜炎菌，リステリア・モノサイトジェネス，グラム陰性菌

感染成立の場所が「市中」か「院内」かによって，原因微生物は異なる

また同じ臓器の感染症でも，**感染成立の場が「市中」か「院内」かによって原因微生物の種類が大きく異なってきます**。市中感染症の原因となる微生物は，感染防御能が正常な健常人に感染症を引き起こすため一般的に強い病原性を有しています。一方，医療関連感染の原因微生物は病原性が低く，健常人において感染症の起炎菌になることはまれですが，重篤な基礎疾患や免疫抑制状態にある患者さんや，異物のある患者さんなどでは問題となります。

市中感染，医療関連感染で問題となる代表的な原因微生物を**表3**に示します。市中感染で問題となるグラム陽性菌は黄色ブドウ球菌，肺炎球菌，レンサ球菌などであり，グラム陰性菌では大腸菌，クレブシエラ，プロテウスなどの腸内細菌です。医療関連感染で問題となるグラム陽性菌としてはMRSA，コアグラーゼ陰性ブドウ球菌，腸球菌などが挙げられ，グラム陰性桿菌はSPACE（セラチア，緑膿菌，アシネトバクター，シトロバクター，エンテロバクター）が重要であり，これに加えてステノトロフォモナス・マルトフィリア，バークホルデリア・セパシアなどのブドウ糖非発酵菌も問題

となります。また近年，基質特異性拡張型β-ラクタマーゼ（ESBL），カルバペネマーゼなどのβ-ラクタマーゼ産生グラム陰性菌が増えており，問題となっています。

表3 ▶ 市中感染症・医療関連感染症の代表的な原因微生物

	グラム陽性菌		グラム陰性菌
市中感染	・黄色ブドウ球菌（MSSA） ・肺炎球菌 ・レンサ球菌	そのほか	・インフルエンザ菌 ・モラクセラ・カタラーリス
		腸内細菌科細菌	・大腸菌　・クレブシエラ ・プロテウス ・セラチア　・シトロバクター ・エンテロバクター
医療関連感染	・黄色ブドウ球菌（MRSA） ・コアグラーゼ陰性ブドウ球菌 ・腸球菌		
		ブドウ糖非発酵菌	・緑膿菌 ・アシネトバクター・バウマニ ・ステノトロフォモナス・マルトフィリア ・バークホルデリア・セパシア

原因微生物が絞り込めれば，有効な初期治療ができる

　感染症の原因となる微生物は，どの微生物がどの臓器に感染症を起こしやすいかある程度決まっています。逆にいえば，**感染臓器が特定できれば，問題となる原因微生物の候補が絞り込める**ことになります。市中感染と医療関連感染では原因微生物が異なるので，分けて整理しておく必要があります。市中感染，医療関連感染の代表的な感染臓器と頻度の高い原因微生物を**表4，5**に示します。これらを頭に入れたうえで，それぞれの部位から採取された検体のグラム染色をみると，さらに原因微生物の絞り込みが可能となります。標的とすべき原因微生物が決まれば，それらに有効な抗菌薬で初期治療を開始します。

表4 ▶ 市中感染症（特殊な免疫異常のない成人）における代表的な感染臓器と原因微生物

感染臓器	頻度の高い原因微生物
咽頭炎	ウイルス性，A群溶連菌，フソバクテリウム，淋菌，マイコプラズマ
中耳炎・副鼻腔炎	ウイルス性，肺炎球菌，インフルエンザ菌，モラクセラ・カタラーリス
扁桃周囲炎・扁桃周囲膿瘍	A群溶連菌，ペプトストレプトコッカス，フソバクテリウム，バクテロイデス
肺炎	
細菌性	肺炎球菌，インフルエンザ菌，モラクセラ・カタラーリス
非定型	マイコプラズマ，肺炎クラミジア，レジオネラ・ニューモフィラ
誤嚥性肺炎	ペプトストレプトコッカス，フソバクテリウム，プレボテラ
肺膿瘍・膿胸	ペプトストレプトコッカス，フソバクテリウム，プレボテラ，バクテロイデス，クレブシエラ，黄色ブドウ球菌，肺炎球菌
心内膜炎	緑色レンサ球菌，黄色ブドウ球菌，腸球菌 HACEK（パラインフルエンザ菌，アグリガチバクター，カルディオバクテリウム，エイケネラ，キンゲラ）
腹腔内感染症　胆嚢炎，大腸憩室症，虫垂炎など	大腸菌，クレブシエラ，プロテウス＋バクテロイデス
腸管感染症	ノロウイルス，カンピロバクター，サルモネラ，病原性大腸菌，クロストリディオイデス・ディフィシル
尿路感染症	大腸菌，クレブシエラ，プロテウス，腸球菌
髄膜炎	肺炎球菌，髄膜炎菌，リステリア・モノサイトジェネス
皮膚・軟部組織	黄色ブドウ球菌，レンサ球菌，クロストリジウム
骨髄炎，関節炎	黄色ブドウ球菌，レンサ球菌，淋菌

Ⅲ　患者さんをどう診るか？　どのように考えるか？　どのように考えてはいけないか？

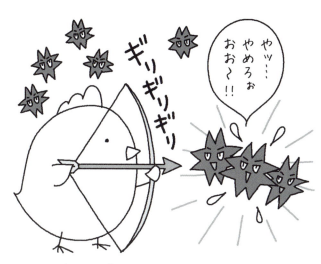

初期治療は狙いを絞って

表5 ▶ 医療関連感染における代表的な感染臓器と原因微生物

感染臓器	頻度の高い原因微生物
副鼻腔炎(チューブ関連)	好気性グラム陰性桿菌,黄色ブドウ球菌,横隔膜上下の嫌気性菌
肺炎 　細菌性 　誤嚥性肺炎	 好気性グラム陰性桿菌,黄色ブドウ球菌 ペプトストレプトコッカス,フソバクテリウム,プレボテラ
肺膿瘍・膿胸	黄色ブドウ球菌,緑膿菌,クレブシエラ,ペプトストレプトコッカス,フソバクテリウム,プレボテラ,バクテロイデス
腹腔内感染症 　胆囊炎,大腸憩室症, 　虫垂炎	好気性グラム陰性桿菌+バクテロイデス,腸球菌,カンジダ
腸管感染症	クロストリディオイデス・ディフィシル
尿路感染症	好気性グラム陰性桿菌,腸球菌
髄膜炎(脳外科術後を含む)	コアグラーゼ陰性ブドウ球菌,黄色ブドウ球菌,好気性グラム陰性桿菌
手術部位感染症	黄色ブドウ球菌,表皮ブドウ球菌,好気性グラム陰性桿菌
カテーテル関連血流感染症	コアグラーゼ陰性ブドウ球菌,黄色ブドウ球菌,好気性グラム陰性桿菌,カンジダ

初期治療薬は可能な限り狭域に

de-escalate できるとは限らない

　初期抗菌薬の選択は重要です。最終的な治療方針（薬剤選択と継続）に大きく影響するといっても過言ではありません。原因菌判明前の時点では広域スペクトル薬で治療を開始し，原因菌判明後に狭域化することを一般に **de-escalation** といいます。逆に，狭域から広域に拡大することを **escalation** とよびます。いずれか一方であるべき，ということはなく，患者さんの病態や重症度によってde-escalation（広域から始める）かescalation（狭域から始める）かの違いがあってよいと思います。しかし，de-escalationの手法は，理論通りに狭域化できるとは限らず，結果として広域のまま継続せざるを得ないことも多く，**推奨できません**。

カルバペネム系薬＋グリコペプチド系薬が必要な患者さんはほとんどいない

　重症患者さんでは，初期治療の段階からすべての病原細菌をカバーしておきたい，との考えから，広域スペクトル薬が投与されることも少なくありません。たしかに，カルバペネム系薬とグリコペプチド系薬の併用は，耐性傾向の強いグラム陰性菌とMRSAまでをカバーできる組み合わせなので安心です。

　しかし，安心材料ばかりではありません。未知の原因菌を治療的に制圧しつつある一方で，腸内細菌に代表される常在菌を不必要に叩いてしまい，**耐性菌を誘導する方向に働きます**。腸管内の腸球菌や嫌気性菌を抑制する結果，**クロストリディオイデス・ディフィシル感染症，あるいはカンジダ血症を惹起するリスク**を負います。単一の原因菌に治療的に働くには**代償が大き過ぎる**のです。

　また，よく考えてみると，標的治療としてカルバペネム系薬とグリコペプ

チド系薬の双方が必要である感染症はほとんどといってよいくらいありません。ペニシリン耐性肺炎球菌による髄膜炎や，ESBL産生グラム陰性腸内細菌とMRSAあるいはペニシリン耐性腸球菌（エンテロコッカス・フェカリスなど）の混合感染であれば，この2剤の併用を継続することになりますが，そのような感染症の頻度は低いのです。つまり，実際には必要とされることがまれな標的治療の選択薬を，初期治療の段階から患者さんに投与していることになります。

　De-escalationに繋げることを前提として多剤併用による広域カバーの抗菌薬治療を開始した場合，血液培養でMRSAやペニシリン耐性腸球菌の分離がなくても，喀痰からMRSAが分離されていれば，それが定着であってもグリコペプチドが継続されることにもなりえます。"誤嚥性肺炎がありそうだから嫌気性菌のカバーも"，ということでカルバペネムが継続されることになります。結局のところ，**広域スペクトルで開始した抗菌薬治療が理想的に狭域化できることのほうがむしろ少ない**と考えてください。

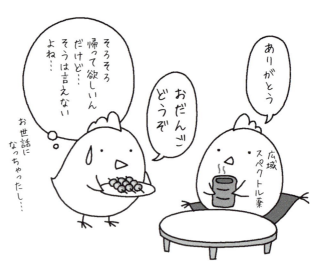

広域スペクトル薬をやめるのは難しい！

「重症」＝「耐性菌感染」ではない！
患者さんの重症度は原因菌を想定するためではなく，抗菌薬の治療効果指標に用いる

　感染臓器を丁寧に推定することにより，原因菌として頻度の高い病原菌リストがほぼ自動的に決まりますので，そのリストをカバーする抗菌薬を選択することが治療の原則です。ここで重要なことは，**重症であるからという理由で，想定される原因菌リストを無闇に広げることをしない**ことです。あるいは，重症であるからという理由で，目前の患者さんの感染症が耐性菌である可能性を実際の頻度以上に高く見積もることも勧められません。**患者重症度は抗菌薬耐性度に規定されるものでは一切ありません**。重症であるから，あるいはショック状態であるからMRSAやESBLである確率が高くなるわけではないのです。このことは言われるまでもなく，皆さん知っていると思いますが，インパクトのある事象は頻回に起きているような感覚に陥りがちです。耐性菌としての頻度は低いのに，医療機関通院歴のない急性腎盂腎炎患者さんの尿からESBLが分離されると，次も，その次も，ESBLを想定した治療になりがちです。最近経験した驚き（**recent surprise**）が，実際の頻度から視点をそらせてしまうことになり，その後の診療において常に耐性菌を想定した治療になることが懸念されます。仮にこのような広域スペクトル薬による治療を敢行する場合，"**患者さんに耐性菌やカンジダ血症のリスクを負わせることになってもこの治療が必要である**"と，自分の治療を正当視できる根拠が必要です。

　ショック状態にある，播種性血管内凝固症候群（DIC）を併発している，という重症度の着眼点は，抗菌薬選択に反映させることよりも，**初期抗菌薬治療の治療効果指標**を適切に定めるために（ショックを離脱できたか，DICスコアの改善傾向があるか，など）重要であるのではないかと考えます（このことについてはⅣ章で再度述べます）。

MEMO 1　臓器親和性

　病原細菌が感染を惹起するには，臓器親和性とよばれる，特定臓器との相性のよさが必要です．しかし，この限りではありません．尿道カテーテルなど異物が介在する場合は，黄色ブドウ球菌がカテーテルへの接着を契機に増殖し，尿路を新入門戸とする菌血症を発症することもあります．慢性高血糖のため好中球が常に細胞内呼吸刺激を受け，疲弊状態にあるような糖尿病患者さんでは，遊走・貪食・殺菌という好中球自然免疫能を期待することができません．このため，糖尿病患者さんでは，珍しい菌の感染症というよりも，"大腸菌による大腿四頭筋膿瘍"のような臓器特異性・親和性を逸脱した感染症や，"アスペルギルスによる副鼻腔頭蓋真菌症"のような，**常在菌による日和見感染症**と表現すべき感染症に遭遇することが少なくありません．**臓器特異性も，あくまで健康成人を対象とした概念**であると考えてください．

MEMO 2　Recent surprise(base-rate neglect)

　"驚く"ということは，その事象が日常茶飯ではなく，むしろ例外に遭遇したときの反応であるのに，ヒトは自分が驚いた事象をすぐに想起することができるため(availability)，頻回に起きている，と錯覚することがあります．すなわち，驚いた経験は，その特定の現象の頻度を高く見積もってしまうことに繋がります．これを **base-rate neglect** とよび，判断を誤る心的機序の一つとして知られています．

　Recent success という語句もあります．「最近，このような治療をして改善に導いた」という経験です．その治療が直接に効果があったかどうかわからない場合でも，自分の治療が正しかったのだと思う mental trapping に陥り，**overconfidence (自信過剰)** に繋がる可能性があります．Recent surprise, recent success と合わせ，これらの誤謬をもたらすバイアスは "**recency effect**" と一まとめにしてよばれています．

最悪のシナリオを回避せよ！
市中で見逃したくない感染症

市中で頻度の高い感染症

　市中感染症で特に頻度が高いものは，気道感染症，尿路感染症，胆道感染症，皮膚軟部組織感染症などです。

　発熱患者さんが外来を受診して感染症を疑った場合，まずはこれらの感染症を探してみることになると思いますが，ここでは，これら以外に外来で見逃したくない感染症について取り上げます。

ROWS の心構え　～最悪のシナリオを見逃さない！

　外来診療では，限られた時間で検査・診断・治療について数多くの判断を下す必要があります。そのなかで思わず重大な感染症を見逃してしまわないよう，**"最悪のシナリオを除外する"**（Rule out worst-case scenario；**ROWS**）という考え方を常に心に留めておきたいものです。

　市中感染症における"最悪のシナリオ"には，見逃してしまうと，
・命にかかわるもの
・機能的な後遺症が残るもの
・周囲に感染が拡がるもの
などがあります。いくつかの"主訴"ごとに感染症のROWSを考えてみたいと思います。

嘔気・嘔吐

　嘔気・嘔吐という症状は消化管だけでなく，消化管近傍の臓器や中枢神経系の問題が原因となることがあります。発熱と嘔吐で受診した患者さんはし

ばしば"腸炎"と診断されますが，消化管の感染症であれば虫垂炎や憩室炎，穿孔性腹膜炎も鑑別となりますし，腎臓や子宮・卵巣などの感染症による炎症が消化管（腹腔）に波及しても嘔気・嘔吐はよくみられます。そして最も見逃したくない感染症は，致命的かつ神経学的な後遺症を残しうる**髄膜炎や脳膿瘍**など中枢神経感染症です。

　嘔気や嘔吐がある患者さんすべてで髄液検査を行うことは現実的ではありませんが，頭痛や意識の変調，髄膜刺激症状として羞明や項部硬直，そのほかの**神経学的所見などがないか慎重な診察**が求められます。

　頭痛のROWSも同様に髄膜炎になります。片頭痛の既往などがある患者さんの頭痛こそ，新たな頭蓋内病変がないか，用心深く対応したほうがよいと思います。

腰痛

　特に高齢者では脊椎圧迫骨折や脊柱管狭窄症による腰痛が多くみられますが，感染症における腰痛のROWSは**椎体炎**や**感染性動脈瘤**になります。椎体炎は診断が遅れると下肢の麻痺やしびれ，排尿障害などの後遺症が残存することがあり，感染性動脈瘤が破裂すれば救命は困難です。**胸背部痛，臥床や夜間など安静時の痛み，腰が曲げられないほどの激痛，体重減少，膀胱直腸障害などは腰痛のred flag sign**とされており，画像検査などを検討します[1]。腰痛に加え，発熱や炎症所見の上昇などがあれば必ず血液培養を採取しましょう。

咳嗽

　咳嗽の診療において，肺炎や肺癌のほかに，感染対策の点からも最も見逃したくないものは空気感染で拡散しうる**結核**です。結核は肉芽腫を形成することから通常crackleを聴取しないため，**3週間以上続くような慢性の咳嗽**では呼吸音異常の有無にかかわらず胸部単純X線写真を撮影しましょう。気管支結核では画像検査で異常がみられないこともあるため，喀痰の抗酸菌塗抹・培養検査も行ってよいと思います。

咽頭痛

　外来診療において咽頭痛もしばしば遭遇しますが，咽頭の観察をするとき

に"**口が開けにくい**"という訴えがあれば，**咽後膿瘍**のような深頸部感染症を疑って速やかに造影CTなど画像評価を行います。咽頭周囲の感染が，咬筋など顎関節の運動に関与する筋へ波及すると開口障害をきたすからです。

　診断が遅れると，深頸部は組織が粗であるため，感染が重力により下行して縦隔炎へ波及する可能性があります。また，**レミエール症候群（Lemierre's syndrome）**として知られるように，頸動脈鞘に感染が及ぶと内部を走る頸動脈・静脈を介して，肺塞栓や上行性に波及して頭蓋内病変や外眼筋障害による複視をきたすことがあります[2]。

　なお，開口障害は**破傷風**の初期症状にもなりうるため，外傷歴も確認します。

　窒息しうる**急性喉頭蓋炎**も考慮する必要があり，流涎や吸気時の狭窄音（stridor）の有無にも注意しなくてはなりません。

単核球症

　主に若年者が咽頭痛やリンパ節腫脹，皮疹，肝脾腫，関節痛などの全身症状を主訴に受診した場合，**伝染性単核球症**が鑑別となります。原因は主にエプスタイン・バーウイルス（EBV）ですが，ときにサイトメガロウイルス（CMV）や単純ヘルペスウイルス，そしてROWSは**ヒト免疫不全ウイルス（HIV）感染症**です[3]。

　HIVに感染した数週間後に伝染性単核球症と同様の急性感染症状がみられます。臨床症状だけで区別することは困難で，感染リスクの確認が必要です。"**性感染症を含め，何か心配なことはありませんか**"というように問診を行ってみるとよいかもしれません。

持続する発熱・めまい

　感染性心内膜炎は不明熱の鑑別としてよく挙げられるように，持続する発熱の原因になります。発熱＝抗菌薬というやり方が常態化すると，感染性心内膜炎の患者さんは数週間から数ヵ月，まれにそれ以上の期間診断がつかないまま，**発熱と短期間の抗菌薬で解熱するという経過を繰り返す**ことになります。

　また，外来診療におけるめまいの原因に良性発作性頭位めまい症やメニエール病などがありますが，感染性心内膜炎によって小脳の塞栓症を起こす

とめまいがみられるなど，脳血管障害の症状が前面に立つこともあります。持続する発熱，めまいのROWSは感染性心内膜炎です。

発熱が数週間以上続く場合は，心雑音や眼瞼結膜の点状出血，オスラー結節など感染性心内膜炎の身体所見を確認するとともに，**抗菌薬投与を控えて血液培養を採取**してください。

すべての症例ですべての検査を行うことはできませんが，上で述べたような見逃したくない市中感染症のポイントを押さえることと，そしてもし抗菌薬の処方が頭をよぎったときに，**躊躇なく血液培養の採取**をしておくことが"最悪のシナリオ"を回避することに繋がると思います。

そのほかに留意すべきホスト　～脾臓摘出後の患者

脾臓は人体の中で最も大きなリンパ組織で，造血や古くなった赤血球の破壊などの機能とともに，重要な免疫機能を果たしています。脾臓は免疫担当細胞の成熟を担い，抗体や補体によってオプソニン化された莢膜をもつ細菌を取り除く場でもあります。一部の細菌は表面を莢膜で覆うことで，白血球やマクロファージなどの食細胞による貪食から逃れやすくなります。

莢膜をもつ代表的な細菌として，肺炎球菌やインフルエンザ菌，クレブシエラなどがあり，脾摘患者さんがこれらの細菌感染症を起こすと，その致命率は非常に高い（40〜70％）とされています（**脾臓摘出後重症感染症 overwhelming post-splenectomy infection**）[4]。

このため，感染症診療において**脾摘の病歴聴取は重要**です。腹部の手術痕をみたときも脾摘の有無について必ず確認します。もし脾摘後であれば，セフトリアキソンなどこれらの微生物をスペクトルに含んだ初期抗菌薬選択が推奨されます。

文献

1) Chou R, et al. Diagnostic imaging for low back pain: advice for high-value health care from the American College of Physicians. Ann Intern Med 2011; 154: 181-9.
2) Olson KR, et al. Case records of the Massachusetts General Hospital. Case 36-2014. An 18-year-old woman with fever, pharyngitis, and double vision. N Engl J Med. 2014; 371: 2018-27.
3) Luzuriaga K, et al. Infectious mononucleosis. N Engl J Med 2010; 362: 1993-2000.
4) Sumaraju V, et al. Infectious complications in asplenic hosts. Infect Dis Clin North Am 2001; 15: 551-65.

医療関連感染の大半を占める,5大感染症をまずは鑑別する

　入院患者さんに発熱がみられた場合など,医療関連感染を考えるとき,まず念頭に置くのは頻度の高い5つの感染症です。すなわち,肺炎(院内肺炎,人工呼吸器関連肺炎),尿路感染症(カテーテル関連尿路感染症),カテーテル関連血流感染症,手術部位感染症,クロストリディオイデス・ディフィシル感染症,の5つです。

　入院患者さんの発熱の原因が感染症であった場合,この**5つの感染症がかなりの部分を占めます**[1]。

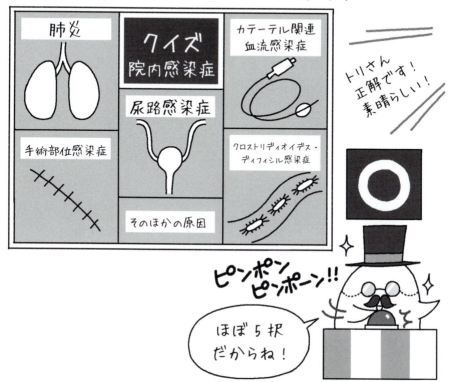

fever work-upの3点セット

まず**胸部単純X線写真，尿定性検査（試験紙法），血液培養2セット**の"fever work-upの3点セット"を行います。これらは，医療関連感染として頻度の高い肺炎，尿路感染症，カテーテル関連血流感染症を含む菌血症の評価を目的としており，**院内の発熱患者さんにおけるルーチン検査**と理解してよいと思います。加えて，手術部位の感染徴候があれば創部滲出液のグラム染色・培養検査や，下痢症状があればクロストリディオイデス・ディフィシルのトキシン検査などCDIの検査を行うことを考慮します。

医療的処置は患者さんに感染症のリスクを与える

入院患者さんは何らかの医療的処置を受けていることが多く，それが医療関連感染のリスクを高めます。私たちは**その処置が本当に必要か熟考**したいものです（例えば，血管内カテーテル留置がなければカテーテル関連血流感染症は起きません）。治療のためのデバイス類なども，不要となれば早期に取り除くことを心掛けましょう。

ここで，5つの感染症それぞれへのアプローチについて整理してみます。ただし，入院患者さんは高齢者が多く，さまざまな基礎疾患を有していることから，典型的な訴えや身体所見が得られないこともあります。

肺炎（院内肺炎 hospital-acquired pneumonia；HAP，人工呼吸器関連肺炎 ventilator-associated pneumonia；VAP）

脳血管障害や認知症に伴う摂食嚥下障害,寝たきり状態や口腔内衛生不良，そして気管内挿管など，さまざまな因子が肺炎のリスクとなります[2]。

一般的な肺炎の症状として咳嗽，膿性喀痰，呼吸困難感，胸痛などのほか，呼吸数の増加やSpO_2の低下にも注意を払いましょう。このような所見に加えて，聴診でcoarse crackleが聴取され，胸部単純X線写真で新規の浸潤陰影がみられれば，肺炎を疑う必要があります。原因菌推定・同定のため喀痰や気管内吸引痰などの気道由来の検体を採取しましょう。

尿路感染症（カテーテル関連尿路感染症 catheter-associated urinary tract infection；CAUTI）

　尿管結石などの基礎疾患，尿道カテーテル・ステントといった異物留置，糖尿病や脳血管障害に伴う神経因性膀胱のほか，男性では前立腺肥大症も尿路感染症のリスクです。

　発熱を伴う尿路感染症（特に腎盂腎炎）では，頻尿や排尿痛，残尿感といった膀胱刺激症状や，腰痛および肋骨脊柱角（costovertebral angle；CVA）の叩打痛がみられます。腎盂腎炎では後腹膜の強い炎症が消化管に波及し嘔気・嘔吐といった消化器症状が前面に立つこともあります。

　尿定性検査（試験紙法）では白血球エステラーゼと亜硝酸塩の結果に注目します。これらのいずれか，またはいずれも陽性の場合は，尿のグラム染色や培養検査を行います。

　無症候性細菌尿でも尿検査，尿グラム染色・培養検査はすべて陽性になりうるという点は注意が必要です。無症候性細菌尿は高齢女性に多くみられますが，妊婦や泌尿器科の侵襲的処置前など一部の例外を除いて基本的に治療を要しません[3]。尿所見のみで尿路感染症と診断すると，無症候性細菌尿に対して本来は必要のない抗菌薬投与をしてしまうことがあります。**ほかの感染症や非感染症疾患がないか慎重に考える**ことが大切です。

カテーテル関連血流感染症（catheter-related bloodstream infection；CRBSI）

　皮膚の刺入部やカテーテルのハブ・接続部や点滴調製時の汚染などが感染巣となって起こる血管内感染症がCRBSIです。言うまでもなく各種の血管内カテーテル使用がCRBSIのリスクです。

　典型例ではカテーテル刺入部の感染徴候（発赤，腫脹，熱感，疼痛，硬結や排膿）がみられますが，このような所見が揃わないことも多いため，血管内カテーテル留置患者さんの発熱では**局所所見がなくても常に鑑別**に挙げなければなりません。カテーテル抜去後に局所所見が顕在化することもあるため，**抜去後数日は注意して観察**しましょう。

　CRBSI診断の**gold standardは血液培養**です。血液培養は基本的に末梢血管から2セットを採取しますが，CRBSIを疑ったときは，カテーテル

脱血と末梢血管から1セットずつ血液培養を採取することがあります。前者が2時間以上早く，そして2セットで同じ微生物が陽性となればCRBSIの確定診断となります[4]。ただし，汚染菌の検出も増えるため，結果の解釈には注意を要します。カテーテル先端培養はCRBSIが疑われたときに限って行い，すべてのカテーテル先端の培養をルーチンに行う必要はありません。

手術部位感染症（surgical site infection；SSI）

年齢や栄養状態や糖尿病，肥満，喫煙歴などの患者因子や，皮膚の消毒法，剃毛，手術時間などの手術因子の両者がSSIに関連しますが，手術中の汚染が最もリスク因子になるといわれています。

表層切開部のSSIであれば皮膚の感染徴候が観察できますが，深部切開部や臓器・体腔のSSI，例えば脳神経外科術後の髄膜炎や脳膿瘍，消化器外科術後の腹腔内膿瘍などの場合，手術創部の所見がはっきりしないことがあります。それぞれの臨床徴候に留意した診察をしながら，画像検査の必要性も検討します。創部の分泌物があれば検体として採取し，グラム染色や培養検査を行います。

クロストリディオイデス・ディフィシル感染症（CDI）

クロストリディオイデス・ディフィシルは入院患者さんに最も多くみられる下痢症の原因です。抗菌薬使用で正常腸内細菌叢が攪乱され，クロストリディオイデス・ディフィシルが過剰に増殖することがCDIを誘発する主な要因ですが，そのほかに高齢者，長期入院，胃酸分泌を抑制する薬剤などもリスク因子となります。偽膜性腸炎はCDIのひとつの病態と捉えてよく，10％程度を占めるとされています[5]。

症状としては水様性下痢や発熱，腹痛などのほか，血液検査で白血球が著明に上昇（20,000～30,000/μL）することがあります。また，一部ではイレウスが初発症状となったり，重症例では中毒性巨大結腸症や腸管穿孔を伴うこともあります。

診断には，便中のクロストリディオイデス・ディフィシル抗原（glutamate dehydrogenase；GDH）やトキシンを検出するキットが用いられますが，特に**トキシンの偽陰性は少なくありません**。GDH陽性・トキシン陰性の場

合，便中にクロストリディオイデス・ディフィシルは存在していますが，トキシン非産生株，もしくはトキシンの偽陰性，ということが考えられます。この場合，遺伝子検査法によってトキシン遺伝子を検出する方法もありますが[6]，利用可能な施設は限られますので，臨床診断例として治療反応をみてもよいと思います。

もしこれら5つの感染症の所見がはっきりしない場合は，**市中から持ち込まれた感染症，あるいは結核などの慢性〜亜急性感染症も考慮します。**あるいは**非感染性疾患**を鑑別する必要があります。発熱以外のバイタルサインが安定していれば，後者の可能性を考慮して**抗菌薬を使用せずに経過観察**することを選択してよいと思います。

文献

1) Weinstein RA. Nosocomial infection update. Emerg Infect Dis 1998; 4: 416-20.
2) 日本呼吸器学会．各論2 院内肺炎/医療・介護関連肺炎．成人肺炎診療ガイドライン2017. 東京：日本呼吸器学会；2017. p34-48
3) Nicolle LE. The paradigm shift to non-treatment of asymptomatic bacteriuria. Pathogens 2016; 5: 38.
4) Mermel LA, et al. Clinical practice guidelines for the diagnosis and management of intravascular catheter-related infection: 2009 Update by the Infectious Diseases Society of America. Clin Infect Dis 2009; 49:1-45.
5) Tonna I, et al. Pathogenesis and treatment of Clostridium difficile infection. Postgrad Med J 2005; 81: 367-9.
6) Cohen SH, et al. Clinical practice guidelines for Clostridium difficile infection in adults: 2010 update by the society for healthcare epidemiology of America (SHEA) and the infectious diseases society of America (IDSA). Infect Control Hosp Epidemiol 2010 ; 31: 431-55.

Ⅳ章

いざ，実践！
抗菌薬を投与する，しない？
何を，どう使う？

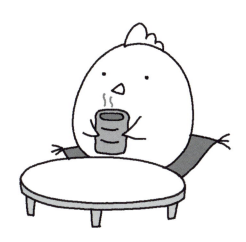

薬剤選択は「間違えなければよい」がキホンのルール

投与しますか？

　　　抗菌薬を選択しようとする際に，もう一度「この患者さんに，"いま"，投与を開始する必要があるか？」とお考えください．念のために……，とはよく聞く抗菌薬投与の理由ですが，**念のため，と考える不安事象が起きる可能性は何％程度ありますでしょうか**．差し迫った病態でなければ，"念のため"に抗菌薬を投与することは勧められません．念のため投与した抗菌薬がアナフィラキシーショックを惹起したら，悔やんでも悔やみきれません．

　　　これまで何度も投薬した経験のある薬剤だから……，おそらく，今回も大丈夫であるかもしれません．しかし，**今回は甚大な被害が起きるかも知れません**．過去に起きなかったことが，今後も起きないとは保障できません．**"滅多に起きない"からこそ，データも持ち合わせていず，予測もできないのです**．また，瞬時に起きて完成してしまう健康被害の甚大性を，起きてから減少させる有効な手立てもありません．ではどうすればよいのでしょうか？

　　　それは，**不要な抗菌薬投与を可能な限り控えること，控えることのできる臨床的判断力を身に着けること**です．Ⅱ章で紹介した内容を再度確認ください．

どの薬剤を投与すればいいの？

　　　初期治療選択において重視したいことは，**効果が期待できない薬剤を選択しない**ようにする，ということです．One-best answerを選択しようとする必要はありません（そのようにしようとすると，抗菌薬の学習自体が非常に難しいものに感じてしまいます）．内服薬，注射薬に限らず，ほとんどすべての抗菌薬が，複数の病原菌をカバーするスペクトルを有していますので，どの薬剤を投与すべきかについて，**多くの場合，"唯一の正解"はあり

ません。抗菌スペクトルに関する完全な知識を修得するまで抗菌薬を処方できないわけではありませんので，ご安心ください。

市中感染症で頻度の高い，肺炎，尿路感染，胆道感染症であれば，スルバクタム・アンピシリン（SBT/ABPC，ユナシン®-S），セフォチアム（CTM，パンスポリン®），セフトリアキソン（CTRX，ロセフィン®）のいずれかを投与すれば，70～80％の割合で十分に効果を期待することができます。Ⅲ章で述べたように，**最初から耐性菌を想定した薬剤選択をする必要はありません**。標準的な抗菌薬治療（選択）ができれば，それで十分です。詳細につきましては，各論を参照ください。

効果が期待できない薬剤選択，とは，尿路感染症に対してクリンダマイシン（ダラシン®）を選択する（クリンダマイシンはグラム陰性腸内細菌属に抗菌か活性を有しません），肺炎に対してセファゾリン（セファメジン®）を選択する（第1世代セフェムは肺炎の原因菌リストをカバーする抗菌スペクトルを有しません），腸球菌感染症に対してセフェム系あるいはカルバペネム系薬を選択する（同じく，スペクトルの観点から），MRSA感染症に対してバンコマイシン散を選択する（腸管から血中へ吸収されません），などです。

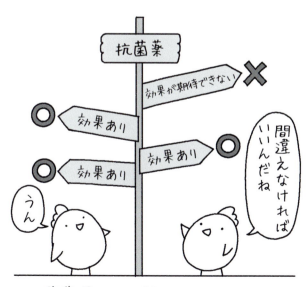

抗菌薬選択の正解は1つじゃない

広域抗菌薬から de-escalation ができにくい理由

気道分泌物が多く，ベッド上臥床で輸液を受けている72歳の患者さんを想像してみてください．この患者さんが発熱をした場合の，2人の医師の対応を考えてみます．

A医師，B医師ともにまず血液培養を2セット採取しました（基本どおりでよいと思います！）．

血培採取後，A医師は誤嚥性肺炎の可能性を考えてタゾバクタム・ピペラシリン（TAZ/PIPC）を開始しました．B医師も肺炎の可能性を考えましたが，CTRXで初期治療を開始しました．翌日，血液培養の2セットからMSSAが分離されたとの報告がありました．この時点で，前日からの抗菌薬治療が奏効したのか，発熱のピークは下がり，白血球も12,000/mLから8,600/mLに改善しています．数日前に提出した喀痰培養からは緑膿菌が検出されていることも判明しました．

A医師は，血中のMSSA以外に，喀痰中の緑膿菌にもTAZ/PIPCが効いている可能性を考え，TAZ/PIPCを継続するかもしれません．あるいは狭域化を図ったとしても緑膿菌をカバーするためCFPM（第4世代セフェム）への変更で留まる可能性が高いのです．

> MEMO

一方，B医師もA医師と同様にカテーテル関連血流感染（CRBSI）を考えるでしょう．しかし，前日からのCTRXの投与で改善傾向にあるので喀痰中の緑膿菌は定着だろうと考え，治療対象をMSSAのCRBSIのみに絞り抗菌薬をCEZに変更（狭域化）することがおそらく可能となります．

	A医師	TAZ/PIPC	
	喀痰 緑膿菌		CFPM
CTRX	B医師		
CEZ	血培 MSSA		

このように，広域スペクトル薬で治療を開始すると，当初は予想もしなかっ

た副次的要素（喀痰中の緑膿菌）のために狭域化ができないことがあるのです．治療開始前に想定したシナリオ通りに臨床像や検査結果が進行するとは限りません．**Best-case scenario（原因菌が判明すれば狭域化が可能である）を描いても，その通りになるとは限らない**のです．

> **MEMO**　High anchoring～広域スペクトル薬は急に止まれない
>
> 　Anchorとは錨のことです．錨で固定する，という動詞でもあります．High anchoringとは"高いところに繋ぎ止める"という意味になりますが，広域スペクトルから開始する抗菌薬治療をhigh anchoringと考えることができます．
>
> 　本文に示した事例では，MSSA菌血症が明らかになってもTAZ/PIPCで改善傾向があれば喀痰中の緑膿菌を考慮して同薬を継続せざるを得ず，狭域化する（A医師の例で表現すれば，下まで降りてくる）ことができないのです．
>
> 　時速100km/hで運転していた高速道路から一般道路に降りた直後に，簡単に50km/hまで減速することが難しいのと同じ，ともいえます．高速のインターを降りた直後に警察の取り締まりが行われているのはhigh anchor現象を利用したものだ，と考える心理学者もいます．
>
>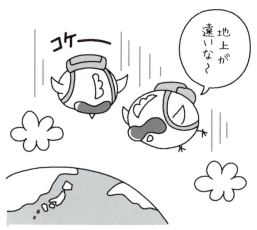
>
> 広域スペクトル薬から開始すると，なかなか降りてこられない

Best-case scenarioを描いて失敗するもう一つのパターンについて考えてみます。 (➡P.38) の症例を再度ご覧ください。

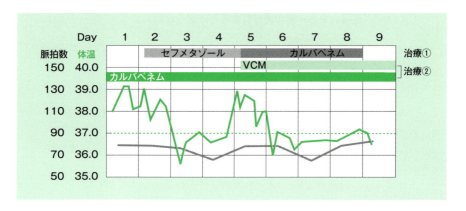

Day5で，再度の熱発のため，カルバペネムに変更した場合（治療①），カルバペネムが効いたようにみえます（セフメタゾール継続で改善した，というのが実際の経過です．発熱➡解熱，が抗菌薬効果の代替指標として，ときに正しくない考察を医師にさせてしまうことについてもⅡ章に述べましたので再度確認ください）．このような誤信経験（fallacy） (➡P.29) を積むことが，初期治療薬に広域スペクトル薬を慣習的に選択することに繋がります．その方針を正当化する理論としては，「投与前に細菌培養を提出し，その結果に即して，より狭域な薬剤にde-escalationする」という戦略があるのだと思います．この考え方自体，誤りはありません．

しかし，**投げ網的に広域スペクトル薬を投与しても，主治医の期待どおりに解熱傾向を示すとは限りません．**同じ体温表でシミュレーションしてみます．担当医がde-escalationを前提にカルバペネム系薬を開始したとします．おそらくday5の発熱の再燃は予想できないことですので，"カルバペネム系薬でまず改善を図り，その後，狭域化する"というシナリオができ上がるかも知れません．ところが実際は上図に示したような，想定していなかった体温の動きをしますと，"喀痰のMRSAが悪さをしているかもしれないからバンコマイシンを併用しよう"という方針になり兼ねません（治療②）．さらに，"誤嚥性肺炎もありそうだからカルバペネムはこのまま続行"という治療経過になることが非常に懸念されます．

"熱は順調に下がってくれる"というbest-case scenarioを描くことに

よる「失敗」なのですが、最終的に解熱に至ると、"2剤併用で感染症を治癒せしめた"という誤信が容易に生じます。

頭の中で「狭域から徐々に広域に拡げて……」、初期治療薬を決める

初期治療薬を選択する際に、例えば、まず**「セファゾリン（CEZ，セファメジン®）で治療できそうか？」**という出発点に立ってみてください。市中発症の腎盂腎炎であればCEZで開始してよいと思います。蜂窩織炎でも原因菌がMSSAかレンサ球菌か判別がつくまでCEZで開始してもよいと思います。しかし、市中肺炎の場合は、インフルエンザ菌も原因菌リストに含まれますので「CEZでは効果が不確実だから1段階上げて第2世代のCTMを選択する」という考えをすることになります。インフルエンザ菌にはさまざまな耐性パターンがありますが、健康成人あるいは軽症〜中等症までの市中肺炎で、喀痰排出ができている患者さんであればCTMの初期選択でよいと思います。アンピシリン（ABPC，ビクシリン®）でも治療できる事例があります。

一方、SBT/ABPCの前投薬歴がある胆道感染症の患者さんに対し、腸内細菌を幅広くカバーする必要があれば、CTMではなくCTRXまで抗菌スペクトルを広げた選択をしてよいと思います。肺炎で患者背景次第で緑膿菌までカバーする必要があると考えれば、CTRXから一段階上げてセフタジジム（CAZ，モダシン®）、セフェピム（CFPM，マキシピーム®）を選択してください。タゾバクタム・ピペラシリン（TAZ/PIPC，ゾシン®）は、初期治療で①緑膿菌、②嫌気性菌、③腸球菌のいずれも治療対象から外せないと考えた場合に選択することになります。カルバペネム系薬は「耐性グラム陰性桿菌の標的治療薬」として位置付けるのがよいと考えます。

先に述べたように、**"重症だから広域スペクトルで開始する"という考えは、実は、耐性菌の頻度や、病原菌の臓器特異性を考慮に入れない考え方である**ことを理解ください。

呼吸器感染症が疑われる症状①
咳嗽および喀痰

考え方のPOINT!

- 咳嗽は声帯より末梢の気道に炎症があることを意味します。これが迷走神経を介し中枢に伝えられ，呼吸筋の収縮という反射により咳嗽が起きます。声帯より上方の鼻咽腔を冒す普通感冒では，咳嗽があっても付随症状であり主症状になることは多くはありません。
- 発熱の有無に関わらず，ウイルス性感染症がほとんどです。基礎疾患のない成人であれば**抗菌薬は必要ありません**。
- 喀痰があれば細菌感染症の可能性も考慮してください。黄緑色調の喀痰排出が長引く場合に抗菌薬を投与する場合もありますが，まず喀痰培養を提出してください。

抗菌薬投与の適応

膿性痰を認める，喘息や肺気腫など呼吸器系基礎疾患を有する（喫煙者であることも基礎疾患に含む），などの背景があれば抗菌薬投与を考慮します。

黄緑色の喀痰を認める場合

アモキシシリン（AMPC）（サワシリン®）（250mg）	1回1錠	1日4日
アモキシシリン・クラブラン酸（AMPC/CVA）（オーグメンチン®）（250mg）	1回1錠	1日4日
セファクロル（CCL）（ケフラール®）（250mg）	1回2カプセル	1日3回

喀痰は認めないか，認めても膿性成分に乏しい場合

クラリスロマイシン（CAM）（クラリス®）（200mg）	1回1錠	1日2日
アジスロマイシン（AZM）（ジスロマック®SR成人用ドライシロップ）（2g）	1回	
アジスロマイシン（AZM）（ジスロマック®）（250mg）	1回2錠	1日1回，3日間

考えられる疾患および原因微生物

- 数日以内の発症は**ウイルス性急性気管支炎**を疑います。ライノウイルス，

インフルエンザウイルス，RSウイルス（RSV），ヒトメタニューモウイルス（hMPV），コロナウイルス，アデノウイルスなどが主たる病原ウイルスです。インフルエンザを除き，特異的治療薬はありません。**初診時の抗菌薬投与は不要**です。

- 細菌感染症は多くても10％程度の頻度です。湿性咳嗽をきたす気管支炎の原因は，肺炎球菌，インフルエンザ菌，モラクセラが主体です。以前から繰り返す気管支炎であれば**慢性気管支炎**や**気管支拡張症**を疑います。これらの患者さんでは緑膿菌が関与する場合もありますので，喀痰の細菌培養検査を提出してください。抗菌薬を処方する前に必ず培養を提出してください。経口セフェム系薬で緑膿菌に効くものはありませんので，もし緑膿菌が原因であれば，経口薬の選択はキノロン系薬に限られるからです。

- **肺炎マイコプラズマ**，**肺炎クラミジア**，**ボルデテラ（百日咳）**の感染は乾性咳嗽を主体とします。マイコプラズマは細気管支炎をきたし，喘息を誘発することもあります。対症療法でもなかなか改善が認められない場合には，これらの感染症を疑ってみてください。

- 呼吸音の聴診でcoarse crackleを聴取する場合，あるいは，聴取しなくても頻脈や頻呼吸がある場合，**肺炎**の可能性が否定できませんので胸部単純X線写真を撮影してください。

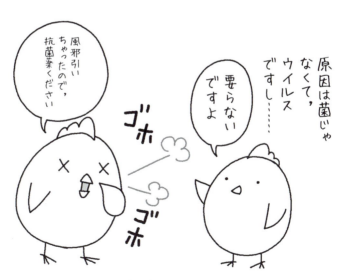

咳嗽に抗菌薬はほとんど不要

除外すべき疾患

- 急性気管支炎は2週間以内に自然軽快する場合がほとんどです。3週以上にわたって持続している場合は，**咳喘息**，**気管支結核**や**MAC症**（マイコバクテリウム・アビウムコンプレックス）などの抗酸菌感染症，あるいは**肺癌**を疑います。細菌感染症では**百日咳**も否定はできません。呼気時にwheeze（連続性の複雑音）を聴取する場合は，喘息および細気管支炎の鑑別が必要となります。肉芽腫を形成する結核は呼吸音でcrackleを聴取しないことが一般的です。このため，**3週間以上持続する咳嗽の診療では呼吸音に異常がなくても胸部X線検査が推奨されます。**
- まれにX線写真やCTでも異常を認めない気管支結核がありますので，喀痰の抗酸菌検査（塗抹および培養）を提出し，塗抹陽性であれば，病変診断のため気管支鏡検査が必要です。非常にまれながら，外耳道の異物（ペットの剛毛など）も慢性咳嗽の原因になります。外耳道に迷走神経の分布していることがその理由です。

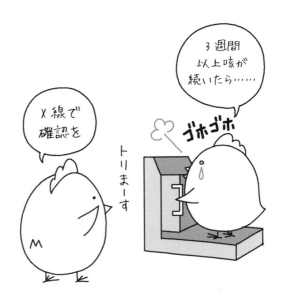

思考プロセス

Point 1 「何の抗菌薬を選択するか」よりも「抗菌薬は必要か」を考える

　何の抗菌薬を選択するか，ということ以上に，抗菌薬投与の要否について考えることが大切です。この思考プロセスを踏んでいる限り，患者マネジメントを大きく誤ることはないと考えてよいと思います。抗菌薬をいかに使うかを考えることは専門家としても大切な態度だと思いますが，微生物だけをみている可能性もあります。この患者さんに抗菌薬が必要か否かを考えることは，患者さんを診る臨床医の大切な視点です。

　気管支炎の原因はウイルス感染症が9割以上を占めます。目前の患者さんと同じ患者さんが10名いれば，そのうち抗菌薬を必要とする患者さんは1名いるか，いないか，です。その疾患に対し抗菌薬を投与し続けることは見直しが必要です。あるいは，患者さんが要求し続ける現状があれば，不要な抗菌薬を服用することの弊害について説明する義務が臨床医にはあります。患者さんが要望している薬剤（抗菌薬）を処方せずに症状が増悪した場合を想定すると，医師も処方しておくほうが安心です。しかし，その考え方は，専門家として考察を深めたうえで意思決定をしようする態度ではなく，自分の安心感を優先させている（無意識のうちに）といえなくもありません。このような診療が習慣化することは避けたいところです。

　抗菌薬内服後に改善したとしても，その時系列が抗菌薬による改善であることを直接に意味するわけではありません。逆にいえば，血中への吸収がよくない薬剤，あるいは抗菌スペクトルが外れた薬剤を投与すると必ず気管支炎が悪化し，肺炎へと至るとすれば，すなわち，治療効果が抗菌薬選択にピンポイントに依存するのであれば，われわれは普段からもっと多くの肺炎患者さんを診ているはずです。しかし，実際にはそうではありません。ウイルスにせよ細菌にせよ，**多くの場合，これらの感染症は患者さん本人の自然免疫により改善しているのです。**

　抗菌薬処方の要否を膿性痰の有無で決定することも厳密な意味で正確ではありません。気道炎症をベースとする気管支喘息でも，喀痰に好中球あるいは好酸球が含まれることで痰の外観は膿性を呈しうるからです。また，

ウイルス感染が契機となる気管支炎でも，粘膜の脱落により露出された結合組織にはバクテリアが接着しやすくなるため，経過中に細菌感染の合併リスクは上昇します。このため，**有症状期間が長くなり，次第に膿性痰を認めるようになった場合は抗菌薬を投与してみてもよいと思います**。

Point 2 ベストの抗菌薬が常にあるわけではない！「この薬剤は投与しないほうがよい」という判断がむしろ大切

　心肺系の基礎疾患を有する患者さんや臥床している時間が多い高齢患者さんでは，**抗菌薬投与の閾値を少し低く**してください。かぜに抗菌薬は要らない，というのは，主として健康な成人がかぜに罹患したときの考え方ではないでしょうか。基礎疾患を有する高齢者では，かぜに罹患したと判断した途端に細菌性肺炎を発症することがあります。抗菌薬を選択する場合，ベストの抗菌薬選択ができればよいですが，一般細菌感染症の治療において**常にone bestの薬剤があるわけではありません**。むしろ，選択薬の候補が複数ある場合が常です。したがって，「この薬でなければならない」ではなく，むしろ，**「この薬剤は投与しないほうがよい」という判断ができることが，大きなしくじりを避けるために，まず大切**です。

　β-ラクタム系薬は安全な薬剤ですが，第3世代セフェムは内服後の血中への移行がよくないため，推奨できません（多くの経口3世代セフェム薬がエステル化した構造であるのは血中への吸収を少しでも促進するためです）。また，外来でアミノグリコシドを筋注する，という幾分古典的な外来治療も推奨できません。アミノグリコシドのような水溶性の高い薬剤は気道内の喀痰の内部に浸透して行くことができませんので，細菌に殺菌的に働くことが期待できません。セフェム系薬については，血中への吸収の観点，および肺炎球菌，インフルエンザ菌，モラクセラに対する抗菌活性の観点から，セファクロルやセフォチアムのような第2世代セフェム系薬が推奨されます。第1世代セフェム系薬は血中への吸収は非常によいのですが，上に挙げた細菌に対する抗菌スペクトルにおいて劣ります。

Point 3 「初診時に抗菌薬を処方する必要はない」で基本はよい

　以上のように，気管支炎を診た場合の実際の臨床での抗菌薬投与の判断はクリアカットに述べることはできません。患者さんの年齢や基礎疾患を念頭においたうえで，抗菌薬投与の決定のデフォルトは「初診時に処方する必要はない」でもよいと思います。

　気管支炎という診断名自体が，今後細菌感染が合併してくるのか，あるいは自然軽快するかいまだ不明な時点で患者さんを診ている際の仮診断であると考えるほうがよいと思います。

こんな
ときは注意

- 呼吸数が多い，あるいは酸素飽和度が低下した場合（肺炎，あるいは呼吸細気管支炎を合併している可能性あり）
- 意識状態に変調を認める場合（慢性閉塞性肺疾患がある場合，喀痰増加や細気管支炎の合併により換気不全が招来され，CO_2ナルコーシスを起こしている可能性あり）

呼吸器感染症が疑われる症状②
咽頭痛

考え方のPOINT!

- 咽頭痛は外来を受診する患者さんの主訴として頻度が高いため，常に系統だった考え方ができることが大切です．
- 咽頭炎（pharyngitis）として捉える場合，原因微生物のグループは，①呼吸器感染症ウイルス，②全身感染型ウイルス，③細菌感染症に大別されます．
- 多くの咽頭炎が呼吸器ウイルス感染症ですので，対症療法でよいと思われます．全身症状を伴う咽頭痛（HIV感染症），長引く咽頭痛（性感染症），開口障害を伴う咽頭痛（深頚部膿瘍）など，咽頭炎を修飾する病態がある場合には，表1に沿った考え方をして，鑑別するようにしてください．
- 若年成人が咽頭炎を主訴として受診する場合は，急性HIV感染症，クラミジア，淋菌，梅毒による**性感染症（sexually transmitted infection；STI）**としての咽頭炎を想定して，患者さんに問診を行ってみてください．不安のために何度も受診し，自分では尋ねきれずにいる可能性もあります．

抗菌薬投与の適応

ほとんどの咽頭炎患者さんにおいて抗菌薬投与は必要ありません．

溶連菌性咽頭炎を疑う場合		
経口ペニシリン（バイシリン®G顆粒）	1回40万単位	1日3〜4回，10日間
アモキシシリン（AMPC）（サワシリン®）（250mg）	1回1錠	1日3〜4回，10日間
セファレキシン（CEX）（ケフレックス®）（250mg）	1回1カプセル	1日3〜4回，10日間
アジスロマイシン（AZM）（ジスロマック®）（250mg）	1回2錠	1日1回，3日間
セフトリアキソン（CTRX）（ロセフィン®）	1回1〜2g	1日1回（通院で点滴静注）

考えられる疾患および原因微生物（表1）

- **呼吸器感染型のウイルス**としては，ライノウイルス，コロナウイルス，アデノウイルスがあります（アデノウイルスは咽頭炎以外にも，咽頭結膜熱，流行性角結膜炎，胃腸炎などを惹起する血清型があります）。インフルエンザもこのグループに分類して知識を整理しておいてよいと思います。
- **全身感染症型のウイルス性咽頭炎**としては，ヘルペスウイルス属とHIVを知っていてください。前者は，Ⅰ型単純ヘルペスウイルス，EBウイルス，およびサイトメガロウイルスが含まれます。後頚部リンパ節腫脹や皮疹，AST/ALTの上昇など，咽頭以外の部位の異常を伴います。**急性HIV感染症**も咽頭炎以外に，皮膚の紅斑，下痢，頭痛，筋肉痛など，多彩な症状を呈します。インフルエンザや風疹などのウイルス感染症の流行時には，これらの感染症として見過される可能性が高いかも知れません。
- EBウイルスや単純ヘルペスウイルスはSTIとして認識するほうがよいです。HIVよりも感染力が強く，キスのような，ライトタッチの性的行為でも感染します。これらの感染症は治療薬がないかわり自然軽快します。しかし，HIV感染症は自然軽快がないかわりに，AIDSへの進行を防ぐ絶対的な治療薬があります。**急性咽頭炎患者さんではHIV感染症を見逃さない**ように留意すること，といっても過言ではありません。医療機関と一

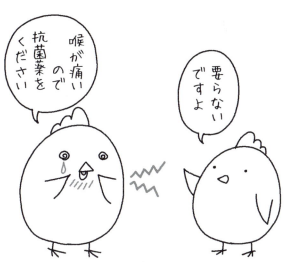

番縁遠い若年成人が「咽のいたみ」で受診するときは、「何か心配な病気がありますか？」と尋ねたり、性行為を介する感染症でもこのような症状があることを説明したうえで、「性感染症に罹患したかもしれないと考えるようなエピソードが最近ありませんでしたか？」と話を向けてみたりしてください。本人がHIV感染症を心配して受診している場合も少なからず経験されます。発熱、咽頭痛、倦怠感などが長引くときには採血検査を行い、異型リンパ球の出現やAST/ALTの軽度上昇を認めたら、これらのウイルス感染症を想定してください。

> MEMO

- **溶連菌感染症**はA群β溶血性レンサ球菌（A群溶連菌）のみでなく、C群、G群によるものもあります。迅速診断で検出できるのはA群のみですので、検査陰性でも溶連菌性咽頭炎である可能性は否定できません。
- **マイコプラズマ**も咽頭炎を惹起します。本菌は全身感染症を呈する細胞内寄生菌であり、臨床像は非常に多彩です ➡ P.117 。ウイルス性咽頭炎と似ているため、区別がつきにくいかも知れませんが、扁桃にpus plugと

表1 ▶ 咽頭炎の鑑別

	病原体	好発年齢	季節	臨床像
呼吸器ウイルス	ライノウイルス	全年齢	秋，春	普通感冒
	コロナウイルス	小児	冬季	普通感冒
	アデノウイルス	小児～若年性人	夏（集団発生），冬	咽頭結膜熱
	インフルエンザウイルス	全年齢	通年性？	インフルエンザ
その他のウイルス	EBウイルス	青年期～成人	季節を問わない	単球増加，頸部リンパ節触知
	サイトメガロウイルス	青年期～成人		黄疸のない肝炎（AST，ALT，ALPなどの上昇）
	単純ヘルペスウイルス	小児に多い		歯肉口内炎
	HIV	青年期		皮膚粘膜病変，発疹，下痢，頭痛など（急性HIV感染症）
細菌	A群溶連菌	学童～若年成人	冬，早春	前頸部リンパ節の腫脹や圧痛
	C，G群溶連菌	学童～若年成人	冬，早春	開口障害（深頸部膿瘍）
	口腔内嫌気性菌	成人	季節を問わない	レミエール症候群
	ジフテリア	近年はまれ	冬，早春	ワクチンで予防
	マイコプラズマ	学童～成人	季節を問わない	咽頭炎，気管支炎，肺炎
	淋菌	青年期～成人	季節を問わない	咽頭扁桃炎

- よばれる膿栓を認める場合は，本症を疑いマクロライド系抗菌薬を投与してもよいと思います。
- それ以外には，口腔内偏性嫌気性菌による咽頭炎もあります。また，古典的にはジフテリア感染もありますが，四種混合ワクチン（以前のDTPワクチン－ジフテリア・破傷風・百日咳－にポリオワクチンを加えたもの）の定期接種により1999年の発症を最後に現在は認められていません。

緊急を要する病態

- 咽頭痛がありながら，**開口障害あるいは口蓋垂の偏位**がある場合には**深頸部膿瘍（deep neck infection）**，あるいは**咽後膿瘍（retropharyngeal abscess）**の合併を疑い**直ちに頭頸部のCT検査**を施行してください。
- 側頸部は元来結合組織が疎な場所であり，咽頭炎を契機とする咽頭後壁の蜂窩織炎へと波及しやすく，盲嚢状（cul de sac）のスペースのため容易に膿瘍形成に至ります。これが，側頸部の前方に広がると咬筋が冒され，開口制限をきたします。また，側頸部後方に波及すると頸動脈鞘（動脈と静脈を内包する）に感染が及び，経動脈的に中枢神経病変を形成したり，経静脈的に肺に敗血症性塞栓を生じたりすることがあります（**レミエール症候群**）。なお，口蓋垂の偏位は咽後膿瘍の形成を示唆し，これが胸腔に下降すると致死的となりうる縦隔洞炎を起こすことがあります。開口障害や口蓋垂の偏位を認めた場合，高次医療機関に紹介することが奨められます。

MEMO　異型リンパ球，AST/ALTの上昇時に考えること

　異型リンパ球，皮疹，AST/ALTの上昇の組み合わせは"伝染性単核球症"（＝EBV感染症）という国家試験的な診断名を想起させますが，"単核球症（mononucleosis）"としてHSV，CMV，HHV6，HIVなど複数の病原体を鑑別に挙げるようにしてください。

　なお，上記の三徴は薬剤の副反応としても合致しますので，服薬歴を聴取することも重要です。リンパ球が薬剤に感作されることにより，少数（%）の異型リンパ球を認めることがあります。薬剤アレルギーは，"末梢血好酸球の上昇"のみではないことにも留意ください。

思考プロセス

Point 1 溶連菌性咽頭炎の患者を診る頻度は非常に低い

咽頭炎のほとんどが自然軽快するウイルス感染症ですが、病原微生物をグループ別に整理し、名称を知っておくことが、抗菌薬適正使用の概念の理解も含め、診療をより的確なものにするために役立ちます。

溶連菌性咽頭炎の頻度は、すべての咽頭炎の5％程度の頻度ですので、**咽頭炎患者さんのうち溶連菌による者はほとんどいない**と考えてよいです。しかし、強い咽頭痛と高熱を認めることが多く、リウマチ熱の発症予防も兼ねた抗菌薬治療が必要な感染症です。

Point 2 咽頭炎患者において抗菌薬はほぼ不要。抗菌薬が必要な少数の患者は、Centorスコアでふるいにかける

抗菌薬の適正な"不使用"が奨励されるウイルス感染症が多い咽頭炎患者さんにおいて、抗菌薬が必要な一例を同定するのは簡単ではありません。**少ない頻度の患者さんをどうやってみつけるか、ということは容易ではありませんが**、これに役立つのが **Centorスコア**として知られる診断支援スコアリング法です（表2）。①発熱、②咽の痛み・白苔の付着、③咳嗽がない、④前頸部リンパ節が腫れて痛む、という4項目の有無はすぐに判断できますので、日常診療に有用な知識として活用ください。

表2 ▶ 積極的抗菌薬投与の対象となる咽頭炎を有する患者を拾い上げる

項目	点数
高い熱	1点
咳嗽が無い	1点
扁桃滲出物を認める	1点
前頸部リンパ節の腫脹・圧痛	1点

患者年齢：18歳未満　＋1点、45歳以上　−1点

➡ 4点以上であれば積極的に抗菌薬治療を行ってよい。
➡ 3点以下の場合、迅速抗原検査を併用してみてもよい。

\ うまくいかないときは…… /

長引く咽頭炎でペニシリン系抗菌薬にも反応が乏しく，かつ，患者さんが若く，あるいはsexually activeであれば（これはなかなか判断が難しいのですが），STIを疑う診療方針に転換してみてください．咽頭は人体の中で，**口腔性交による感染リスクが最大の場**です．クラミジア，淋菌，あるいは梅毒のいずれも咽頭炎を惹起します．クラミジアと淋菌は共感染することもありますので，咽頭スワブをクラミジアおよび淋菌のPCR検査に提出していただくとよいと思います．梅毒は抗体検査（TPLA法）と血清学的検査（RPRなど）を組み合わせて診断することになります．STIによる咽頭炎を考えた場合，近くの泌尿器科あるいは感染症科の先生に相談ください．

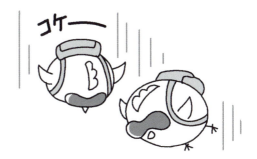

呼吸器感染症が疑われる症状③
胸痛あるいは季肋部痛

- 胸部の臓器を順に外側から，皮膚，肋骨，肋間筋，壁側胸膜，肺，心膜，心筋，大血管，縦隔，と具体的に上げながら，鑑別を進めていくと，想起に漏れがなくなります。
- 胸痛は，胸膜痛（pleuritic chest pain）とそれ以外の痛み（内臓痛や血管痛 visceral pain）に分けて考えてください。
- 聴診では断続の不規則な，皮が擦れあうような音（胸膜摩擦音）があれば胸膜炎（初期のdry pleuritis）を疑います。胸水が一定量溜まると聴こえなくなります。なお，摩擦音自体は臓側胸膜と壁側胸膜が擦れあうために発生する音であり，胸膜炎に特異的所見ではありません。
- 胸部X線で肺うっ血のない心胸郭比（CTR）の拡大をみた場合は心膜炎を疑ってください（図）。

- 季肋部痛も同様に，腹腔由来，後腹膜由来，胸腔由来，と分けて考えればよいです。本当に季肋部（キロクブ）なのか，確認することも大切です。

抗菌薬の適応

胸膜炎（一般細菌）		
アンピシリン（AMPC）（ビクシリン®）	1回2g	1日3〜4回
スルバクタム・アンピシリン（SBT/ABPC）（ユナシン®-S）	1回3g	1日4回
クリンダマイシン（CLDM）（ダラシン®）	1回600mg	1日3回
心膜炎		
・多くの場合，抗菌薬投与は必要ありません。 ・ベッド上安静および血行動態の注意深いフォローを。 ・病原細菌が特定できた場合，標的治療を行う。		
（結核性の場合） 4剤治療に加え，収縮性心包炎予防目的でステロイド併用 （60mg/日 4週，30mg/日 4週，15mg/日 2週，5mg/日 1週と漸減）。		

考えられる疾患および原因微生物

- **胸膜炎（pleuritis）** は胸膜直下の肺野に浸潤影を認めることもあります（胸膜肺炎）。肺内陰影が明確でない胸膜炎もあります。診断は，発熱，胸膜痛（深吸気で増悪する胸痛），炎症所見上昇などの臨床所見によります。呼吸がしにくいほど強い胸膜痛を訴える場合もあります。本症を疑う場合は胸水穿刺を施行し，細菌培養に提出してください。

- 胸膜炎の原因微生物を市中肺炎と隔てて考える必要はありません（肺炎球菌性肺炎は胸膜痛を伴うことが古典的に知られています）。しかし，胸膜炎では**口腔内レンサ球菌の頻度が高く**なります。微性好気性菌（microaerophilic streptococci）であるストレプトコッカス・アンギノサスグループが多く，不良な口腔衛生を背景とすることも少なくありません。

- **胸水**は壁側胸膜から産生され，臓側胸膜を介して肺を流れるリンパ流に吸収されます。胸膜炎ではこの正常のメカニズムが障害を受けるため，**炎症性胸水は容易に吸収されません**。むしろ，治癒過程の免疫反応としてフィブリンが析出し，胸腔内炎症は遷延する傾向にあり，**抗菌薬治療を行っても3～4週間はCRPなどが高値**を示すことも少なくありません。

- **膿胸（empyema）** は胸膜炎とは少し異なり，**偏性嫌気性菌が原因**となる場合が多く経験されます。胸水穿刺で検体を得た際に強い刺激臭が感知されることも少なくありません。重症例ではショックに陥ることもあります。肺炎の治療中に，**初期の改善傾向を示した後，急速にショックに陥るような病態**をみたときは，膿胸の併発を疑い，胸部X線やCTを施行してください。

- **結核性胸膜炎（tuberculous pleuritis）** も胸膜痛をきたす感染症の重要な鑑別疾患の一つです。結核自体は比較的緩徐な経過を示しますが，炎症が壁側胸膜に派生すれば胸膜痛が起こりますので，結核性胸膜炎でも症状が突発することは珍しくありません。胸水の細胞分画ではリンパ球が大多数を占め，**胸水中アデノシンデアミナーゼ（ADA）が高値**を示すことが本症の診断に役立ちます。本症を診断した場合には，誘発痰の抗酸菌染色を施行し，**肺結核の有無を必ず確認**してください。

MEMO 2

- **心膜炎（pericarditis）** は胸痛（胸骨裏痛），心窩部痛あるいは上腹部痛などを訴えることが多く，心膜摩擦音（胸骨左縁で聴取されることが多い）

を聴取することや，心電図変化（複数のleadでQRS波形に変化のないST上昇➡大量の心嚢水があればQRS幅は低下）を認めることが診断の端緒となります。症状を欠く場合もあります。基礎疾患のない成人の場合は特発性，あるいはコックサッキーウイルスA群/B群，エコーウイルスなどさまざまなウイルスによりますが，同定はほぼ実験室診断に限られます。細菌性のものの頻度は低く，他臓器の感染症あるいは菌血症から波及することもあります。特定の細菌グループではなく，肺炎球菌，黄色ブドウ球菌，レンサ球菌，インフルエンザ菌，嫌気性菌，そのほかさまざまな病原菌が原因菌として関与します。

● **結核性心膜炎**は慢性に経過し，右心不全や腹水貯留をきたす拘束性心膜炎（心包炎）に至ることが少なくありません。胸水，縦隔リンパ節腫脹，肺内病変など，結核を示唆する所見を認める場合，あるいは**結核高蔓延国からの入国者に認められる心嚢水**では積極的に本症を疑い，治療が遅れることがないように留意してください（図）。

図 ▶ 23歳，男性：ミャンマーから入国

発熱と体動時息切れを主訴に受診した。単純X線写真では右傍気管リンパ節腫脹，右胸水，肺うっ血のない心拡大を認める。胸水ADAが67U/Lと高値を示したため，ほかの所見と合せ，結核性胸膜炎および心膜炎と診断した。CTでは著明な心嚢水の貯留を認める。抗結核薬4剤とプレドニゾロンを併用し，改善した。心拡大の形状に着目（水の入った袋を水平な台上に置いたような形をとる）。

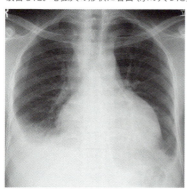
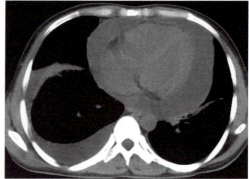

MEMO 1　それは本当にキロクブツウ？

「お腹の右上から右脇腹にかけて痛みます」との患者さんの訴えをカルテに"右キロクブツウ"と記載した途端，"胆嚢"，"胆管"というイメージに固定されそうになります。患者さんは何と言ったのか？　と自問することが，あるいは研修医に尋ねることが大事です。

"右の脇腹あたりが痛い"と患者さんが言った言葉を「季肋部痛」と記載していませんか？　右の胸膜炎かもしれません。腎盂腎炎かもしれません。"CVAコウダツウ"もイメージを固定してしまいかねない語句です。**患者さんの言葉を既知の概念に当てはめようとするトラップ**に陥らない慎重さ，用心深さが大切です。

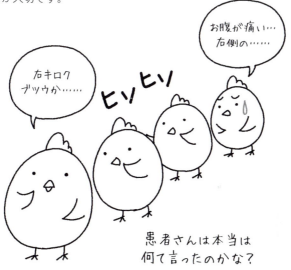

MEMO 2　結核性胸膜炎の診断にADAは有用だけど……

ADAは細胞内のプリン代謝に必要な酵素です。リンパ球増殖の際に本酵素活性が亢進し，逆に，本酵素の欠損は重篤な免疫不全を招来します。「胸水中のADA高値」は，胸膜炎の炎症機序の主体がリンパ球であることを意味します（LDHは好中球）。したがって，SLEのような膠原病，あるいは

> リンパ増殖性疾患に伴う胸水でもADAは増加します。細菌性膿胸で好中球が主体であっても，胸水中に含まれるリンパ球の絶対数が増えればADAは高値を示すので留意が必要です。**結核とADAを1：1の対応でセオリー化しすぎると鑑別を誤る可能性**があるので注意してください。

緊急を要する病態

- 胸膜炎患者さんでは，病巣が形成される場所によっては背部痛を主訴とすることもありますが，胸膜炎のみを疑い**感染性大動脈瘤**や**解離性大動脈瘤**を見逃さないようにしてください。背部痛を訴える場合は，胸部単純X線検査に加えて，必ずCT検査を併用してください。
- ウイルス性心膜炎を疑う場合にも**心筋心膜炎（myopericarditis）**である可能性を想定し，トロポニンT/Iなど心筋障害のマーカーを測定することが必要かも知れません。心嚢水が大量に貯留した場合，心タンポナーデをきたすことがあります。右室の拡張不全のため心拍出量が低下し，ショックを呈します。このため，心膜炎患者さんでは奇脈（吸気時に血圧が下がる現象；正常でも認める）の存在を確認し，吸気時の血圧が診療開始時よりも10mmHg以上低下するような経過があれば，直ちに心嚢水を排出させる治療手段をとる必要があります。

思考プロセス

Point 1 胸痛をきたす疾患は「臓器の軸」「病因の軸」で鑑別する

「胸痛をきたす疾患の鑑別」を行う際，2つの軸で考えます。1つは臓器の軸，もう1つは病因の軸です。臓器の軸は冒頭に述べたとおりです。病因の軸は，炎症，感染症，新生物，外傷，など，病理病態を規定する因子を考えることです（これについては，VITAMINEやVINDICATEなど，

いろいろな語呂合わせがあるようです）。

"腰痛"，"腹痛"，"背部痛"など身体の一部位のプロブレムの場合も，"意識障害"のような機能的以上の鑑別の場合も，2つの軸，あるいは1つの軸に沿って疾患を想起すれば，常に一定のパフォーマンスで鑑別疾患のアプローチをすることが可能です。

Point 2 胸膜炎では炎症性胸水は容易に吸収されない

　胸水は壁側胸膜から産生され，臓側胸膜を介して肺を流れるリンパ流に吸収されます。胸膜炎ではこの正常の胸水ターンオーバーのメカニズムが障害を受けるため，炎症性胸水は容易に吸収されません。むしろ，治癒過程の免疫反応としてフィブリンが析出し，胸腔内炎症は遷延する傾向にあり，抗菌薬治療を行っても3〜4週間はCRP高値が遷延することも少なくありません。CTでは液体成分の貯留があるように見えますが，18G程度の太い針を刺しても器質化した胸水はなかなか引けません。外科的ドレナージが必要な場合もあります。また，治療を開始しても肺炎よりは緩徐なタイムコースで下降すると考えてください。体温が37℃を切らないから，という理由で心配する必要もありません。

Point 3 左心不全と右心不全を分けて考える

　心不全の病態把握の際，左心不全と右心不全を分けて考える診療習慣が必要です。冠虚血による心不全の大多数は左心不全，心膜炎の不全は心嚢水貯留のための拡張不全による右心不全，ウイルス性心筋炎は左右双方の心筋が冒される両心不全を呈します。慢性心不全を有する患者さんが心筋炎に罹患したような場合，冷静な鑑別アプローチが必要になるのではないでしょうか。

呼吸器感染症が疑われる症状④
息切れ，肺炎

考え方のPOINT!

- 咳嗽や喀痰などの呼吸器症状があって，肺に浸潤陰影を認めなければ気道感染と考えます。浸潤影があれば肺炎と診断します。
- 気道感染症では通常息切れや呼吸困難を訴えることはありません。酸素飽和度の低下を認めるようであれば，呼吸細気管支炎の合併を考えてください。
- 大葉性肺炎をみた場合，肺炎球菌，インフルエンザ菌，クレブシエラ，マイコプラズマ，レジオネラ，結核が鑑別に上がります。
- 肺炎と診断し，肺・胸郭以外にも種々の異常を認める場合（皮疹，咽頭炎，肝逸脱酵素やLDHの上昇，など），異型肺炎を想定してマクロライド系薬を開始する根拠となります。
- 院内肺炎と入院患者さんの誤嚥性肺炎は，同義語であると考えてください。
- 第1世代セフェム系薬は気道感染に好適な選択ではありません。
- 専門医あるいは高次医療機関に紹介するほうがよい臨床像を知っておくとよいです。

抗菌薬の適応

呼吸細気管支炎
マイコプラズマを想定して，テトラサイクリンあるいはマクロライド系抗菌薬を投与してみてください。

ミノサイクリン（MINO）（ミノマイシン®）（100mg）	1回1カプセル	1日2回
クラリスロマイシン（CAM）（クラリス®）（200mg）	1回1錠	1日2回
アジスロマイシン（AZM）（ジスロマック®SR成人用ドライシロップ）（2g）	1回	など

市中肺炎
- プライマリケアでの肺炎診療を想定した薬剤選択です。
- 診療の場を問わず，下記以外の広域スペクトル抗菌薬を肺炎の抗菌薬治療として選択する必要は例外的にしかありません。
- そのほかの抗菌薬選択については，成人肺炎診療ガイドライン2017（日本呼吸器学会），呼吸器感染症治療ガイドライン（日本感染症学会/日本化学療法学会）などを参照ください。

スルバクタム・アンピシリン（SBT/ABPC）（ユナシン®-S）	1回3g	1日3〜4回
セフォチアム（CTM）（パンスポリン®）	1回1〜2g	1日4回*
セフトリアキソン（CTRX）（ロセフィン®）	1回1〜2g	1日1〜2回
セフェピム（CFPM）（マキシピーム®）	1回1〜2g	1日4回*
レボフロキサシン（LVFX）（クラビット®）	1回500mg	1日1回（経口薬も同量でよい）

＊：国内承認上限4g/日。

考えられる疾患および原因微生物

- **気管支炎（bronchitis）** ➡ P.98
- **呼吸細気管支炎（respiratory bronchiolitis）** は終末細気管支と肺胞の中間にある呼吸細気管支の炎症です。終末細気管支までは空気の通り道の役割だけですが、呼吸細気管支より末梢はガス交換機能を有します。したがって、本感染症では低酸素血症をきたしうることになります。**RSウイルス感染症やマイコプラズマを想定**します。聴診で呼気時に喘鳴を聴取する場合はair trappingを示唆し、細気管支領域の炎症である可能性をさらに高く考えてよいと思います。吸気時に連続性副雑音を聴取し、呼吸困難を訴える場合は、喉頭蓋炎や気管内占拠性病変など、中枢気道のdynamic airflow obstructionを想定した救急対応が必要となります。
- **市中肺炎（community-acquired pneumonia：CAP）** は気管支炎と同様の症状に加え、発熱や頻脈、白血球上昇など全身徴候を伴い、当然のことながら胸部X線で浸潤陰影を認めます。原因菌は、細胞外寄生菌（＝古典的細菌）と細胞内寄生菌（＝非定型菌）に2分されます。前者は、肺炎球菌、インフルエンザ菌、モラクセラなどです。高齢者ではクレブシエラが関与する頻度が高くなります。これは、おそらく胃内pHの上昇に伴う腸内細菌の増殖＋食道括約筋の緊張低下による咽頭領域への逆流（あるいは定着）が関与していると思われます。後者はマイコプラズマの頻度が高く、クラミジア肺炎や、レジオネラ症、**結核も含まれます**。通常の外来診療で肺結核を市中肺炎の診断アプローチの外に置くのではなく、**特に非定型肺炎グループのなかに含んで**、常に鑑別疾患の1つとして考えてください（図1）。

> **MEMO 1** X線撮影の要否はどう判断する？
>
> 気道感染症の患者さんのすべてに対してX線撮影を行う必要はありません。呼吸数、脈拍などのバイタルサインに大きな変動がなく、かつ、呼吸音の聴診でcoarse crackleを聴取しない場合、胸部X線を撮影する必要性は高くありません。
>
> つまり、上記の2つの因子に異常がなければ肺炎である可能性は低いと考えてください。逆に、一方に異常を認めれば、胸部X線を撮影してみるほうがよい、ということになります。

- **院内肺炎（Hospital-acquired pneumonia）** はCAPに比べて，腸内細菌属や環境由来菌（緑膿菌，MRSA，アシネトバクターなど）の関与が多くなります。喀痰から分離される菌が定着である可能性も高く，抗菌薬投与の対象とするか，判断に迷うときがあります。菌が大量に，単独で分離されていれば治療の対象としてよいと考えます。複数菌が分離された場合，肺炎球菌やクレブシエラ，緑膿菌などの気道病原性の高い菌と，気道病原性の弱い菌群とに分けて考えることも推奨されます。結核菌やレジオネラ，ノカルジアなどは分離されれば病原菌診断が確定します（絶対病原菌）。これに対して，一般細菌が分離された場合は定着であったり感染症

MEMO 2　結核＝全身感染症＝非定型肺炎

　非定型肺炎は「全身感染症における肺病変をみている」と考えてください。マイコプラズマでは，皮疹（多形紅斑），咽頭炎，リンパ節腫脹，鼓膜炎，中耳炎，溶血性貧血，髄膜脳炎など多彩な症状を示します。レジオネラも電解質異常，AST/ALT，LDH，血清フェリチンの上昇を認めます。肺炎球菌やインフルエンザ菌は，気道（中耳〜副鼻腔〜咽喉頭〜気管・気管支・肺）および胸郭に限定する感染症です。肺炎と診断したときこそ全身の基本的診察が必要です。

　気道・胸郭以外に多彩な異常を認める場合は非定型肺炎と考え，**β-ラクタムではなくマクロライド系薬**で治療を開始してみてください。また，この定義は結核にも該当しますので，**非定型肺炎群に肺結核を含む**考え方が重要です。

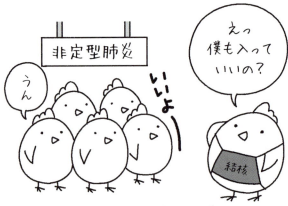

> **MEMO 3**
であったりします（条件性病原菌）。MRSAは条件性病原菌の最たるものですが，定着と感染の判別は確率論に展開させることで客観的診断アプローチを試みることが可能です。

● **誤嚥性肺炎（aspiration pneumonia）**は**市中と院内発症とに分けて**考えてください。結論を先に言いますと，院内肺炎のほとんどは微小誤嚥に

図1 ▶ どのような原因微生物を想定しますか？（22歳，女性（大学生））

- 60歳未満
- 基礎疾患がない，あるいは軽微
- 頑固な咳嗽がある
- 胸部聴診で異常所見に乏しい
- 喀痰がない
- 白血球上昇が顕著でない

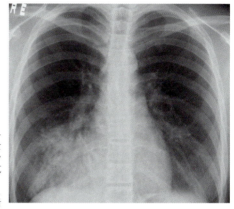

市中肺炎の疑いでセフトリアキソンを投与されましたが改善せず，非定型肺炎を疑い，マクロライド系薬に変更する時点の喀痰抗酸菌塗抹でガフキー3号を認め，PCRで肺結核と診断されました。上記の診断基準のすべてがこの患者さんに合致します。

結核は日頃から非定型肺炎（本文参照）のグループに含み，マイコプラズマ肺炎を疑うような場合には，同時に抗酸菌検査を行うようにしてください。

MEMO 3　ベイズ解析

診断の確からしさ（likelihood）を定量するためにベイズ解析を応用することができます。疾患「あり群」と「なし群」のhistorical controlの解析を基に，診断項目として活用するパラメーターの陽性尤度比（検査陽性であるときにその疾患である確からしさ）と陰性尤度比（検査陰性でもその疾患である確からしさ）を定めます。各種検査の結果に基づき陽性あるいは陰性尤度比を掛け合わせ，結合尤度比（odds）を求め，"オッズ比1＝確率50%"であることから確率p（%）＝［odds/（1＋odds）］×100として計算することができます。診断のgold standardがない場合は，診断のprobabilityを算出してみることを勧めます。

（永田正喜，青木洋介．ベイズ解析を用いた診断確率定量法によるMRSA下気道感染症診断の試み．感染症学雑誌 2010; 84: 276.）

よるものであり，**院内肺炎≒誤嚥性肺炎**と考えてかまいません。すなわち，鼻副鼻腔・口腔咽頭領域（気腔）に定着している菌，あるいは環境由来菌を下気道に微小誤嚥することにより発症するのが院内肺炎です（図2）。

- 市中の場合，糖尿病患者さんなど，好中球機能が低下している個人が口腔内常在菌（主として通性・偏性嫌気性菌）を下気道に誤嚥すると，好中球（喀痰中）に菌を包含して喀出することができないため，生体の次善の治癒機転として形成される膿瘍の中で通性嫌気性菌が初期に繁殖し，酸素を消費し尽くします。その後，二期的に膿瘍内は嫌気的環境に変化し，そこで偏性嫌気性菌の増殖が起こります。このような病変の形成はホスト防御能（主として好中球）が低下しているため，潜行性で症状に乏しく，臨床的に顕性化するまで時間がかかります。入院患者さんは体温や炎症所見が定期的にチェックされるため，初期の通性嫌気性菌による肺炎の時期で診断され，抗菌薬投与を受けるため膿瘍形成まで至ることがありません。

- したがって，**入院患者さんで誤嚥性肺炎を疑っても嫌気性菌のカバーをする必要はほとんどありません。市中肺炎で肺化膿症や膿瘍をみた場合は，スルバクタム・アンピシリンがよい適応**かと思います。

図2 ▶ 入院患者に認められる肺炎の発症様式

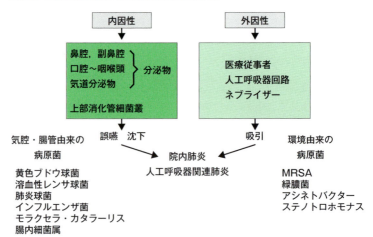

専門医あるいは高次医療機関に紹介するほうがよい肺炎の臨床像

● 以下のような臨床像を認める場合は，呼吸器専門医やICUを有する医療機関への紹介を考えてください：
①呼吸数＞30/分，あるいは脈拍＞130/分，あるいは血圧低下，②在宅酸素療法を施行されている，③胸水を認める（膿胸の疑いがある），④浸潤影に空洞を認める（黄色ブドウ球菌や緑膿菌など，強毒菌の関与が疑われる），⑤二葉以上の浸潤影，⑥基礎疾患が多岐にわたる，⑦結核を疑う場合（的確な抗菌薬治療に反応しない），などです。

思考プロセス

Point 1 身体診察と1次ないし2次検査で，非定型肺炎か否かを判断する

　CAPは肺炎診断時に全身のルーチンの身体診察と，末梢血および血液生化学検査を重視して，非定型肺炎の可能性について吟味してください。抗原あるいは抗体検査は感度・特異度および迅速性が十分に満足できるものではありません。身体診察と1次ないし2次検査で，β-ラクタムを使うべきか，あるいはマクロライド系薬やキノロン系薬を使用するほうがよいか，判断の参照にすることができます。また，**非定型肺炎は全身感染症である**との観点に立ってください。

Point 2 院内肺炎に対する抗菌薬は嫌気性菌をカバーする必要はない

　院内肺炎は口腔咽頭消化管および環境由来の病原菌を下気道に誤嚥して発症しますので，嫌気性菌をカバーする抗菌薬をルーチンに選択する必要はありません。むしろ，**クロストリディオイデス・ディフィシル感染症のリスクを上げる**負の要因が強くなります。

\ **うまくいかないときは……** /

抗菌薬治療を行っても改善を認めない場合，肺炎類似陰影（Pneumonia mimic）について考えてください：①うっ血性心不全（僧帽弁閉鎖不全があると右上葉に肺水腫が限局することがあります），②無気肺，③肺塞栓/梗塞，④肺胞上皮癌，⑤癌性リンパ管症，⑥肺内リンパ腫，⑦サルコイドーシス（肺胞型），⑧好酸球性肺炎，⑨過敏性肺臓炎，⑩薬剤性間質性肺炎，⑪敗血症性塞栓，などが鑑別に挙がります．

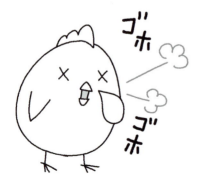

消化器症状①
腹痛

考え方の
POINT!

- **感染性下痢症**は，基本的に抗菌薬投与が不要なself-limitingな感染症です。
- 腹部エコーや腹部造影CTなどの画像検査で**虫垂炎，憩室炎，穿孔性腹膜炎（二次性腹膜炎），肝胆道系感染症（胆嚢炎，胆管炎，肝膿瘍）**と診断できれば，抗菌薬投与の適応があり，また同時にドレナージや手術の適応を判断します。
- 女性の下腹部痛では，子宮内膜炎，子宮瘤膿腫，子宮付属器炎などの**骨盤内炎症性疾患（pelvic inflammatory disease；PID）**を鑑別に挙げます。これらも抗菌薬治療の適応です。
- 腹痛には軽症から重篤な疾患が含まれるため，**重症度や緊急度を把握**し，検査や処置をどこまで進めるべきか判断する必要があります。腹痛に抗菌薬を使用する場合は，抗菌薬だけでは治療できない疾患が多く含まれるので，可能な限り画像検査を行い，正確な診断とドレナージや手術の必要性の判断まで行いましょう。

抗菌薬の適応
虫垂炎・憩室炎・穿孔性腹膜炎，肝胆道系感染症
- 敗血症性ショックの場合には，来院後，**可能な限り早急な**抗菌薬投与が推奨されています。
- 菌血症を合併する場合も多く，**治療前に血液培養2セット**を提出します。
- ドレナージや手術適応に関しても検討する必要があります。
- 治療期間は，合併症のない虫垂炎・憩室炎・穿孔性腹膜炎・胆嚢炎・胆管炎で5〜7日，肝膿瘍で6〜8週間程度とされています。虫垂炎・穿孔性腹膜炎・胆嚢炎・胆管炎では，すみやかにドレナージや手術ができ周囲への感染の波及がない場合には，より治療期間を短縮できるとされます。

市中発症の場合（大腸菌，クレブシエラ＋偏性嫌気性菌をターゲットに）		
セフメタゾール（CMZ）（セフメタゾン®）	1回1g	1日4回
スルバクタム・アンピシリン（SBT/ABPC）（ユナシン®-S）	1回1.5〜3g	1日4回

院内発症，医療機関への濃厚な曝露がある場合
(市中発症＋エンテロバクター，セラチア，緑膿菌などのSPACEをターゲットに)

タゾバクタム・ピペラシリン（TAZ/PIPC）（ゾシン®）	1回4.5g	1日3〜4回
セフェピム（CFPM）（マキシピーム®）	1回1g	1日3回
＋メトロニダゾール（MNZ）（アネメトロ®）	1回500mg	1日3〜4回

ESBL産生腸内細菌の関与が疑われる場合（院内発症＋ESBL産生腸内細菌をターゲットに）

メロペネム（MEPM）（メロペン®）	1回1g	1日3回

ESBL産生菌をはずしてしまった場合に致命的となるような重篤な状況でカルバペネム系抗菌薬を使用します。

ドレナージ不良で移行性を良くしたい場合，β-ラクタムアレルギーの場合
(院内発症と同等のスペクトルをカバー可能)

シプロフロキサシン（CPFX）（シプロキサン®）	1回300mg	1日2回
＋メトロニダゾール（MNZ）（アネメトロ®）	1回500mg	1日3〜4回

シプロフロキサシンとメトロニダゾールはそれぞれ内服薬があるため，この選択は経静脈から内服へのswitchする場合や軽症憩室炎の外来治療でも使用できます。

骨盤内炎症性疾患

性感染症の要素が強い場合

a．淋菌

セフトリアキソン（CTRX）（ロセフィン®）	1回1g	単回投与

b．クラミジア

アジスロマイシン（AZM）（ジスロマック®）	1回1g	単回投与
ミノサイクリン（MINO）（ミノマイシン®）	1回100mg	1日2回，7〜14日間

上行性感染の場合（レンサ球菌や放線菌，偏性嫌気性菌などをターゲットに）

スルバクタム・アンピシリン（SBT/ABPC）（ユナシン®-S）	1回1.5〜3g	1日4回，7〜14日間

考えられる疾患および原因微生物

- **虫垂炎，憩室炎，穿孔性腹膜炎，肝胆道系感染症**は，大腸菌やクレブシエラなどの腸内細菌や偏性嫌気性菌が原因菌となります。
- **骨盤内炎症性疾患**の原因菌は，性感染症では淋菌やクラミジアが，上行性感染ではレンサ球菌や放線菌，偏性嫌気性菌などが原因となります。

除外すべき疾患

- 図に示すように臓器の位置を確認し，臓器ごとに**炎症**（炎症性腸疾患，潰瘍・穿孔，急性膵炎など），**閉塞**（胆石症，総胆管結石，尿管結石，尿閉，腸閉塞，悪性腫瘍，動脈閉塞，子宮外妊娠など），**出血**（消化管出血，動脈破裂や解離，卵巣出血など），**虚血**（虚血性大腸炎，S状結腸捻転，絞扼性腸閉塞など）と病態別に鑑別を挙げていきましょう。
- 腹部の近隣臓器も腹痛の原因となり，胸部疾患では**心筋梗塞**，**肺梗塞**，**肺炎**，**心膜炎**などが，神経脊髄疾患では**帯状疱疹**や**圧迫骨折**などが，生殖器疾患では**精巣捻転**・**卵巣捻転**や**精巣上体炎**などが腹痛の原因となります。
- 腹部全体の疼痛では，**糖尿病性ケトアシドーシス**，**尿毒症**，**急性副腎不全**，**熱射病**などの代謝性疾患も鑑別に挙がります。

図 ▶ 部位別の鑑別臓器
それぞれの臓器別に炎症，閉塞，出血，虚血などの病態別に鑑別を思い浮かべましょう。

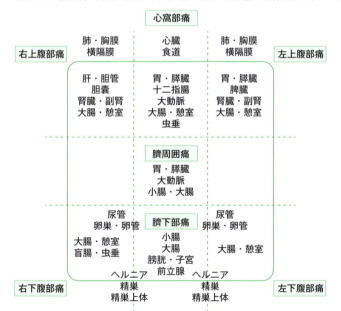

思考プロセス

Point 1 緊急度を把握しながら，身体所見で疼痛の部位を特定しよう

　　重症度・緊急度の把握には，まず体温，脈拍数，呼吸数，血圧などのバイタルサインが重要です。また，病歴や身体所見では，突然発症の場合，進行性に増悪している場合，腹膜刺激徴候がある場合，意識障害がある場合も緊急性の高い疾患の存在を示唆します。血液ガスで代謝性アシドーシスや乳酸値上昇を認める場合や，血液検査で血小板低下，PT延長，FDPやD-ダイマーの上昇を認める場合も緊急性が高いといえます。緊急度が高いと判断した場合には，すみやかにさらなる検査（尿検査，心電図，胸腹部X線，腹部・心臓エコー，腹部造影CTなど）を行います。

　　反跳痛の把握には，一般に深く触診している手を突然離すことで痛みが増強するかで判断されますが，この方法は患者さんの苦痛が強く推奨されません。反跳痛は腹部の軽い打診でも判断でき（**打診痛 percussion tenderness**），そのほうがより患者さんの疼痛が少なく，より正確な疼痛の場所の把握に役立ちます。また，肝膿瘍や胆管炎を疑う場合には右季肋部の叩打痛を，胆囊炎を疑う場合には**マーフィー徴候**を，虫垂炎を疑う場合には**腸腰筋テスト**や**閉鎖筋テスト**などを行います。

Point 2 画像の読影に慣れておこう

　　腹痛の診断では，腹部エコーや腹部CTなどの画像検査は重要です。日頃より読影に慣れておく必要があります。総胆管結石，尿管結石，腹腔内遊離ガスなどは単純CTで確認可能ですが，虚血の有無，血管病変の把握，炎症部位の特定のためには造影CTが必要です。肝胆道系感染症では，肝液体貯留，胆管拡張，胆囊腫大・壁肥厚・周囲の液体貯留，胆囊結石や総胆管結石などの所見を確認します。虫垂炎では虫垂の腫大や壁肥厚，虫垂結石，周囲の脂肪織濃度上昇を，憩室炎では憩室と周囲の脂肪織濃度上昇

を呈します。穿孔性腹膜炎では腹腔内遊離ガスを確認します。腹腔内遊離ガスは，CTの肺野条件で確認することでより見落としを少なくすることができます。PIDでは子宮・付属器やその周囲に液体貯溜，膿瘍形成，脂肪織濃度上昇がないか確認します。

しかし，これらの画像所見が明らかに認められない場合でも，各疾患を否定することはできません。経過を追って，検査を再度施行することが必要な場合もあります。

こんなときは注意

- ショックと激しい疼痛を伴う場合は，急性膵炎，消化管穿孔，腸管壊死，腹腔内出血，大動脈瘤破裂，大動脈解離，上腸間膜動脈閉塞症，急性冠症候群，異所性妊娠などの緊急性の高い疾患の可能性があります。

\ うまくいかないときは…… /

ドレナージ不良や手術が必要な解剖学的な異常がないか再度確認しましょう。ドレナージや手術により，局所の膿を培養に提出をすることができるメリットもあります。

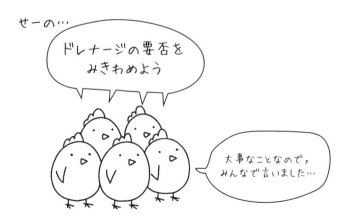

消化器症状②

下痢

考え方のPOINT!

- **急性下痢（2週間以内）** の多くは，感染症が原因です．感染性下痢症は基本的にはself-limitingな疾患であり**抗菌薬投与は不要**です．
- **慢性下痢（4週間以上）** の原因のほとんどが非感染症とされています．しかし赤痢アメーバ腸炎，ジアルジア症などの**腸管寄生虫症**は，慢性下痢の原因となることがあります．
- AIDS患者さんやステロイド・免疫抑制薬の使用患者さんでは，self-limitingな感染性下痢症が慢性化することや，サイトメガロウイルス，クリプトスポリジウムなどによる日和見感染による慢性下痢をきたすことがあります．慢性下痢の患者さんでは，**HIV感染症**の検索を行いましょう．

抗菌薬の適応

感染性下痢症

- 感染性下痢症の多くは自然に軽快し，**抗菌薬投与は不要**です．また，ウイルス性や毒素産生微生物による下痢症には抗菌薬は効きません．
- 以下のような状態の患者さんには血液培養と便培養を採取し，抗菌薬投与を行います．
  ①血圧低下，悪寒戦慄などの菌血症が疑われる場合
  ②1日6回以上の下痢，38℃以上の発熱，しぶり腹（テネスムス），肉眼的血便，便中白血球を伴う重度の下痢の場合
  ③乳児，高齢者（70歳以上），免疫不全者（HIV，ステロイド，免疫抑制薬による細胞性免疫低下が推定される場合）の場合
  ④腸管外病巣がある場合や人工血管・人工弁・人工関節などの人工物がある場合
  ⑤中等症から重症の旅行者下痢症

レボフロキサシン（LVFX）（クラビット®）	1回500mg	1日1回，内服もしくは静注
シプロフロキサシン（CPFX）（シプロキサン®）	1回300mg	1日2回，内服もしくは静注
セフトリアキソン（CTRX）（ロセフィン®）	1回1～2g	1日1回
（カンピロバクターが疑われる場合）＊ アジスロマイシン（AZM）（ジスロマック®）	1回500mg	1日1回，内服
クラリスロマイシン（CAM）（クラリス®）	1回200mg	1日2回，内服

＊：カンピロバクターはらせん状の特徴的な形態のため便塗抹で推定できる．
治療期間は，多くの細菌で5日間，腸チフス/パラチフスでは14日間が推奨されています．

クロストリディオイデス・ディフィシル感染症（CDI）

- 抗菌薬使用歴のある入院患者さんに発症しやすく，著明なWBC上昇や特有の便臭などの所見を認め便中CDトキシン検査で診断します。
- 可能な限り使用中の抗菌薬を中止します。

メトロニダゾール（MNZ） （フラジール®，アネメトロ®）	1回500mg	1日3回，内服もしくは点滴静注， 10〜14日間
（重症の場合） バンコマイシン散*（VCM）	1回0.125g	1日4回，内服あるいは腸注， 10〜14日間

*：わが国ではバンコマイシン散が必要となる状況はまれです。

赤痢アメーバ腸炎

- 海外渡航歴，男性同性愛者に多く，全例で便潜血陽性となるとされます。
- 便鏡検（栄養体や嚢子の存在），血性アメーバ抗体検査，大腸内視鏡検査（たこいぼ状びらん）などで診断します。

メトロニダゾール（MNZ）（フラジール®）	1回500mg	1日3回，内服，5〜10日間

ジアルジア症

- 海外渡航歴，男性同性愛者に多く，便鏡検（栄養型や嚢子の存在）で診断します。

メトロニダゾール（MNZ）（フラジール®）	1回250mg	1日3回，内服，5〜7日間

考えられる疾患および原因微生物

- 国内の**ウイルス性感染性下痢症**は，ノロウイルス，ロタウイルスが原因となります。

- 国内の**細菌性感染性下痢症**は，サルモネラとカンピロバクターによるもので半数以上を占め，腸炎ビブリオや腸管出血性大腸菌（O-157など）が続きます。また，黄色ブドウ球菌，クロストリジウム・パーフリンジェンス（ウェルシュ菌），バチルス・セレウス（セレウス菌）などの毒素産生微生物による食中毒も多数報告されています。

- 海外渡航に関連する**旅行者下痢症（Traveler's diarrhea）**では，上記に加え細菌性赤痢，コレラ，腸チフス/パラチフス，毒素原性大腸菌などの細菌や，赤痢アメーバ，ジアルジア，クリプトスポリジウムなどの原虫が原因となります。

- 入院して4日目以降に発症した下痢は院内発症の下痢症に分類します。感

染性の院内発症の下痢症は，**クロストリディオイデス・ディフィシル感染症（CDI）**が大半とされています。

除外すべき疾患

- 感染症以外の急性下痢の原因は，薬物（下剤，抗菌薬，抗癌剤など），虚血性大腸炎，大腸憩室炎，暴飲暴食，異物摂取，急性アナフィラキシーなどによるものとされています。
- ウイルス性肝炎，リステリア症，レジオネラ症，毒素性ショック症候群などの感染症でも，下痢が主要な徴候として現れる場合があります。
- 院内発症の急性下痢症では，CDI以外は非感染性のものがほとんどを占め，薬剤性，経管栄養の速度・量・不耐，放射線治療などが原因となります。
- 慢性下痢の原因としては，食品やアルコール，甲状腺機能亢進症，過敏性腸症候群，炎症性腸疾患，医原性下痢（薬剤，放射線治療，腸切除，胆摘），消化管悪性腫瘍，ホルモン産生腫瘍（カルチノイド，VIP腫瘍など）などがあります。

思考プロセス

Point 1 急性の感染性下痢症は2群に分けて考えよう

嘔気・嘔吐・水様性下痢タイプ（分泌性下痢）

嘔気・嘔吐が強く，水様性の下痢を頻回に認める患者さんはこのタイプに分類します。発熱はないかもしくは微熱であることが多く，血便や腹痛を認めることも少ないです。

このような場合には，ノロウイルス・ロタウイルス，あるいは黄色ブドウ球菌・ウェルシュ菌・セレウス菌などが産生する毒素が原因であることが多いとされています。したがって，この場合**抗菌薬は不要**です。

このタイプでは，潜伏期間が比較的短いことが特徴です（数時間～3日程度）。

腹痛・発熱・水様〜血性下痢タイプ（炎症性下痢）

　腹痛，しぶり腹，発熱，水様もしくは血性下痢を認める患者さんはこのタイプに分類します。嘔気・嘔吐は乏しいことが多いです。

　このような場合には，サルモネラ，カンピロバクター，腸炎ビブリオ，腸管出血性大腸菌，細菌性赤痢が原因であることが多いとされています。便中白血球を認めることが多いです。

　このタイプでは，既述の抗菌薬投与が推奨されている状況に当てはまる場合には抗菌薬を使用します。

　このタイプでは，潜伏期間が比較的長めです（1〜7日程度）。

　この分類方法は，抗菌薬投与が不要なウイルス性腸炎や毒素産生微生物による食中毒患者さんと，抗菌薬投与が必要な場合がある細菌性腸炎の患者さんを見分ける際に有用です。

Point 2　精査の必要がある状況に関しても整理しておこう

　急性下痢の多くは自然軽快するため，すべての症例に検査を行うことは費用などの面で見合いません。しかし，既述の抗菌薬投与を検討すべき状

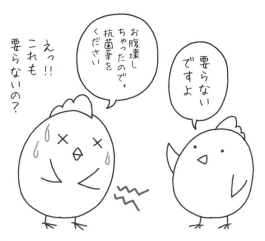

急性下痢に抗菌薬は基本的に不要

況に加え，48時間以上経過しても改善がない，最近の抗菌薬使用がある，重度の腹痛がある，アウトブレイクを疑う，合併症を示唆する所見（表）がある場合には，精査の適応となります。このような場合には，必要に応じて便塗抹・培養，血液培養，CDトキシン，血液検査，尿検査，CTなどを行います。

表 ▶ 感染性腸炎に合併する症状や疾患

(Shane AL, et al. 2017 IDSA Clinical Practice Guidelines for the Diagnosis and Management of Infectious Diarrhea. Clin Infect Dis 2017; 29: e45-80. より改変引用)

合併する症状や疾患	微生物
結節性紅斑	カンピロバクター，サルモネラ，細菌性赤痢
反応性関節炎	
腸管穿孔	
髄膜炎	リステリア，サルモネラ
大動脈炎，骨髄炎，血管外深部組織感染	サルモネラ
糸球体腎炎	カンピロバクター，細菌性赤痢
IgA腎症	
ギラン・バレー症候群	カンピロバクター
溶血性貧血	
溶血性尿毒症症候群	腸管出血性大腸菌，細菌性赤痢
感染後過敏性腸症候群	カンピロバクター，サルモネラ，細菌性赤痢，腸管出血性大腸菌

こんなときは注意

- 腸チフス・パラチフスやカンピロバクター・ジェジュニ以外のカンピロバクターは，菌血症を伴いやすく全身症状が強い感染症を起こします。菌血症を示唆する状況では，血液培養を提出しましょう。
- 院内で複数患者さんが急性下痢を認めた場合には，ノロウイルスやクロストリディオイデスなどによるアウトブレイクを疑いましょう。

\うまくいかないときは……/

- CDIは市中でも発症する場合があるため，市中の下痢症でも抗菌薬使用歴などがある場合には疑いましょう。
- CDトキシン検査は十分な感度を有さないため，トキシンが陰性でも臨床的に疑わしい場合には治療します。

消化器症状③
悪心・嘔吐

考え方のPOINT!

- 感染性下痢症のなかでも特にウイルス性下痢症や毒素産生微生物による食中毒では，嘔気・嘔吐が主要な症状となります。
- 消化管の炎症やそれに隣接する臓器の炎症，すなわち，**ウイルス性肝炎，骨盤内炎症性疾患**（pelvic inflammatory disease；PID），**腎盂腎炎**などの腹腔内や後腹膜臓器の感染症は，悪心・嘔吐の原因となります。
- **頭蓋内疾患**も悪心・嘔吐の原因となり，感染症では髄膜炎，脳炎，脳膿瘍が鑑別に挙がります。
- **テトラサイクリン，ニューキノロン，メトロニダゾール**などの抗菌薬も悪心・嘔吐の原因となる場合があります。

抗菌薬投与の適応

嘔吐による脱水の程度を評価し必要に応じて補正を行うことが大切です。下記の項を参照してください。

感染性下痢症	下痢	➡ P.128
憩室炎，虫垂炎，穿孔性腹膜炎，肝胆道系感染症（胆嚢炎，胆管炎，肝膿瘍），骨盤内炎症性疾患	腹痛	➡ P.123
腎盂腎炎	腰痛	➡ P.150
髄膜炎	頭痛	➡ P.189

考えられる疾患および原因微生物

- **憩室炎，虫垂炎，穿孔性腹膜炎，肝胆道系感染症（胆嚢炎，胆管炎，肝膿瘍）**では大腸菌やクレブシエラなどの腸内細菌，偏性嫌気性菌が原因となります。**骨盤内炎症性疾患**では，レンサ球菌や放線菌，偏性嫌気性菌が原因となる場合と淋菌やクラミジアなどが原因となる場合があります。**腎盂腎炎**では大腸菌やクレブシエラなどの腸内細菌が原因となります。
- **ウイルス性肝炎**は，A型，B型，C型，D型，E型肝炎ウイルスが原因となります。EBウイルス，サイトメガロウイルス，HIVも急性肝障害の原

因となります。
- **髄膜炎**では肺炎球菌，インフルエンザ菌，髄膜炎菌，リステリアなどが原因となります。**脳膿瘍**では，肺炎球菌，インフルエンザ菌，レンサ球菌，偏性嫌気性菌，腸内細菌，緑膿菌，ノカルジアなど，臨床状況や危険因子によりさまざまな微生物が原因となります。**脳炎**では，単純ヘルペスウイルス，ムンプス，アデノウイルス，EBウイルス，サイトメガロウイルス，HIVなどが原因となります。

除外すべき疾患（非常に多岐に渡る）

- ①消化管の通過障害，閉塞，炎症をきたす疾患，②消化管に隣接する臓器の管の閉塞や炎症をきたす疾患，③頭蓋内・精神疾患，④代謝性疾患と薬物の順に鑑別を挙げていきます。
- 消化管の通過障害や閉塞として食道裂孔ヘルニア，食道アカラシア，幽門狭窄，腸閉塞（腸捻転，腸重積，腸回転異常，上腸間膜動脈症候群），悪性腫瘍（食道癌，胃癌，小腸癌，大腸癌），腹部放射線治療，過敏性腸症候群，慢性便秘症などを，消化管の炎症として逆流性食道炎，胃炎・胃潰瘍，十二指腸炎・十二指腸潰瘍，クローン病，潰瘍性大腸炎などを鑑別に挙げます。
- 消化管に隣接する臓器の閉塞として心筋梗塞，上腸間膜動脈閉塞，腎動脈血栓症，総胆管結石，胆管細胞癌，膵癌，尿管結石，卵巣捻転・卵巣囊胞捻転，子宮外妊娠，精巣捻転などを，消化管に隣接する臓器の炎症としては肝炎，膵炎，心筋炎，糸球体腎炎，卵巣囊胞破裂などを鑑別に挙げます。
- 頭蓋内・精神疾患では，脳梗塞，脳出血，脳腫瘍，水頭症，片頭痛，迷路疾患（メニエール病，動揺病，悪性腫瘍），緑内障，神経性食欲不振症・神経性過食症，抑うつなどを鑑別に挙げます。
- 代謝性疾患と薬物では，糖尿病性ケトアシドーシス，尿毒症，肝不全，甲状腺疾患，副甲状腺疾患，副腎機能不全，熱中症，敗血症，妊娠，薬剤（癌化学療法，抗菌薬，抗不整脈薬など），アルコールなどを鑑別に挙げます。

思考プロセス

Point 1 「とりあえず抗菌薬と吐き気止め」はやめよう

　　感染性下痢症や食中毒の場合でも，悪心・嘔吐が主体の場合には**抗菌薬が不要なウイルスや毒素が原因であることが多いです**。また，憩室炎，虫垂炎，穿孔性腹膜炎，肝胆道系感染症，髄膜炎の場合であっても，とりあえず抗菌薬を処方してしまうことで，診断の遅れや重症化につながってしまいます。抗菌薬を使用する場合には，十分な診断プロセスで感染臓器を特定し，ドレナージや手術適応なども判断したうえで使用しましょう。

　　吐き気止めに関しても安易に使用せず，十分な病歴聴取や身体診察を行い，致死的な疾患の除外をしたうえで使用しましょう。これらの可能性がなく，流行状況，接触歴，食事摂取歴などよりウイルス性下痢症や食中毒と判断した場合には，補液の必要性を判断し，吐き気止めなどの対症療法で経過観察します。

Point 2 随伴症状や随伴所見で鑑別を絞り込もう

　　悪心・嘔吐の原因検索では，随伴症状や随伴所見が鑑別を絞り込むうえで重要です。意識障害，頭痛，視野異常，歩行障害がある場合には頭蓋内疾患を考えます。発熱，意識障害，痙攣，項部硬直などの場合には，髄膜炎や脳炎を疑い，禁忌でない限り髄液穿刺を行います。発熱，頭痛に加え神経学的局所所見を認める場合には，脳膿瘍を疑い頭部CTや頭部MRIを行います。

　　意識障害は，ケトアシドーシスなどの代謝性疾患でも起こります。胸痛や不整脈を認める場合には心筋梗塞などの胸部疾患を，吐血，血便，腹部腫瘤を認める場合には消化管疾患を，耳鳴り，めまいがある場合は，メニエール病や動揺病を考えます。

　　発熱，腹痛，腹膜刺激徴候を伴う場合には，抗菌薬投与が必要な憩室炎，虫垂炎，穿孔性腹膜炎，肝胆道系感染症（胆嚢炎，胆管炎，肝膿瘍），骨盤

IV　いざ，実践！抗菌薬を投与する，しない？　何を，どう使う？

内炎症性疾患などの可能性があり，腹部エコーや腹部造影CTなどの画像診断を行います。これらの感染症と診断した場合には，細菌学的検査の提出とドレナージの必要性を判断したうえで抗菌薬投与を行います。また，頻尿，排尿時痛，背部痛，肋骨脊椎角（CVA）叩打痛を伴う場合には腎盂腎炎の可能性があり，尿定性，尿塗抹・培養検査を行います。

こんなときは注意

- 頭痛，意識障害，視野異常，項部硬直などを認める場合には，緊急性の高い頭蓋内疾患の除外が必要になります。
- 血圧低下と腹痛を伴う場合にも，消化管穿孔，腸管壊死，急性膵炎，上腸間膜動脈閉塞，心筋梗塞などの緊急性の高い疾患の可能性があります。

\うまくいかないときは……/

・持続する嘔吐では脱水や代謝性アルカローシスをきたす場合があり，そのことでさらに嘔吐が誘発されます。嘔吐患者さんに対しては，十分な補液，電解質補正を行いましょう。
・高齢者や意識障害のある患者さんでは，嘔吐後に誤嚥性肺炎を合併する場合があります。このような患者さんでは，呼吸音やSpO$_2$の変化などに注意し経過観察をします。

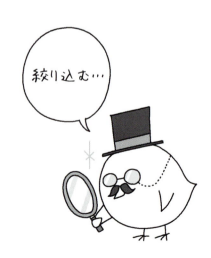

消化器症状④
黄疸

考え方の
POINT!

- 先進国における一般的な原因は，**肝外胆管閉塞**と**薬物**とされています。
- 黄疸を認める感染症としては，**肝胆道系感染症（特に胆管炎）**と**急性ウイルス性肝炎**が重要です。また，黄疸をきたすような慢性肝炎や肝硬変がある患者さんは，**特発性細菌性腹膜炎（SBP）**を合併することもあります。
- 途上国ではいまだ感染症が黄疸の主要な原因とされ，マラリア，レプトスピラ症，結核やマイコバクテリウム・アビウム感染症，腸チフス，バベシア感染症，デング熱などが黄疸の原因となります。また，回虫症などの寄生虫症も管外性の胆汁うっ滞をきたし黄疸を認めることがあります。
- 結核，非結核性抗酸菌症で使用するリファンピシンやC型肝炎に使用するリバビリンは薬剤性黄疸（間接型高ビリルビン血症）の原因となります。また**ST合剤**や**アンピシリン（ABPC）**などのペニシリン系抗菌薬は，ときに肝内胆汁うっ滞による黄疸の原因となります。

抗菌薬投与の適応

肝胆道系感染症（特に胆管炎）
腹痛の項（→P.123）を参照してください。

特発性細菌性腹膜炎（spontaneous bacterial peritonitis; SBP）

- 腹水のある患者さんに，発熱，腹痛，腹膜刺激症状，腹水の増悪などの症状を認めた場合に疑います。
- 腹水を採取し，腹水の好中球≧250/mm^{3}で，腹水中からの細菌が検出（血液培養ボトルでの培養が推奨）される場合に診断します。
- 原則的に単一菌による感染症です。腹水の酸素分圧は十分に高いため，偏性嫌気性菌が問題となることは基本的にありません。大腸菌，クレブシエラ，レンサ球菌などが原因菌となります。

| セフトリアキソン（CTRX）（ロセフィン®） | 1回2g | 1日1回，10日間 |

（胆泥を生じる可能性に留意）

考えられる疾患および原因微生物

- **肝胆道系感染症**は，大腸菌やクレブシエラなどの腸内細菌や，レンサ球菌，偏性嫌気性菌などが原因菌となります。
- **急性ウイルス性肝炎**は，A型，B型，C型，D型，E型肝炎ウイルスが原因となります。また，肝炎ウイルス以外によるものとしては，EBウイルス，サイトメガロウイルス，HIVによる感染症も鑑別に挙げます。

除外すべき疾患

- 肝酵素は正常で間接ビリルビン単独で上昇を認めた場合には溶血性疾患，薬剤性（リファンピシン，リバビリン）を，肝酵素は正常で直接ビリルビン単独で上昇を認めた場合にはデュビン・ジョンソン症候群などの体質性黄疸を鑑別に挙げます。
- 肝酵素とビリルビンがともに上昇している場合には，3つに分けて鑑別を挙げます。すなわち，①肝細胞障害性パターン（ALT/ASTがALPに比べて上昇している場合），②胆汁うっ滞パターン（ALPがALT/ASTに比べて上昇し，胆管拡張を認めない場合），③肝外胆汁うっ滞パターン（ALPがALT/ASTに比べて上昇し，胆管拡張を認める場合）の3つです。ウイルス性肝炎，アルコール性肝炎，薬剤性は①と②のいずれかのパターンをとり，①では自己免疫性肝炎，ウィルソン病，②では原発性胆汁性胆管炎，原発性硬化性胆管炎，敗血症，虚血性肝炎（ショック肝），完全静脈栄養などを考えます。③では，総胆管結石，原発性硬化性胆管炎，術後胆管狭窄，慢性膵炎，胆管癌・膵癌・胆囊癌などの悪性腫瘍を考えます。

思考プロセス

> **Point 1**
> 肝細胞障害性と胆汁うっ滞パターンでは，まずウイルス性，アルコール性，薬剤性を鑑別に挙げ総合的に診断を進めます

肝細胞障害性パターン，胆汁うっ滞パターンでは，ウイルス，アルコール，薬剤が主な原因となります。まず何らかの薬剤（処方薬，市販薬，漢

方薬，健康食品など）の使用，アルコール摂取状況に関して聴取します。ウイルス性肝炎のリスク把握を目的に，**生牡蠣の摂取（A型），輸血・違法薬物使用，刺青・ピアスの有無（B，C，D型），性交渉歴，家族歴（B，D型），猪，鹿の肉の摂取（E型），海外渡航歴（A，E型）**などに関する聴取も行います。

随伴症状では，黄疸に先行する関節痛・筋肉痛はウイルス性や薬剤性を，突然の激しい右季肋部痛と悪寒戦慄を伴う黄疸は総胆管結石症や胆管炎を示唆します。身体診察では，肝腫大，脾腫大，腹水，マーフィー徴候，右季肋部の叩打痛の有無を確認します。皮疹はウイルス性や薬剤性を，頸部リンパ節腫脹はEBVやCMVなどのウイルス性を示唆します。

AST上昇の程度も疾患ごとに異なり，アルコール性ではASTが500U/Lを超えることは少ないとされます。急性ウイルス性肝炎や薬剤性ではASTは500U/Lを超え上昇し，一方ASTが2,500U/Lを超えると急性ウイルス性肝炎はまれとなり薬剤性や虚血性を鑑別に挙げます。アルコール性と薬剤性の診断では十分な除外診断が必要ですので，病歴や身体所見を参考に表に示すような急性ウイルス肝炎に関する検査を進めていきます。急性ウイルス性肝炎の治療に関しては専門医に相談しましょう。

Point 2 肝外胆汁うっ滞パターンの診断では画像検査を参照しよう

ALPがALT/ASTに比べて上昇している場合には，肝内胆汁うっ滞パターンと肝外胆汁うっ滞パターンに分ける必要があります。そこで重要となるのが腹部エコーや腹部造影CTによる胆管拡張の有無の検索です。胆

表 ▶ 急性肝炎の急性期診断に検討すべき検査

HAV	IgM型HA抗体
HBV	HBs抗原，IgM型HBc抗体，HBV-DNA（慢性B型肝炎：HBs抗原，HBc抗体）
HCV	HCV-RNA（慢性C肝炎：HCV抗体）
HDV	HDV抗体，HDV-RNA
HEV	HEV抗体，HEV-RNA
EBV	IgM-VCA抗体，IgG-VCA抗体，EVNA抗体
CMV	IgM-CMV抗体

管拡張があれば肝外胆汁うっ滞パターンと判断でき，同時にこれらの画像検査で結石，悪性腫瘍などの胆管拡張の原因に関しても評価できます。発熱，黄疸，炎症反応の上昇，胆道系酵素の上昇に加え，胆管拡張やその原因となる結石や胆管狭窄を認める場合には，胆管炎と診断します。

　臨床的に胆管炎の可能性が高いにもかかわらず，腹部エコーや腹部造影CT検査で胆管拡張やその原因を判断できない場合には，MRCP（磁気共鳴胆管膵管造影）やERCP（内視鏡的逆行性胆管膵管造影）を行います。

こんなときは注意

- 急性ウイルス性肝炎の患者さんに，意識障害や出血傾向，PT-INRの延長を認めた場合には劇症肝炎に至っている可能性があります。
- 発熱，黄疸を認め海外渡航歴がある場合には，熱帯熱マラリアの重症例の場合があります。診断には末梢血のギムザ染色で虫体の有無を確認します。

\うまくいかないときは……/

原因が不明の場合には薬剤性を考慮し，可能な限り薬剤を中止します。

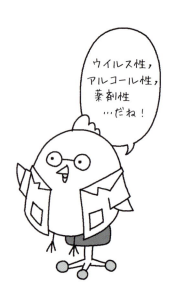

尿路に関連する症状①
排尿痛

考え方のPOINT!

- 排尿痛は排尿時に尿道や膀胱全体で感じられる灼熱感で，排尿遅延や排尿障害の原因になります。典型的には尿道の狭窄や炎症，膀胱炎によって生じ，女性に頻度の高い症状ですが，ときに男性にもみられ，年齢を問わず生じます。
- 排尿痛が常に尿道炎や尿路感染症によるものとは限りません。女性であれば尿が子宮頸部や会陰部の炎症（子宮頸管炎，膣炎，外陰炎など）に触れることにより，男性であれば前立腺炎や精巣上体炎により痛みが生じる可能性があります。また非感染性疾患では結石や異物，間質性膀胱炎，腫瘍なども原因となりえます。
- 性的に活発な年代，特に40歳以下の男性では**性感染症（sexually transmitted infections；STI）**を念頭においた検査・治療が必要となります。STIと診断した場合には梅毒，B型肝炎，HIVについても検査を行い，同時にパートナーへの対応が必要となります。

抗菌薬投与の適応

淋菌性尿道炎

セフトリアキソン（CTRX）（ロセフィン®）	1g	静注，単回投与*
スペクチノマイシン（SPCM）（トロビシン®）	2g	筋注，単回投与*
アジスロマイシン（AZM）（ジスロマック®）	2g	内服，単回投与

クラミジア性尿道炎

アジスロマイシン（AZM）（ジスロマック®）	1g	内服，単回投与
レボフロキサシン（LVFX）（クラビット®）	500mg	1日1回，内服，7日間

＊：淋菌性精巣上体炎の場合には，症状に合わせて1〜7日投与

考えられる疾患および原因微生物

- 排尿痛の主な原因は下部尿路感染症ですが，腎盂腎炎などの上部尿路感染症でも認める場合があります。一般に尿路感染症という用語は**膀胱炎**と**腎盂腎炎**を指しており，原因菌の60〜80％は尿路を上行した大腸菌です。一方，**尿道炎**は性感染症として発生し，その原因菌の多くは淋菌とクラミジアです。
- 尿道炎以外には若人の**精巣上体炎**，ときとして**急性前立腺炎**も性感染症として排尿痛の原因になります。
- 女性の場合には**子宮頸部炎**であれば淋菌とクラミジア，膣炎であればカンジダ，膣トリコモナス，嫌気性菌が，**外陰炎**であればカンジダ，単純ヘルペスウイルス（HSV）が原因微生物である頻度が高いです。子宮頸部炎，膣炎，外陰炎では排尿開始後に排尿痛が出現し，また無菌的に採取された尿には細菌や白血球は認められません。

除外すべき疾患

- 喫煙者，高齢者であれば**膀胱癌**，**前立腺癌**の可能性を考慮します。血尿を認める場合や難治性の排尿痛の場合には尿の細胞診検査とPSA測定（タンデム法が一般的）を行い，泌尿器科にコンサルテーションします。
- **間質性膀胱炎**は尿意切迫，頻尿とともに恥骨上部および骨盤部に疼痛が出現する原因不明の非感染性の膀胱炎です。症状は膀胱が充満するにつれて悪化し，排尿すると軽減します。排卵やストレス，性交で悪化し，タバコ，アルコール，香辛料も悪化の原因となります。膀胱鏡検査により膀胱潰瘍を認める場合があり癌の除外のため生検が必要となります。
- **反応性関節炎（ライター症候群）**の場合には非淋菌性の尿道炎以外に関節炎（特に下肢，仙腸関節）や腱付着部炎，また結膜炎を伴います。**ベーチェット病**の場合には会陰部にびらんや潰瘍を形成し排尿痛の原因となります。
- それ以外にも結石やアルコール・コーヒーの過量摂取などが尿道刺激の原因となりえます。

思考プロセス

Point 1 常にSTIの可能性を考えておく

　性的に活発な男性の場合には尿道炎（性感染症）を念頭に置きます。**起因菌の多くは淋菌，クラミジア**で，淋菌が原因微生物の場合には比較的突然に発症し（潜伏期間3〜14日），排尿痛や頻尿などの症状が強く膿性の分泌物を認めます。これに対してクラミジアは比較的緩やかに発症し（潜伏期間数日〜1ヵ月）症状が穏やかで粘液性の分泌物を認めるとされていますが，実際には両者の区別は困難です。淋菌感染症の20〜30％にクラミジア感染を合併していることから，グラム染色で白血球に貪食されたグラム陰性双球菌を認めれば淋菌による尿道炎と診断し，淋菌の治療を先行します。

　検体は尿道分泌物，なければしごき出すかスワブを丁寧に尿道に挿入して採取，もしくは初尿を用います。淋菌は冷蔵すると死滅してしまいますので，培養を提出する場合には採取後直ちに培地に接種するか，外注の場合には湿度や温度変化のない検体輸送セットを使って輸送します。培養の提出が難しい場合には死菌でも検出できる核酸増幅検査が有用ですが，薬剤感受性の結果は得られません。

　グラム染色あるいは培養で菌体を認めず白血球のみを認める場合には，非淋菌性の可能性が高くなります。クラミジアは培養が困難ですので核酸増幅検査で診断します。

　難治性の場合にはウレアプラズマ・ウレアリチカム，マイコプラズマ・ジェニタリウム，単純ヘルペスウイルス（HSV）などによる非淋菌性尿道炎の可能性も考えられます。

　グラム染色ができない施設では，症状が激しい場合や濃尿を認める場合には淋菌の治療を先行して行い，培養や核酸増幅検査の結果を待って治療を追加する，あるいは検査ができる泌尿器科や婦人科へ紹介するほうがよいでしょう。

Point 2　STIによる右季肋部痛？

　女性の場合には尿道炎と膀胱炎の区別が困難なため，膀胱炎の治療を行っても症状が改善しない場合に尿道炎を治療することになります。膀胱炎の治療で尿道の淋菌は影響を受けますので，尿道炎が疑わしい場合には先に尿の培養を提出しておく必要があります。

　女性では尿道炎の原因菌，特にクラミジアが卵管を上行して腹腔内に拡散して肝周囲炎（フィッツ・ヒュー・カーティス症候群）を形成し，右季肋部痛として受診する場合があります。肝周囲炎は胆嚢炎や肝膿瘍穿孔，癌性腹膜炎などでも認められるため，画像診断（急性期では造影CT検査が有用）とクラミジアIgA抗体検査，腟分泌物の核酸増幅検査で診断します。

Point 3　チャンスを逃さない

　性感染症は梅毒，B型肝炎，HIV感染などの重複感染が多いものの，そのほとんどは無症状なので患者さんは感染に気付かずに生活しています。尿道炎は症状を自覚して受診する数少ない性感染症の一つです。重複感染の可能性を積極的に疑い，患者さんに検査を勧め，隠れた性感染症を早期に見つけ出すのも臨床医の役割です。特に女性の場合には尿道炎があっても自覚症状に乏しいため感染に気付いていない場合が多く，子宮外妊娠，不妊の原因となったり，また母子感染を起こす可能性があります。本人だけでなくパートナーについても理由を説明のうえ，検査，治療を行い，いわゆるピンポン感染を防ぐ必要があります。

こんなときは注意

- 淋菌の薬剤耐性化が進んでいます。ニューキノロンおよびテトラサイクリンの耐性率は70〜80％と非常に高く，経口セファロスポリンの耐性率は30〜50％ですが常用量で効果のある経口セフェム系抗菌薬はありません。点滴ではピペラシン（PIPC），メロペネム（MEPM）も有効ですが保険適用外です。

尿路に関連する症状②
頻尿・残尿感

考え方のPOINT!

- 頻尿，残尿感は下部尿路（尿道，膀胱），生殖器（前立腺）の炎症，疾患によって引き起こされる症状です。排尿して膀胱が空になったあとも感覚受容器である膀胱三角部が刺激され残尿感が生じるため，さらに排尿を試みようとすると頻尿になります。膀胱内に尿はほとんどありませんので排出される尿はごく少量のみで，尿量が3L/日を超える多尿とは区別します。
- 膀胱炎は日常診療で遭遇する最も頻度の高い感染症です。若い女性であれば診断は比較的容易ですが，**高齢者**や**バルーン留置例**では無症候性細菌尿を膀胱炎と早合点して抗菌薬を投与してしまう危険性があります。**尿路感染症の正確な診断は難しい**と認識しましょう。
- 閉経前の健康な女性の膀胱炎は**単純性膀胱炎**で，原因菌の大部分が大腸菌です。それ以外の，尿路に構造的，あるいは神経因性膀胱など機能的異常がある場合，結石や尿バルーンなどの異物が存在する場合，コントロール不良の糖尿病など感染のリスクを上昇させる合併症がある場合，および妊婦に生じたものは**複雑性膀胱炎**とよばれ，大腸菌に加えて他の腸内細菌群，緑膿菌，腸球菌，カンジダなどが原因菌となる頻度が増えます。

Ⅳ　いざ，実践！　抗菌薬を投与する，しない？　何を，どう使う？

抗菌薬投与の適応

無症候性細菌尿は治療しません。

単純性膀胱炎
セファレキシン（CEX）（ケフレックス®）	1回250〜500mg	1日4回，内服，7日間
シプロフロキサシン（CPFX）（シプロキサン®）	1回200mg	1日2〜3回，内服，3日間
ST合剤（バクタ®）	1回2錠	1日2回，内服，3日間

複雑性膀胱炎
シプロフロキサシン（CPFX）（シプロキサン®）	1回200mg	1日2〜3回，内服，3日間

ESBL産生菌が疑われる場合
ホスホマイシン（FOM）（ホスミシン®）	1回1g	1日3回，内服，2日間
ファロペネム（FRPM）（ファロム®）	1回200mg	1日3回，内服，7日間

考えられる疾患および原因微生物

- 尿路感染症は日常診療で遭遇する最も頻度の高い感染症です。女性で尿路感染症の症状と膿尿（白血球が混じた尿）を認める場合には診断は容易ですが，高齢者の40〜50％には**無症候性細菌尿**を認めることから，実際には除外診断的な要素が強く診断に難渋する場合も少なくありません。
- 症状には排尿痛，頻尿，残尿感，背部痛，側腹部痛などがありますが，感染がどの臓器にまで到達し影響を及ぼしているかで症状が異なります。また発熱は腎実質に，悪寒戦慄や意識障害などは血流にまで感染が至っていることを示唆しています。逆に単一の症状でもあっても一つの臓器にとどまらず，複数の臓器に感染が及んでいる場合があり，重症度を見誤らないように注意が必要です。
- **単純性膀胱炎**の原因菌の60〜80％が大腸菌で，**複雑性膀胱炎**の場合には大腸菌を含めた腸内細菌群と，異物がある場合には緑膿菌，抗菌薬の使用歴がある場合には腸球菌などが原因菌となりえます（**表1**）。腎盂腎炎の場合でも原因菌は膀胱炎と同じです。
- **急性前立腺炎**の場合には排尿痛や検尿異常が認められないことがしばしばあり，さらに診断は難しくなります。前立腺触診後の検尿で診断する場合もありますが，触診により敗血症性ショックを誘発する危険性があり慎重を要します。造影CT検査やMRI検査でもその診断はしばしば困難であり，血液培養と尿培養を提出後に抗菌薬で治療を行いながら培養の結果を待って，あるいは他の臨床所見の出現を待って総合的に診断することになります。原因微生物は大腸菌が65〜87％で，まれに血流感染により黄色ブドウ球菌が原因となります。

表1 ▶ 膀胱炎の原因菌

単純性膀胱炎（閉経前の健康な女性）

大腸菌	クレブシエラ/プロテウス	腸球菌	コアグラーゼ陰性ブドウ球菌	
80%	10〜15%	−	5〜10%	（既報）
60%	6%	13%	1.5%	

複雑性膀胱炎（単純性以外）

PEK	nonPEK	緑膿菌	腸球菌	ブドウ球菌（MRSA）	そのほか
45%	10%	5%	20%	10%（2%）	10%

PEK：プロテウス属，大腸菌属，クレブシエラ属
non-PEK：PEK以外の腸内細菌属（エンテロバクター属，シトロバクター属，セラチア属など）

除外すべき疾患

- 無症候性細菌尿の有病率は20〜40歳の女性で5%程度，高齢者では40〜50%と高い場合があります．**無症候性細菌尿を治療するメリットはありませんので，検査はもとより，抗菌薬は使用しません．**ただし妊婦の場合（特にB群β溶血性レンサ球菌（B群溶連菌））には早産のリスクとなること，また治療することで腎盂腎炎の発症リスクを軽減できることが証明されており治療の対象となります．キノロンやST合剤，テトラサイクリンは胎児への影響が懸念されるため，**β-ラクタム系抗菌薬を用いて妊娠の全経過で尿培養陰性を保ちます．**
- 男性の場合には前立腺肥大症が排尿痛の主な原因になります．組織学的には60歳以上の50%以上に，85歳までに約90%に前立腺肥大が認められ，その1/4に臨床症状が出現するとされています．50歳以上で発熱を伴わずに慢性の経過で排尿開始遅延，尿線細小，排尿後尿滴下などの症状を認める場合にはエコーやCTで前立腺の評価を行い，泌尿器科の受診を勧める場合もあります（ちなみに左右35mm，前後20mm，上下25mmが正常上限，容積では20mL未満が正常です）．
- 慢性前立腺炎は長時間のデスクワークなど，前立腺への機械的な刺激が主な原因ですが，膀胱頸部硬化症から膀胱三角部を常に牽引する形になり，頻尿の原因となります．
- そのほかにアルコール，カフェインの過剰摂取，高齢女性の膀胱瘤，骨盤腔内の腫瘍・妊娠による膀胱の圧排，放射線治療，骨盤腔内の手術歴などが頻尿の原因となりうるため，生活歴や腹部の診察，既往歴の確認も必要となります．

思考プロセス

Point 1 尿路感染症かどうか

頻尿，残尿感の原因は男性であれば前立腺肥大症などの非感染性疾患が，女性であれば膀胱炎の頻度が高くなります．

尿路感染症を疑った場合には検尿を行うのが一般的です。白血球エステラーゼ活性の感度は60〜80％，特異度は70％程度とされています。一方，亜硝酸塩は硝酸を分解する能力をもった細菌，主に腸内細菌を検出する検査で，硝酸を分解するには4時間ほどかかるため，膀胱内に4時間以上停留した尿でなければ検出されないことになり，特に頻尿がある場合には偽陰性になる可能性が高くなります。その感度は50％，特異度は90％程度とされていますので，検査が陰性だからといって尿路感染症を否定することはできません。逆に閉経前の女性で膀胱炎症状があり，両者が陽性であれば膀胱炎の可能性はかなり高くなります。

Point 2 検尿で期待した結果が得られなかった場合にはどうするか？

可能であればグラム染色を行いましょう。細菌の貪食像が確認できれば，尿路感染症の可能性はかなり高くなります。白血球エステラーゼ活性，亜硝酸塩が陰性であっても細菌や白血球による貪食像が確認できる場合もありますし，原因微生物を推定することができるので抗菌薬の選択に役立てることができます。また治療したにもかかわらず期待した効果が得られない場合であっても翌日に尿のグラム染色を見れば菌の消失や伸長化をみて治療効果を確認することができますし，それでも症状が持続する場合には他の原因を調べるきっかけになります。

MEMO　グラム染色でも感染を示唆する所見が得られなかった場合には尿の培養検査を提出し，骨盤腔内の異常がないかどうかを画像で検索し，男性で発熱があれば急性（細菌性）前立腺炎の可能性を考慮します。

MEMO　頻尿・残尿感は膀胱内の異常とは限らない

骨盤腔の病変が膀胱に接している状態でも，頻尿や残尿感を認めることがあります。**術後の骨盤内膿瘍や虫垂炎を起こした虫垂が膀胱の上に乗っているような場合**は，その炎症が膀胱壁に波及して膀胱炎様の症状を呈することがあります。尿検に目立った異常がなく，グラム染色でも菌体を認めない場合は，膀胱炎以外のこれらの疾患・病態を疑ってみてください。

Point 3　100％有効な治療薬は存在しない

　尿路感染症の原因微生物の耐性化が進んでいます。単純性膀胱炎の主な原因菌である大腸菌は，経口抗菌薬ではβ-ラクタマーゼ阻害薬配合ペニシリン，第1～3世代セフェム，ニューキノロン，ST合剤のいずれに対しても約1割で耐性化しています。すなわち**どの抗菌薬を選んでも1割の確率で治療が失敗する可能性のあることを念頭に診療する**必要があり，今後も耐性菌の増加に伴いその確率は増加するものと思われます。特に閉経前の女性の5％にESBL産生菌が，閉経後の女性の18％にキノロン耐性が認められます（**表2,3**）。ESBL産生菌の70％はキノロン耐性ですが，ホスホマイシン，ファロペネム，アミノグリコシド（注射薬）には高い感受性を示します。

　またクレブシエラ，プロテウスに対して第3世代セフェム系，キノロン系抗菌薬は90％以上の抗菌活性を示していますが，経口の第3世代セフェム系抗菌薬の場合には設定された常用量が少ないうえに生体利用率が20％前後と低いことに留意してください。抗緑膿菌活性をもつ経口抗菌薬はキノロンに限られますが，その感受性は各薬剤ともに60％前後ですので，重症化するおそれのある患者さんには抗緑膿菌活性をもった抗菌薬の経静脈投与での治療が必要となります。

表2 ▶ ESBL産生性大腸菌が分離されやすい患者
①過去3カ月の抗菌薬投与歴
②尿道カテーテル留置
③長期入院　など

表3 ▶ キノロン耐性大腸菌が分離されやすい患者
①1年以内の膀胱炎の罹患回数が2回以上
②複雑性膀胱炎の患者
③1カ月以内にキノロン薬の投与歴のある患者
④75歳以上　など

こんなときは注意
- 尿中のブドウ球菌，カンジダは菌血症を反映している場合があります。菌血症や心内膜炎がないか確認してください。

尿路に関連する症状③

腰痛・側腹部痛

考え方のPOINT!

- 腰痛，側腹部痛の原因は多岐にわたります。鑑別診断は**臓器別に感染性，非感染性に分けて考える**と効率的で，しかも疾患を見落とす危険性が少なくなります。
- 安静時にも疼痛がみられる，どんな姿勢をとっても痛みが取れない，痛みの部位がぼんやりして局在がはっきりしない腰痛の場合には後腹膜腔内の疾患の可能性があります。後腹膜腔には十二指腸，膵臓，腎臓，尿管，副腎，腹部大動脈，下大静脈，上行・下行結腸が存在します。
- 後腹膜腔臓器以外の脾臓や肝疾患でも背部痛を伴う場合があり，また膵炎の場合には座位前屈位で疼痛が軽減することは周知のことと思います。

抗菌薬投与の適応と投与例

腎盂腎炎（軽症）		
シプロフロキサシン（CPFX）（シプロキサン®）	1回200mg	1日2回，内服，14日間
腎盂腎炎（重症：ショックやDICを伴う場合）		
a．単純性		
セフトリアキソン（CTRX）（ロセフィン®）	2g	1日2回，静注，14日間
（ESBL産生性大腸菌が疑われる場合）		
セフメタゾール（CMZ）（セフメタゾン®）	1g	1日3〜4回，点滴静注，14日間
b．複雑性（膿腎症，腎周囲膿瘍➡泌尿器科コンサルト）		
スルバクタム・アンピシリン（ABPC/SBT）（ユナシン®-S）	3g	1日3〜4回，点滴静注，14日間
＋トブラマイシン（TOB）（トブラシン®）	5mg/kg	1日1回（薬物血中濃度モニタリング：TDMに従う）
タゾバクタム・ピペラシリン（TAZ/PIPC）（ゾシン®）	4.5g	1日3〜4回，点滴静注，14日間
メロペネム（MEPM）（メロペン®）	0.5〜1g	1日3回，点滴静注，14日間

腎皮質膿瘍

セファゾリン（CEZ）（セファメジン®）	1g	点滴静注，1日4回
（MRSAが疑われる場合）		
バンコマイシン（VCM）	1〜2g	点滴静注，1日1回（TDMに従う）

考えられる疾患および原因微生物

- **腎盂腎炎**は"小さな膿瘍の集まり"と表現されますが，結石などにより尿の流出が妨げられ感染が腎実質内にびまん性に拡大すると膿腎症の状態となります。さらに腎周囲の脂肪織にまで感染が拡大しジェロタ筋膜内に膿が貯留したものが**腎周囲膿瘍**です。側腹部に腫瘤を触れたり，腹部単純X線での腸腰筋陰影消失などが腎周囲膿瘍を疑う手助けになります。
- 上行性の感染ですから原因微生物は大腸菌を代表とする腸内細菌ですが，複雑性尿路感染症なので緑膿菌や腸球菌，嫌気性菌やカンジダも原因菌となりえます。
- 膿瘍を形成するため抗菌薬の移行性が低下するので抗菌薬の点滴で治療を行いますが，膿腎症や腎周囲膿瘍では高率にドレナージや腎摘出術など外科的処置が必要となりますので事前にコンサルトしておきます。
- **腎皮質膿瘍**はほかの感染巣からの血行性感染であり，黄色ブドウ球菌など

表 ▶ 腰痛・側腹部痛の原因

	皮膚・筋骨格系	大血管系	肝・胆・膵・脾	消化管	泌尿器・生殖器
感染性	・脊椎炎 ・椎間板炎 ・腸腰筋膿瘍 ・帯状疱疹	・感染性動脈瘤 ・人工血管感染症	・胆管・胆嚢炎 ・肝膿瘍 ・横隔膜下膿瘍 ・脾膿瘍	・憩室炎 ・虫垂炎 ・感染性腸炎 ・CD関連腸炎	・腎盂腎炎 ・腎膿瘍 ・腎周囲膿瘍 ・精巣炎・精巣上体炎 ・卵管炎・卵巣炎
非感染性	・脊椎圧迫骨折 ・変形性脊椎症 ・椎間板ヘルニア ・脊柱管狭窄症 ・悪性腫瘍	・大動脈解離 ・大動脈瘤	・膵炎 ・膵癌 ・肝癌 ・脾梗塞 ・脾破裂 ・副腎癌	・十二指腸潰瘍 ・虚血性腸炎 ・薬剤性腸炎 ・炎症性腸症候群 ・過敏性腸症候群 ・腸捻転 ・腸重積 ・鼠径ヘルニア	・腎・尿管結石 ・水腎症 ・腎癌 ・腎梗塞 ・卵巣捻転 ・子宮外妊娠 ・子宮内膜症

の関与も考えられます。本病態では膿瘍と尿路との交通がありませんので，通常，尿には細菌や白血球を認めません。治療開始後5日経過しても効果が不十分の場合や，膿瘍が5cmを超える場合にはドレナージを考慮します。

除外すべき疾患

- **腎・尿管結石**であれば腎疝痛が周期的に出現し，あまりの痛さに冷汗を認めることがありますが発熱はありません。検尿で白血球よりも潜血が優位で，エコーやCT検査などで水腎や結石を確認すれば診断はそう難しくはありません。
- **腎梗塞**や**脾梗塞**でも背部痛を訴える場合があります。診断はエコーや造影CT検査で行いますが，血栓の原因となる不整脈や凝固異常がないか，あるいは感染性心内膜炎による感染性塞栓症を疑う必要があります。心雑音がないか，眼瞼・頬粘膜に点状出血がないか，オスラー結節や爪下線状出血がないかを確認し，疑わしい場合には経食道心エコー検査を依頼します。しかしあくまでも診断の基本は持続血流感染を証明することですから，必ず血液培養を2～3セット採取します。感染性心内膜炎（菌血症）の原因菌を確認できる場合がありますし，また，糸球体障害による血尿や蛋白尿を認める場合もあります。
- **腎癌**は肝癌，悪性リンパ腫とともに不明熱の原因となる悪性腫瘍です。背部痛でみつかることは少ないものの，増大すれば背部痛の原因となりえます。
- **精巣炎，精巣上体炎**では炎症が精管にまで及ぶと側・下腹部痛が出現するため，腹痛を主訴として受診する場合があります。若い男性であれば精巣や精巣上体の腫脹がないか確認する必要があります。

思考プロセス

Point 1　筋骨格系の痛みなのか，内臓由来の痛みなのか？

背部痛，側腹部痛の原因は多岐にわたりますが，まず筋骨格系なのか内

臓疾患なのかを判別します。脊椎の変性疾患であれば安静時には疼痛は軽減あるいは消失し，体動時に出現，増悪するのが一般的です。椎体骨折や癌の転移，化膿性脊椎炎では安静時でも疼痛を認めますが，打腱器で椎体を叩くと疼痛が増強することで部位を特定することができます。

　内臓疾患の場合には，痛みに強弱があれば蠕動のある尿管や消化管の疾患を示唆します。食事の前後で増強したり嘔吐や下痢，便秘を伴う痛みは消化管の疾患を示唆しますが，腎盂腎炎などによる腹膜への炎症波及の結果，嘔吐が出現する場合もあります。

　そのほかに疝痛発作は尿管結石を，疼痛の範囲が頭足方向に拡大する場合には大動脈解離の可能性があります。

Point 2 腎盂腎炎，菌血症の原因菌はほぼ単一菌

　腎盂腎炎でも軽症の場合には肋骨脊柱角の叩打痛がなく，微熱しか認めない場合があります。また重症の腎盂腎炎であっても先行する膀胱炎症状を伴わない場合があります。市中菌血症の原因感染症の20〜30％は腎盂腎炎ですので必ず血液培養を2セット以上採取しておきます。尿中にさまざまな細菌を認めても腎盂腎炎，**菌血症の原因となっている細菌は95％以上で単一の菌です。**菌血症の存在を確認する，また適切なde-escalationを行うためにも血液培養を採取しておきます。

　腎盂腎炎の原因微生物は膀胱炎とほぼ同様ですので，大腸菌が主な起因菌で，複雑性であれば大腸菌以外の腸内細菌群，緑膿菌，腸球菌も原因菌になりえます。菌血症が疑われる状況やショックバイタルの場合にはこれらをカバーできる抗菌薬を選択します。

　敗血症性ショック時の**エンドトキシン吸着療法**（PMX-DHP）については生存率に寄与するとのエビデンスに乏しいものの実際に血圧が回復する場合もあるので，特にグラム陰性桿菌による敗血症性ショックには検討してもよいと思います。

Point 3 感染症の治療はドレナージが基本

感染症の治療には抗菌薬以上にドレナージが重要です。結石や腫瘍などによる水腎に感染が合併した場合にはステント，あるいは腎瘻による排膿が重要な役割を果たします。

こんなときは注意

- 糖尿病患者さんでは尿路感染に罹患しやすく重症化しやすいにもかかわらず，症状が表在化されにくく見逃されてしまう危険性があります。菌血症にまで至っているのに微熱だけのことも多く，WBC，CRPの異常高値や画像で腎盂腎炎の存在が判明する場合があります。また気腫性膀胱炎や気腫性腎盂腎炎，膿腎症，腎周囲膿瘍などの重症尿路感染症を発症するのも糖尿病患者さんの特徴です。

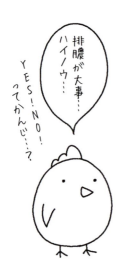

皮膚および筋・骨格系の症状①
発疹（紫斑を含む）

考え方のPOINT!

- 発疹を生じる疾患には感染性から非感染性までさまざまな疾患がありますが，まず生命を脅かすような，緊急性の高い危険な発疹を見落とさないことが重要です。
- 麻疹，風疹，水痘など感染力の強い**ウイルス性発疹症**を念頭に置き，少しでも可能性がある場合には，初期対応時より感染対策を実施する必要があります。
- 薬疹は入院患者さんの2〜3％，外来患者さんの1％に生じるとされており[1]，発疹を診た場合には常に鑑別に入れておくべきです。
- 発熱を伴う発疹の臨床診断においては，詳細な病歴聴取に加え，随伴する身体所見，発疹の形態・分布などから鑑別疾患を考えます。

抗菌薬投与の適応

・発疹を呈する疾患のうち，細菌感染症が原因であるのはごく一部です。
・細菌感染の関与が疑われる場合にのみ，抗菌薬の投与を考慮します。特に緊急性の高い疾患に対しては，血液培養採取後直ちに抗菌薬治療を開始することが重要です。

髄膜炎菌による菌血症		
ベンジルペニシリン（PCG）（ペニシリンGカリウム®）	1回400万単位	1日6回，点滴静注
セフトリアキソン（CTRX）（ロセフィン®）	1回2g	1日2回，点滴静注
脾臓摘出後重症感染症		
セフトリアキソン（CTRX）（ロセフィン®）	1回2g	1日1回，点滴静注
＋バンコマイシン（VCM）	1回1〜1.5g	1日2回，点滴静注＊
播種性淋菌感染症		
セフトリアキソン（CTRX）（ロセフィン®）	1回1g	1日1回，点滴静注，14日間
黄色ブドウ球菌性毒素性ショック症候群		
セファゾリン（CEZ）（セファメジン®）	1回1g	1日4回，点滴静注
＋クリンダマイシン（CLDM）（ダラシン®）	1回600mg	1日3回，点滴静注

＊：国内承認上限2g/日。

レンサ球菌性毒素性ショック症候群		
ベンジルペニシリン（PCG） （ペニシリンGカリウム®）	1回400万単位	1日6回，点滴静注
＋クリンダマイシン（CLDM）（ダラシン®）	1回600mg	1日3回，点滴静注
リケッチア感染症（ツツガムシ病，日本紅斑熱）		
ミノサイクリン（MINO）（ミノマイシン®）	1回100mg	1日2回，点滴静注

考えられる疾患および原因微生物

- 発疹の鑑別診断において，まずは生命を脅かすような重大・緊急性のある疾患の発疹の特徴や随伴症状などを知り，見逃さないようにすることが重要です。緊急を要する発疹の原因疾患には**アナフィラキシー**，**重症薬疹**，**重症感染症**，**凝固異常**，**三叉神経第1枝領域の帯状疱疹**などがあります。
- このうち重症感染症では，毒素性ショック症候群（黄色ブドウ球菌・レンサ球菌），ブドウ球菌性皮膚剝離症候群，感染性心内膜炎（黄色ブドウ球菌），リケッチア感染症（ツツガムシ病，日本紅斑熱），髄膜炎菌感染症，脾臓摘出後重症感染症などを考えます[1]。脾臓摘出後重症感染症の原因微生物としては肺炎球菌，インフルエンザ菌b型，髄膜炎菌，カプノサイトファーガ・カニモルサスなどが重要です。
- **紫斑は生命を脅かす疾患のサイン**であることが多く，注意が必要です。**電撃性紫斑病**は急速全身性に四肢末端優位に虚血性壊死を認め，全身に紫斑を呈する病態です。感染症が原因の場合，敗血症性ショックや播種性血管内凝固症候群を伴います。原因微生物は肺炎球菌を含むレンサ球菌，そのほかグラム陰性菌，髄膜炎菌，リケッチア，真菌，ウイルス（水痘，麻疹）なども原因となりえます。
- **毒素性ショック症候群**では，黄色ブドウ球菌やレンサ球菌の産生する外毒素により全身のびまん性紅斑，血圧低下，多臓器障害がみられます。急速な経過で進行する皮疹を伴う感染症をみた場合は，必ず考えるべき疾患です。
- **ブドウ球菌性皮膚剝離症候群**は6歳以下の小児に多い疾患で，黄色ブドウ球菌の産生する皮膚剝離性毒素により全身の皮膚に紅斑が広がり，その後水疱が出現し広範な熱傷様の皮膚剝離を起こします。まれに成人にも発症することがあり，小児と比較して予後不良です。

- そのほか，発疹を呈する感染症には播種性淋菌感染症，野兎病，梅毒，レプトスピラ感染症，クラミジア感染症，リケッチア感染症などがあります。**マイコプラズマ感染症では，6～17％に皮疹を認める**とされています。
- 発疹性ウイルス感染症には麻疹，風疹，突発性発疹，伝染性紅斑，水痘，CMV，EBV，HIV，エンテロウイルス感染症，B型肝炎などがあります。麻疹・風疹・水痘・播種性帯状疱疹は隔離予防策が必要であり，初期より疑って対応することが重要です。
- 発疹を伴い重症化する可能性のあるウイルス感染症には，麻疹，風疹，EBV，CMV，HHV-6，ウイルス性出血熱（エボラ出血熱，マールブルグ病，ラッサ熱）などがあります[1]。**重症熱性血小板減少症候群（SFTS）**は**急速に進行して多臓器不全をきたし致死率が高く**，常に念頭においておく必要があります。

除外すべき疾患

- アナフィラキシー：掻痒を伴う膨疹，紅斑，粘膜疹などを認めます。血圧低下，気道閉塞を疑う症状や所見（呼吸苦・喘鳴・気道狭窄音，低酸素血症），下痢などを認める場合は緊急の対応が必要です。
- 重症薬疹：生命を脅かす緊急性の高い薬疹には，中毒性表皮壊死症（TEN），スティーブンス・ジョンソン症候群，薬剤性過敏症症候群（DRESS）などがあります。
- 血小板減少を伴う点状出血・紫斑を認める場合は，特発性血小板減少性紫斑病（ITP），血栓性血小板減少性紫斑病（TTP），播種性血管内凝固症候群（DIC）などを鑑別する必要があります。浸潤を触れる紫斑（palpable purpura）を認める場合は，血管炎を疑います。
- 小児の場合，川崎病の頻度は高く，発疹性疾患を診た場合には，**必ず鑑別疾患の1つとして念頭におく**ことが必要です。

思考プロセス

Point 1 患者の重症度を評価する

まずは，患者さんの全身状態がさらに詳細な病歴聴取に耐えられるぐらい良好であるか，あるいは早急な呼吸循環の補助が必要かを判断する必要があります。

Point 2 病歴・身体所見（随伴症状）から鑑別診断を考える

診断の手がかりとなる病歴聴取には，最近1カ月以内の薬物投与歴，海外渡航歴，職業歴，日光曝露，ワクチン接種歴，性交渉歴，免疫不全の有無，弁膜性心疾患の既往，アレルギー歴，病人との接触歴，昆虫・節足動物・野生動物との接触歴，ペット・動物との接触歴などが含まれます。

また随伴する身体所見では，バイタルサイン，全身状態・重症感，リンパ節腫脹，粘膜病変，肝脾腫，関節痛・関節腫脹，髄膜刺激症状の有無が重要です。

Point 3 発疹の形態から鑑別疾患を考える

発疹は形態より以下のように以下のように分類されます。

斑	macule	病変部に色調変化がある平坦な病変（紅斑・紫斑・白斑など）
丘疹	papule	盛り上がった充実性の病変で，直径5mm未満
局面	plaque	表面が平坦な扁平病変で，直径5mm以上
結節	nodule	盛り上がった充実性の病変で，直径5mm以上
膨疹	wheal	薄いピンク色の丘疹または局面で，拡大すると環状（輪状）
小水疱	vesicle	液体の貯留した盛り上がった境界明瞭な病変で，直径5mm未満

水疱　bulla	液体の貯留した盛り上がった境界明瞭な病変で，直径5mm以上
膿疱　pustule	膿性の滲出液を含む盛り上がった病変
点状出血　petechia	皮膚への出血による平坦な病変で，直径3mm未満
斑状出血　ecchymosis	皮膚への出血による平坦な病変で，直径3mm以上
潰瘍　ulcer	少なくとも真皮上層に達する皮膚欠損
黒色痂疲　eschar	黒色の痂疲で覆われた壊死性病変

（文献2より作成）

代表的な発疹と鑑別診断には，以下のようなものがあります。

斑状丘疹：日常診療で最も遭遇する頻度が高く，多くの場合ウイルス性疾患でみられますが，細菌感染や薬剤が原因の場合もあります。

紫斑・点状出血斑：急速に進行し致死的になる疾患が多く，注意が必要です。髄膜炎菌感染症，電撃性紫斑病，播種性淋菌感染症，リケッチア感染症，ウイルス性出血熱などでみられます。

水疱・膿疱性発疹：一般的にウイルス感染症の結果であることが多く，代表的なものに水痘・帯状疱疹ウイルス，単純ヘルペスウイルス感染症があります。

結節性発疹：播種性真菌感染症（カンジダなど），種々の原因による皮下脂肪織の炎症（免疫反応）である結節性紅斑が問題となります。

紅斑性発疹：毒素性ショック症候群，猩紅熱，リケッチア感染症，デング熱，川崎病などでみられます。

こんなときは注意

- 血圧低下，低酸素血症を認める場合：重症感染症，アナフィラキシーの可能性を考えます。
- 粘膜疹を認める場合：重症薬疹，ウイルス感染症の可能性があります。
- 点状出血や紫斑を伴う場合：急速に進行し致命的となる疾患のサインであることがあります。

文献

1) Weber DL, et al. The acutely ill patient with fever and rash. Mandell, Douglas, and Bennett's Principles and Practice of Infectious Diseases. 8th ed. Philadelphia: Churchill Livingstone; 2015. p732-47.
2) Kaye ET, et al. 発熱および発疹．ハリソン内科学 第5版．東京：メディカルサイエンスインターナショナル；2017. p131-40.

皮膚および筋・骨格系の症状②

表在リンパ節腫脹

考え方のPOINT!

- リンパ節腫脹の診断において最も重要なのは，注意深い病歴聴取と身体診察です。曝露歴や服薬歴などの病歴から原因を想定し，リンパ節腫脹以外の随伴症状や身体所見がないかを確認します。経過が急性か慢性か，全身性か局所性かは特に重要です。
- リンパ節腫脹の大部分は良性の経過をとり，自然に軽快します。早急に抗菌薬を投与しなければならない状況は，急性片側性の頸部リンパ節腫脹などに限られています。**適切な診断なしに抗菌薬を使用すべきではありません。**
- 原因のはっきりしないリンパ節腫脹や悪性疾患の危険因子を有する場合には，**リンパ節生検の適応**があるかを判断します。

抗菌薬投与の適応

・明らかに細菌感染症に伴うリンパ節腫脹であることが強く疑われる場合のみ，抗菌薬を投与します。急性の局所性リンパ節腫脹で細菌感染症が疑われる場合や，全身性リンパ節腫脹では梅毒，リケッチア感染症，結核などが抗菌薬治療の適応となります。

小児の化膿性頸部リンパ節炎（黄色ブドウ球菌，レンサ球菌）
| セファレキシンドライシロップ（CEX） | 1回6.25〜25mg/kg | 1日4回，内服 |

A群溶連菌による咽頭炎に伴う前頸部リンパ節腫脹
| アモキシシリン（AMPC）（サワシリン®） | 1回500mg | 1日3回，内服，10日間[*1] |

下肢蜂窩織炎に伴う鼠径リンパ節腫脹
（軽症）
| セファレキシン（CEX）（ケフレックス®） | 1回250〜500mg | 1日4回，内服 |

（中等症）
| スルバクタム・アンピシリン（SBT/ABPC）（ユナシン®-S） | 1回1.5〜3g | 1日4回，点滴静注 |
| セファゾリン（CEZ）（セファメジン®） | 1回1〜2g | 1日3回，点滴静注[*2] |

ネコひっかき病による腋窩リンパ節腫脹
| アジスロマイシン（AZM）（ジスロマック®） | 1回500mg | 1日1回，内服，3日間 |

梅毒による全身リンパ節腫脹
| アモキシシリン（AMPC）（サワシリン®） | 1回500mg | 1日3回，内服，4〜8週間[*1] |

[*1]：添付文書最大1g/日。 [*2]：添付文書最大5g/日。

考えられる疾患および原因微生物

- 通常リンパ節の大きさは径1cm未満であり，それを超えると病的腫大と考えます。例外的に滑車リンパ節は0.5cm以上，鼠径リンパ節は1.5cm以上で異常と判断します。鎖骨上窩リンパ節，滑車上リンパ節腫脹は常に異常と判断し，精査が必要です。
- **リンパ節腫脹は多くの場合良性の経過をとり，自然に軽快します。**リンパ節腫脹をきたす疾患には悪性腫瘍，感染症，自己免疫疾患，そのほか薬剤性や医原性などがあり，原因の特定には注意深い病歴聴取と身体診察が重要です。プライマリケアの臨床においては，リンパ節腫脹をきたす疾患の2/3以上が非特異的な原因か，または上気道疾患（ウイルスか細菌）に伴うものであり，原因不明のリンパ節腫脹のうち**悪性腫瘍によるものはわずか1.1%**とされています[1]。
- **全身性リンパ節腫脹**では，急性の経過の場合はウイルス感染症（伝染性単核球症，急性HIV感染症，CMV感染症）やリケッチア感染症などを考えます。また慢性の経過の場合は，感染症では結核や梅毒，非感染性疾患では造血器腫瘍，自己免疫疾患，薬剤性などが鑑別に挙がります。
- **局所性リンパ節腫脹**では，急性の経過の場合は感染症が原因のことが多く，頸部であれば溶連菌性咽頭炎，歯性感染症，小児の化膿性リンパ節炎など，鼠径部であれば下肢の感染症や性感染症を考えます。慢性の経過の場合は，感染症であれば結核や非結核性抗酸菌症，ネコひっかき病など，非感染性疾患では悪性腫瘍，サルコイドーシス，組織球性壊死性リンパ節炎（菊池病）などを考えます。

除外すべき疾患

- 鎖骨上リンパ節腫脹がみられたら，悪性腫瘍の可能性を考え検索をする必要があります。他の部位にまったくリンパ節腫脹がなく，滑車リンパ節のみが腫脹している場合は，第2期梅毒の可能性を考えます。
- 急性全身性リンパ節腫脹を認める場合は，**急性HIV感染症**を鑑別する必要があります。
- 慢性のリンパ節腫脹では，**悪性腫瘍**と**結核**を見逃さないことが重要です。

思考プロセス

> **Point 1** リンパ節腫脹の原因の特定は，注意深い病歴聴取と身体診察によってのみ可能である

まずは曝露歴や服薬歴などの病歴から原因を想定し，リンパ節腫脹以外の随伴症状や身体所見がないかを確認します。

病歴聴取

年齢，職業，既往歴，家族歴，動物曝露歴，性交渉歴，海外渡航歴，内服薬，ワクチン接種歴，リンパ節腫脹の期間，随伴症状などに留意して病歴を聴取します。

特に経過が急性か慢性かは重要であり，急性の経過であればウイルスや細菌感染症，慢性の経過であれば悪性腫瘍や抗酸菌感染症の可能性が高くなります。

随伴症状として関節痛・筋力低下・皮疹があれば自己免疫疾患，発熱・悪寒・疲労・倦怠感などの全身症状を伴う場合は感染症，発熱・盗汗・10％以上の体重減少があれば悪性リンパ腫などを疑います（表1）。**薬剤が原因でリンパ節が腫脹することもあります**（表2）。

表1 ▶ 手がかりとなる病歴（文献1より改変引用）

病歴・曝露歴	診断
発熱，盗汗，体重減少，鎖骨上・滑車リンパ節腫脹，脾腫	白血病，リンパ腫，固形腫瘍，転移性腫瘍
発熱，悪寒，倦怠感，咽頭痛，悪心・嘔吐，下痢	細菌性・ウイルス性咽頭炎，肝炎，インフルエンザ，伝染性単核球症，結核（曝露歴あり），風疹
ハイリスク性行為	軟性下疳，HIV感染症，リンパ肉芽腫，性器クラミジア感染症，梅毒
ネコ	ネコひっかき病，トキソプラズマ症
ウサギ・羊・牛の毛や皮革	炭疽，ブルセラ症，野兎病
生焼けの肉	炭疽，ブルセラ症，トキソプラズマ症
最近の旅行歴・虫刺症	風土病
関節痛，皮疹，関節硬直，発熱，悪寒，筋力低下	関節リウマチ，シェーグレン症候群，皮膚筋炎，全身性エリテマトーデス

表2 ▶ リンパ節腫脹をきたす薬剤（文献1より引用）

アロプリノール	カルバマゼピン	ペニシリン	ピリメタミン	スリンダク
アテノロール	金製剤	フェニトイン	キニジン	
カプトプリル	ヒドラジン	プリミドン	ST合剤	

身体診察

リンパ節腫脹の分布を調べ，全身性か局所性かを確認します．リンパ節の腫脹が2領域以上であれば全身性，1領域のみでは局所性と考えます．

次に大きさ，硬さ，圧痛の有無，可動性などのリンパ節の性状を評価します．無痛性の硬く不整なリンパ節や，可動性の悪いゴムの硬さのリンパ節は悪性，痛みを伴うリンパ節は炎症性を疑います．

Point 2　全身性リンパ節腫脹の鑑別診断

全身性リンパ節腫脹と判断すれば，ウイルス，抗酸菌，スピロヘータなどの特殊な感染症や血液腫瘍，膠原病，アレルギー・過敏症などを考えます．全身性リンパ節腫脹の原因を表3に示します．急性・慢性の経過における鑑別診断は，前述（考えられる疾患および原因微生物）のとおりです．

Point 3　局所性リンパ節腫脹の鑑別診断

局所性リンパ節腫脹を認める場合は，その所属領域局所の疾患を考えま

表3 ▶ 全身性リンパ節腫脹の鑑別診断

感染症	EBウイルス，サイトメガロウイルス，HIV感染症，麻疹，風疹，リステリア症，抗酸菌（結核，非結核性抗酸菌），ブルセラ症，リケッチア感染症（ツツガ虫病，日本紅斑熱），梅毒，トキソプラズマ症，リーシュマニア症
自己免疫疾患	全身性エリテマトーデス，成人スティル病
悪性腫瘍	血液腫瘍（悪性リンパ腫・白血病），転移性腫瘍
そのほか	薬剤性，サルコイドーシス，組織球性壊死性リンパ節炎（菊池病），慢性疲労症候群，甲状腺機能亢進症

す。局所性リンパ節腫脹の原因を**表4**に示します。急性・慢性の経過における鑑別診断は，前述（考えられる疾患および原因微生物）のとおりです。

Point 4 抗菌薬投与は必要か？

全身性リンパ節腫脹では，結核，梅毒，リケッチア感染症など以外では，抗菌薬は不要です。局所性リンパ節腫脹では，その所属領域に細菌感染症を認める場合には抗菌薬を投与します。

Point 5 リンパ節生検が必要か？

慢性に経過する原因不明のリンパ節腫脹，急速に増大するリンパ節腫脹，悪性腫瘍や結核を疑う場合には，リンパ節生検を考慮します。

表4 ▶ 局所性リンパ節腫脹の原因

腫大部位	原因
耳介前部	感染性：結膜炎（ウイルス性，細菌性），外耳道炎，側頭部の炎症
耳介後部	感染性：外耳道炎，頭皮の炎症・感染症
頸部	感染性：咽頭炎，歯科・口腔外科領域感染症，ウイルス性呼吸器感染症，化膿性リンパ節炎，結核・非結核性抗酸菌症，全身性ウイルス感染症（EBV感染症，CMV感染症，HIV感染症），ネコひっかき病，野兎病，ペスト 非感染性：悪性リンパ腫，頭頸部悪性腫瘍，転移性腫瘍，組織球性壊死性リンパ節炎（菊池病），サルコイドーシス
鎖骨上窩	左鎖骨上（ウィルヒョウリンパ節）：腹腔内悪性腫瘍（胃・胆嚢・膵臓・腎臓・精巣・卵巣・前立腺など） 右鎖骨上：胸腔内悪性腫瘍（縦隔・肺・食道）
腋窩	感染性：上肢の感染症，ネコひっかき病，ペスト，野兎病 非感染性：悪性リンパ腫，乳癌，転移性腫瘍，悪性黒色腫
滑車上	感染性：前腕・手の感染症，伝染性単核球症，第2期梅毒 非感染性：悪性リンパ腫，サルコイドーシス
鼠径部	感染性：下肢感染症，性感染症，ネコひっかき病，ペスト，野兎病 非感染性：悪性リンパ腫，会陰部・骨盤内悪性腫瘍，悪性黒色腫

こんなときは注意

- 40歳以上，男性，鎖骨上リンパ節腫脹，発熱・盗汗・説明のつかない体重減少などの全身症状は悪性腫瘍のリスク因子であり[1]，注意が必要です。

文献

1) Gaddey HL, et al. Unexplained lymphadenopathy: evaluation and differential diagnosis. Am Fam Physician 2016, 94; 896-903.

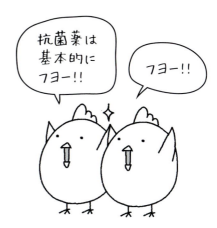

皮膚および筋・骨格系の症状③
発赤・腫脹

考え方のPOINT!

- 皮膚の発赤・腫脹を見たら，皮膚・軟部組織の感染症だけでなく，関節・骨・血管の感染症や非感染性疾患を系統的に鑑別疾患に挙げる必要があります。
- 皮膚・軟部組織感染症では病変の解剖学的な部位（深達度）を評価し，浅部軟部組織感染症と深部感染症を鑑別することが重要です。
- **壊死性軟部組織感染症（necrotizing soft tissue infection；NSTI）**は致死的な緊急疾患であり，絶対に見逃してはいけません。壊死性軟部組織感染症が疑われる場合は，早期の外科的介入を考慮する必要があります。
- 原因微生物の大半はA群溶連菌，黄色ブドウ球菌ですが，基礎疾患や曝露歴などの患者背景によって原因微生物が異なってきます。

抗菌薬投与の適応

- 皮膚の発赤腫脹を呈する疾患のうち細菌感染症は一部であり，非感染性疾患に抗菌薬を投与する必要はありません。またほとんどの表在性，局在性の感染症（膿痂疹，毛嚢炎，せつ，よう）は自然排膿を待つか，切開排膿のみで治癒することが多く，**通常抗菌薬は不要**です。
- より深部の感染症である丹毒，蜂窩織炎，壊死性筋膜炎や，動物・ヒト咬症は抗菌薬投与の適応です。日常的に頻用されている**経口第3世代セフェム系薬**は，1日の投与量が少ない，生体利用率（bioavailability）が低い，またブドウ球菌やレンサ球菌に対する活性が第1世代セフェム系薬に劣るなどの理由で，**第1選択薬としては不適切**です。

丹毒の治療（処方例）		
アモキシシリン（AMPC）（サワシリン®）	1回500mg	1日3回，内服*
アンピシリン（ABPC）（ビクシリン®）	1回1g	1日4回，点滴静注

*：保険適用は1日1,000mgまで

蜂窩織炎（処方例）		
セファレキシン（CEX）（ケフレックス®）	1回500mg	1日4回，内服
セファゾリン（CEZ）	1回1g	1日4回，点滴静注

壊死性筋膜炎（処方例）		
（原因微生物不明の場合）		
メロペネム（MEPM）（メロペン®）	1回0.5g	1日4回，点滴静注
（A群溶連菌の場合）		
ベンジルペニシリン（PCG） （ペニシリンGカリウム）	1回400万単位	1日6回，点滴静注
＋クリンダマイシン（CLDM）（ダラシン®）	1回600mg	1日3回，点滴静注
動物咬傷		
アモキシシリン・クラブラン酸（AMPC/CVA） （オーグメンチン®）	1回375mg	1日4回，内服

考えられる疾患および原因微生物（図1）

- 皮膚・軟部組織感染症は病変の解剖学的な部位によって以下の5つに分類されます。①〜④は浅部軟部組織感染症、⑤は壊死性軟部組織感染症（NSTI）であり、病変部位が深くなるにつれて重症度が高くなります。壊死性軟部組織感染症は最も重篤で致死率が高く、外科的なデブリードマンなしに救命することは困難です。

図1 ▶ 皮膚の解剖，感染部位と原因微生物
（Feingold DS, et al. Approach to the patient with skin or soft tissue infection. Gorbach SL, et al, eds. Infectious diseases, 3rd ed. Philadelphia: Lippincott Williams & Wilkins; 2014より改変引用）

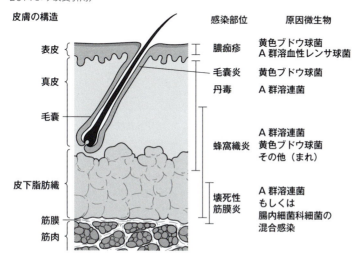

- ①**膿痂疹(impetigo)**：表皮の限局した細菌感染症です。原因微生物は黄色ブドウ球菌やA群溶連菌です。近年MRSAの増加が問題となっています。
- ②**毛嚢炎(folliculitis)・せつ(furuncle)・よう(carbuncle)**：単一の毛包の浅い部分の細菌感染症が毛嚢炎，毛嚢炎が深部まで及んだものがせつ，複数の毛包に広がったものがようです。原因微生物は黄色ブドウ球菌が最多です。
- ③**丹毒(erysipelas)**：真皮の感染症であり，蜂窩織炎より浅い部位に病変があります。このため蜂窩織炎と比較すると，①病変の境界が明瞭である，②周囲の正常組織よりやや盛り上がっている，などの特徴があります（図2）。多くはA群溶連菌が原因微生物です。
- ④**蜂窩織炎(cellulitis)**：病変の深さは真皮〜皮下組織に至ります。丹毒と比較すると①病変の境界が不明瞭，②腫脹が目立ち，硬結を伴います（図3）。原因微生物はA群溶連菌（ときにC, G, B群）と黄色ブドウ球菌が主です。
- ⑤**壊死性筋膜炎(necrotizing fasciitis)**：感染が皮下組織よりさらに

図2 ▶ 丹毒

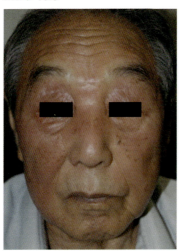

図3 ▶ 蜂窩織炎

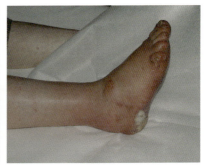

図4 ▶ 壊死性筋膜炎

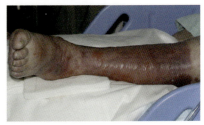

深部の筋膜まで及び，筋膜に沿って急速に広範囲に拡大します。激しい痛み，数時間で急速に拡大する発赤，水疱，皮膚の色調変化（紫色，青銅色），出血などを認める場合は本疾患を考慮します（図4）。敗血症やショックをきたし，しばしば致死的です。原因微生物は溶連菌（A,B,C,G群）などの単一菌によるものと，腸内細菌科細菌やバクテロイデスなどの嫌気性菌による混合感染によるものがあります。

- 市中発症で免疫正常者の皮膚・軟部組織感染症の原因微生物の大半はA群溶連菌と黄色ブドウ球菌ですが，患者背景や曝露歴によって想定すべき原因微生物が異なってきます。表1に特殊な場合に想定すべき病原微生物を示します。

表1 ▶ 患者背景や曝露歴と原因微生物（文献1,2より作成）

小児の頬部蜂窩織炎	インフルエンザ菌
切断が必要となりそうな糖尿病性足潰瘍	好気性グラム陰性桿菌（腸内細菌科，緑膿菌，アシネトバクター），嫌気性菌（バクテロイデス，ペプトコッカス）
ヒト咬症	口腔内嫌気性菌，エイケネラ・コローデンスなど
ネコ・イヌ咬症	パスツレラ・ムルトシダ，カプノサイトファーガ・カニモルサスなど
淡水との接触	エロモナス・ハイドロフィラなど
海水との接触	ビブリオ・バルニフィカスなど
水産業・食肉業	ストレプトコッカス・イニエ，豚丹毒菌など
好中球減少症	緑膿菌，そのほかのグラム陰性桿菌
HIV感染症	ヘリコバクター・シネディ
細胞性免疫不全	非結核性抗酸菌症，ノカルジア属，クリプトコッカス・ネオフォルマンス

除外すべき疾患

- 皮膚の発赤，腫脹は，皮膚や皮下組織の問題だけでなく，関節や骨，血管など近傍の臓器の炎症の皮膚表面への波及でも認められます。感染症以外に，鑑別を要する非感染性疾患も多く存在します。皮膚発赤・腫脹の鑑別診断を表2に示します。

表2 ▶ 皮膚発赤・腫脹の鑑別診断（文献1などを参照し作成）

解剖学的部位	感染症	非感染性疾患
皮膚・皮下組織	・細菌感染症：せつ，よう，丹毒，蜂窩織炎，壊死性筋膜炎，ガス壊疽，皮下膿瘍，リンパ管炎など ・ウイルス感染症：帯状疱疹初期など ・全身感染症に伴う皮膚症状：毒素性ショック症候群など ・遊走性紅斑：ライム病 ・皮膚炭疽	・虫咬症 ・固定薬疹 ・接触性皮膚炎 ・結節性紅斑 ・壊疽性膿皮症 ・スウィート症候群 ・川崎病 ・ウェルズ症候群（好酸球性蜂窩織炎） ・癌性類丹毒症（carcinoma erysipeloides）
関節	・化膿性関節炎 ・化膿性滑液包炎	・結晶性関節炎（痛風・偽痛風） ・膠原病（関節リウマチ，成人スティル病など）
骨	・骨髄炎	
血管		・深部静脈血栓症 ・静脈うっ血

思考プロセス

Point 1 病変の解剖学的な部位はどこか，感染症か非感染性疾患か，幅広く鑑別疾患を挙げる（表2）

Point 2 皮膚・軟部組織感染症が疑われる場合は，解剖学的な部位（広がりと深さを）を同定する（図1）

Point 3 壊死性皮膚軟部組織感染症（NSTI）を絶対に見逃さない。NSTIが疑われる場合には，早期の外科的な介入を躊躇しない

Point 4 患者背景から原因微生物を想定し，適切な抗菌薬を選択する（表1）

こんなときは注意

- 壊死性軟部組織感染症（NSTI）は致死率が高く，早期に診断し治療することが重要です．発症早期は皮膚所見だけでは蜂窩織炎と鑑別することは困難であり，意識障害やバイタルサインの異常（血圧低下，頻脈，頻呼吸）がみられる場合は考慮します．NSTIを疑うべき所見を**表3**に示します．

表3 ▶ 壊死性軟部組織感染症を示唆する所見（文献2より引用）
① 局所所見に対して痛みが非常に強い
② 初期の抗菌薬治療に反応しない
③ 皮膚の病変部位を越えて，皮下組織を硬い木のように触れる
④ 意識の変容を伴う全身毒性
⑤ 皮膚の紅斑を越えて広がる浮腫と圧痛
⑥ 組織内のガスの存在を示す握雪感
⑦ 水疱性病変
⑧ 皮膚壊死・出血斑

\うまくいかないときは……/

初期治療に反応しない場合には，以下のことを考えます．
① 抗菌薬のスペクトルが外れている：想定する起炎菌の誤り，薬剤耐性菌の関与など．
② 膿瘍や異物の存在：膿瘍ドレナージ，異物の除去が必要．
③ 壊死性軟部組織感染症である：緊急の外科的処置が必要．
④ 診断が間違っている：病変部位が異なっている（化膿性関節炎や骨髄炎など），非感染性疾患など．

文献
1) Swarts MN. Clinical practice Cellulitis. N Engl J Med 2004; 350: 904-12.
2) Stevens DL, et al. Practice guidelines for the diagnosis and management of skin and soft tissue infections: 2014 update by the Infectious Diseases Society of America. Clin Infect Dis 2014; 59: e10-52.

皮膚および筋・骨格系の症状④

関節痛

考え方の POINT!

- 関節痛の診断では，まず病変の解剖学的部位が関節内か，関節周囲の筋骨格系臓器かを見極めます。関節に病変がある場合には，関節痛なのか関節炎なのかを区別します。関節炎であれば急性か慢性か，単関節炎か多関節炎かを評価します。
- 関節痛の原因として絶対に見逃してはならないのは，**化膿性関節炎**です。化膿性関節炎は感染症領域のエマージェンシーであり，治療が遅れると**数日単位で不可逆的な関節破壊をきたします**。
- 急性単関節炎では必ず化膿性関節炎を念頭に置き，関節液穿刺を行います。
- 多関節炎をきたす疾患は多岐に渡り，丁寧な問診と身体診察が必要です。

抗菌薬投与の適応

・化膿性関節炎を疑う場合には，最大量の抗菌薬を経静脈的に投与します。治療期間は長期にわたるため，必ず抗菌薬投与前に血液培養検査と関節液穿刺を実施し，原因微生物の同定を行う必要があります。

・初期治療抗菌薬は関節液のグラム染色所見に基づいて選択し，培養結果判明後に標的治療に変更します。

関節液のグラム染色所見		抗菌薬		
グラム陽性球菌 (黄色ブドウ球菌，レンサ球菌)	セファゾリン(CEZ) (セファメジン®)	1回2g	1日3回，点滴静注*	
MRSAを考える場合	バンコマイシン(VCM)	1回15mg/kg	1日2回，点滴静注	
グラム陰性球菌 (淋菌感染症疑い)	セフトリアキソン (CTRX)(ロセフィン®)	1回1g	1日1回，点滴静注	
グラム陰性桿菌 (腸内細菌科・緑膿菌)	セフェピム(CFPM) (マキシピーム®)	1回2g	1日2回，点滴静注	
	シプロフロキサシン (CPFX)(シプロキサン®)	1回400mg	1日2回，点滴静注	

＊：保険適用外，添付文書は最大5g/日

考えられる疾患および原因微生物

- 関節炎と判断した場合には，経過が急性か慢性か，また罹患関節数が単関節か多関節によって4つのカテゴリーに分けて鑑別を行います（表1）。**痛みの持続期間が6週間以内の場合は急性，6週間以上の場合は慢性**と判断します。この4つのカテゴリーを土台として，年齢・性別，罹患関節炎の部位，関節外の症状，病歴・身体所見などから得られる情報と合わせ鑑別を進めます。

- 四肢関節の化膿性関節炎の原因微生物は，大きく**淋菌性と非淋菌性**に分けられます。非淋菌性では黄色ブドウ球菌が最も多く，近年MRSAの頻度が増加傾向です。次いでレンサ球菌が多くなっています。レンサ球菌のなかではA群溶連菌のほかに，近年B，C，G群が増加傾向です。人工関節感染では，コアグラーゼ陰性ブドウ球菌の頻度が高くなります。グラム陰性桿菌は，高齢者や免疫不全患者さんに多くみられます[1]。これらの一般的な原因微生物に加えて，患者背景や曝露歴などによって，そのほかの原因微生物の関与も考慮する必要があります（表2）。

- 淋菌性関節炎は，性的に活動性の高い年齢に多くみられ，播種性淋菌感染

表1 ▶ 関節炎の分類と原因

		単関節炎	多関節炎
急性		化膿性関節炎（非淋菌性，淋菌性） 結晶誘発性関節炎（痛風，偽痛風） 外傷性 ライム病 急性多関節炎の初期	化膿性関節炎（非淋菌性，淋菌性） 感染性心内膜炎 ウイルス性 （ヒトパルボウイルスB19，風疹ウイルス，HIV，B型肝炎ウイルス，C型肝炎ウイルス，サイトメガロウイルス） ライム病 慢性多関節炎の初期
慢性		変形性関節症 真菌性関節炎 抗酸菌性関節炎（結核菌，非結核性抗酸菌） ライム病 腫瘍性（腫瘍随伴症候群） 無菌性骨壊死	梅毒 ライム病 関節リウマチ 全身性エリテマトーデス 混合性結合組織病 血管炎 血清反応陰性脊椎関節症 反応性関節炎 リウマチ性多発筋痛症　など

表2 ▶ 臨床的・疫学的背景と化膿性関節炎の原因微生物 (文献2より改変引用)

臨床的・疫学的背景	原因微生物
関節リウマチ	黄色ブドウ球菌
麻薬常用者	黄色ブドウ球菌，緑膿菌
糖尿病・悪性腫瘍	黄色ブドウ球菌，B群溶連菌
免疫不全患者	黄色ブドウ球菌，レンサ球菌，腸内グラム陰性桿菌，リステリア・モノサイトジェネス
新生児・4歳未満の小児	グラム陰性菌，キンゲラ・キンガエ
若年成人，月経中の女性	淋菌
線維軟骨関節（胸鎖関節・仙腸関節・恥骨結合など）	黄色ブドウ球菌，緑膿菌
イヌ・ネコ咬傷	パスツレラ・ムルトシダ，カプノサイトファーガ属，嫌気性菌
ヒト咬傷	エイケネラ・コローデンス，嫌気性菌，緑色レンサ球菌
ネズミ咬傷	ストレプトバチルス・モニリホルム
産褥期の女性	マイコプラズマ・ホミニス
滅菌されていない乳製品の摂取，流行地の居住者・旅行者	ブルセラ属
東南アジアの居住者・旅行者	バークホルデリア・シュードマレイ（類鼻疽），豚レンサ球菌
植物のトゲによる外傷後	パントエア・アグロメランス，ノカルジア属

症では移動性の多発関節炎，主に四肢に出現する皮疹，腱鞘炎を三徴とします。化膿性関節炎期では1つあるいは少数の関節病変をきたし，通常の化膿性関節炎との区別が困難です。

● 体幹関節である胸鎖関節，胸肋関節，仙腸関節，恥骨結合などの線維軟骨関節の化膿性関節炎の原因微生物は，黄色ブドウ球菌や緑膿菌が多いとされています。胸鎖関節炎はときに潜在性菌血症や鎖骨下静脈へのカテーテル挿入の合併症として起こり，緑膿菌が原因となることもあります。仙腸関節の感染症は菌血症におけるまれな転移性病巣として認められ，原因微生物は黄色ブドウ球菌が最多です[2]。

除外すべき疾患

● **単関節痛**：化膿性関節炎は関節リウマチ，変形性関節症，痛風，偽痛風など，関節に何らかの基礎疾患を有するところに多く発症します。関節リウマチや偽痛風などがあっても化膿性関節炎が併存している可能性は否定できず，関節穿刺で化膿性関節炎を除外する必要があります。滑液包炎は関節の周囲にある滑液包の炎症で，関節周囲の発赤・腫脹があり関節炎と類

似していますが，関節可動域制限がほぼ正常であることで鑑別がつきます。
- **多関節痛**：化膿性関節炎は多くの場合単関節炎で発症しますが，複数の関節病変をきたす場合があり，特に播種性淋菌症を見逃さないことが重要です。淋菌性関節炎は診断が難しく，核酸増幅法などを併用します。感染性心内膜炎は血行性播種や免疫反応により多関節痛をきたすことがあり，病歴や心雑音から疑わしい場合は血液培養，心臓超音波検査を実施します。非感染性疾患では，尿道炎や消化管感染症の後に発症する反応性関節炎，血管炎や早期の関節リウマチなどを見逃さないようにします。
- **体幹および四肢の関節痛**：脊椎や仙腸関節といった体軸関節や末梢の関節（手足）に炎症をきたす脊椎関節炎（強直性脊椎炎，乾癬性関節炎，反応性関節炎，ブドウ膜炎関連関節炎，炎症性腸炎関連関節炎，分類不能脊椎関節炎）やその亜型であるSAPHO（synovitis, acne, pustulosis, hyperostosis, osteitis）症候群が鑑別に挙がります。

思考プロセス

Point 1　病変の解剖学的部位が関節内か，関節周囲の筋骨格系臓器かを見極める

　関節は，関節包・滑膜・滑液（関節液）・軟骨・軟骨下組織で構成されており，関節内で炎症が起きている状態が関節炎です。関節痛は関節内の病変以外に，皮膚・皮下組織・筋膜・筋肉・腱・滑液包・靱帯・骨などの関節周囲の筋骨格系臓器に異常がある場合も認められ，まず病変の場所が関節内か関節外かを見極める必要があります。関節内に異常がある場合は関節可動域が全方向で制限され，全方向で可動時痛を認めます。関節痛は関節全体にありますが，関節劈隙に強く認めます。関節外に異常がある場合には，関節可動域は特定の方向で制限され，特定の方向に動かしたときだけ痛みが誘発されます。

Point 2 関節痛か関節炎かを見極める

関節痛である場合には，関節炎と非炎症性関節痛を判断します。関節炎では，関節痛以外に腫脹，発赤，熱感などの局所の炎症徴候を伴っています。

Point 3 関節炎であれば，病歴から急性か慢性か，身体所見から単関節痛か多関節痛かを確認する（前述）

Point 4 関節液穿刺が必要か判断する

急性単関節炎では必ず化膿性関節炎を疑い，関節穿刺を実施する必要があります。関節液検査では外観や粘稠度の評価に加え，①白血球数・分画，②グラム染色・培養，③結晶の検鏡を実施し，鑑別診断を絞り込みます（表3）。

表3 ▶ 関節液の鑑別（文献3より改変引用）

	正常	非炎症性	炎症性	化膿性	血性
量（mL）（膝）	<3.5mL	>3.5mL	>3.5mL	>3.5mL	>3.5mL
透明度	透明	透明	半透明〜混濁	混濁	血性
色調	無色	黄色	黄色	黄色	赤色
粘稠度	高粘稠	高粘稠	低粘稠	多様	多様
白血球数（/mm^3）	<200	0〜2,000	>2,000	>20,000	多様
好中球の比率	<25	<25	≧50	≧75	50〜75
培養	陰性	陰性	陰性	しばしば陽性	陰性

Point 5 抗菌薬投与や関節のドレナージが必要か判断する

化膿性関節炎の治療は抗菌薬のみでは不十分であり，関節穿刺・ドレナージが非常に重要です。

こんなときは注意

- 慢性に経過する関節炎の場合は，まれではありますが結核，真菌，梅毒，ライム病などを念頭においておく必要があります。

\うまくいかないときは……/

初期治療に反応しない場合には，以下のことを考えます。
①抗菌薬のスペクトルが外れている：想定する起炎菌の誤り，薬剤耐性菌の関与など。
②抗菌薬の投与量や投与回数が足りない：化膿性関節炎は十分量の抗菌薬投与が必要。
③洗浄・ドレナージ不良や異物の存在
④診断が間違っている：関節外の病変，非感染性疾患など。
⑤別の病態が併存している：結晶性関節炎（痛風，偽痛風）の合併，骨髄炎の合併，薬剤熱の合併など。

文献

1) Ross JJ, et al. Pneumococcus septic arthritis: review of 190 cases. Clin Infect Dis 2003; 36: 319-27.
2) Ohl CA et al. Infectious arthritis of native joints. Mandell, Douglas, and Bennett's Principles and Practice of Infectious Diseases. 8th ed. Philadelphia: Churchill Livingstone; 2015. p1302-17.
3) Helfogott SM, er al. Overview of monoarthtitis in adults. Up to date 10/25/2017.

頭頸部の症状①
視力障害，めまい，眼球運動障害

考え方のPOINT!

- 視力障害は角膜，前部ぶどう膜（光彩・毛様体），水晶体，後部ぶどう膜（脈絡膜）など炎症が起こる解剖学的部位に応じて原因微生物が異なります。眼科的に局所投与を行わなければ抗微生物薬の点滴や点眼は有効でない場合があり，速やかな眼科コンサルトが必要です。
- めまいは内耳障害や小脳・脳幹部障害以外にも，椎骨脳底動脈領域に形成された細菌性動脈瘤（mycotic aneurysm）による循環障害や抗菌薬による副作用が原因で起こりえます。
- 眼球運動障害は外眼筋や外眼筋を支配する神経障害が原因で起こります。意識障害を伴う場合は海綿静脈洞の血栓性静脈炎（cavernous sinus thrombophlebitis）や髄膜炎・脳炎など中枢神経感染症の鑑別が必要です。

抗菌薬・抗ウイルス薬投与の適応と投与例

ウイルス性角膜炎

アシクロビル（ACV）	1回5〜10mg/kg	1日3回
バラシクロビル（VACV）（バルトレックス®）	1回1g	1日3回

細菌性角膜炎

レボフロキサシン（LVFX）（クラビット®）	1回1滴点眼	1日4〜6回

細菌性眼内炎

経静脈的抗菌薬投与の有用性は限定的で，硝子体内注入に併用が原則

真菌性眼内炎，真菌性眼窩蜂窩織炎

ボリコナゾール（VRCZ）（ブイフェンド®）	1回6mg/kg （2日目以降）1回3mg/kg	1日2回
アムホテリシンBリポソーム（L-AMB）（アムビゾーム®）	1回3〜5mg/kg	1日1回

トキソプラズマ，ぶどう膜炎

Self-limitedの場合が多い。治療薬（ピリメタミンやスルファジアジン）は日本で未承認。

CMV網膜炎

ガンシクロビル（GCV）（デノシン®）	1回5mg/kg	1日2回

急性網膜壊死		
アシクロビル（ACV）	1回10mg/kg	1日3回
耳性帯状疱疹		
バラシクロビル（VACV）（バルトレックス®） 　プレドニゾロン併用も有効な可能性がある。	1回1g	1日3回
mycotic aneurysm		
抗菌薬は感染性心内膜炎に準じる。		
細菌性眼窩蜂窩織炎		
スルバクタム・アンピシリン（SBT/ABPC） （ユナシン®-S）	1回3g	1日3〜4回
セフトリアキソン（CRTX）（ロセフィン®）	1回2g	1日1回
梅毒（神経梅毒）		
ベンジルペニシリン（PCG） （ペニシリンGカリウム）	1回300〜400万単位	1日6回
結核（髄膜炎）		
イソニアジド（INH）（イスコチン®）	1回5mg/kg	1日1回
＋リファンピシン（RFP）（リファジン®）	1回10mg/kg	1日1回
＋エタンブトール（EB）（エサンブトール®）	1回15mg/kg	1日1回
＋ピラジナミド（PZA）（ピラマイド®） ステロイドを併用する。	1回20mg/kg	1日1回
ヘルペス脳炎		
アシクロビル（ACV）	1回10mg/kg	1日3回

考えられる疾患および原因微生物

視力障害・眼内炎

- 視力障害をきたす感染症の原因微生物は感染部位で異なります（**表1**）。前部ぶどう膜より中枢側は中枢神経系の血液脳関門（blood-brain barrier）のように血液網膜関門（blood-ocular barrier）があるため，直接菌やウイルスが感染するよりも，ヘルペスウイルス属や梅毒など全身感染症の一症状として，あるいは菌血症に合併して発症するなど，間接的に発症することが多いです。
- 眼内炎は手術や外傷，および糸状菌が副鼻腔から浸潤するなど，直接菌が感染することで発症する場合もあります。

めまい

- 症状の性質から回転性と浮動性に分類し鑑別診断します（表2）。
- 感染症によるめまいはウイルスによる**前庭神経炎**，**耳性帯状疱疹（ラムゼイハント症候群）**，**中耳炎**が多いです。
- アミノグリコシド系抗菌薬，バンコマイシン，テイコプラニン，ミノサイクリンといった**抗菌薬が原因となることもあります**。

眼球運動障害

- 外眼筋の障害や外眼筋を支配する脳神経と脳幹部の障害で生じます（表3）。
- 外眼筋に炎症を起こす**眼窩蜂窩織炎**は副鼻腔から波及することが多いです。

表1 ▶ 視力障害の原因疾患と原因微生物

疾患		原因微生物
角膜炎		黄色ブドウ球菌，肺炎球菌，緑膿菌，単純ヘルペスウイルス（HSV），帯状疱疹ウイルス（VZV）
前部ぶどう膜炎（光彩毛様体炎）		HSV，梅毒
眼内炎		
	白内障術後	コアグラーゼ陰性ブドウ球菌（CNS）
	緑内障術後	α溶血性レンサ球菌，肺炎球菌，インフルエンザ菌
	外傷後	セレウス菌
	副鼻腔から浸潤	アスペルギルス，ムコール
	菌血症に合併	黄色ブドウ球菌，α溶血性レンサ球菌，カンジダ
後部ぶどう膜炎（網脈絡膜炎）		トキソプラズマ，サイトメガロウイルス（CMV），梅毒，カンジダ，HIV
急性網膜壊死		HSV，VZV

表2 ▶ めまいの性状別に想定する疾患と原因微生物／薬剤

性状	疾患	微生物／薬剤
回転性	前庭神経炎	ウイルス
	耳性帯状疱疹（ラムゼイハント症候群）	VZV
	細菌性動脈瘤（mycotic aneurysm）による椎骨脳底動脈領域の循環障害	黄色ブドウ球菌，α溶血性レンサ球菌など
	薬剤性	アミノグリコシド，バンコマイシン，テイコプラニン
浮動性	中耳炎	「耳痛」の項参照（➡P.184）
	薬剤性	ミノサイクリン

- コントロール不良な糖尿病やステロイド使用など細胞性免疫障害がある場合は，細菌に加えてアスペルギルスやムコールなど糸状菌による鼻腔頭蓋真菌症の鑑別をCTで行ってください。

表3 ▶ 眼球運動障害を生じる障害部位と原因疾患と微生物

障害部位	原因疾患	微生物
外眼筋	眼科蜂窩織炎	
	直接感染	黄色ブドウ球菌，β溶血性レンサ球菌
	副鼻腔炎からの波及	肺炎球菌，インフルエンザ菌，α溶血性レンサ球菌
	好中球減少 細胞性免疫障害	アスペルギルス，ムコール
脳神経	梅毒	梅毒トレポネーマ
	結核性髄膜炎	結核（脳底部を走行する動眼神経や外転神経が脳底部の髄膜炎で冒される）
	蝶形骨洞炎	肺炎球菌，インフルエンザ菌，α溶血性レンサ球菌
	ウイルス性脳炎	HSV

除外すべき疾患

視力障害・眼内炎

- 外傷，眼科手術の既往，副鼻腔炎など，菌が直接感染する患者背景がないにもかかわらず眼内炎を発症している場合は，菌血症を通じて間接的に眼内へ感染した可能性があります。**菌血症診断のため血液培養検査を行ってください。**
- 前部ぶどう膜炎は感染症が原因で発症することはまれです。関節リウマチ，ベーチェット病，サルコイドーシス，多発性硬化症など**非感染性疾患の鑑別が必要です**。
- CMVによる網膜炎はAIDS（後天性免疫不全症候群）の一症状であることが多く，**HIVの精査が必要**です。また梅毒はHIVやB・C型肝炎など性感染症（STI）を合併していることがあります。梅毒の活動性評価のためのRPR法やTPHA法検査に加えて，HIV抗原抗体検査，HBs抗原検査，HCV抗体検査などSTIの精査が推奨されます。

めまい

- 椎骨脳底動脈領域の細菌性動脈瘤（mycotic aneurysm）は感染性心内膜炎に合併することが多く，動脈瘤が破裂した場合致命的です．回転性めまいに難治性の頭痛や同名半盲を合併する場合，発熱や炎症反応上昇を伴う場合は，**血液培養検査や感染性心内膜炎除外の心エコー検査，動脈瘤精査の頭部MRA検査が推奨**されます．

眼球運動障害

- 眼窩蜂窩織炎では通常，意識障害は起こりません．意識障害に髄膜刺激徴候を合併する場合は髄膜炎・脳炎など中枢神経感染症を，患側に発症してから24〜48時間後に対側の眼球突出と眼球腫脹が現れた場合は海綿静脈洞の血栓性静脈炎を疑う必要があります．

思考プロセス

Point 1　視力障害の原因となる眼科関連感染症は，経静脈的抗菌薬の効果は限定的。速やかに眼科へ相談しよう

視力障害の原因となる角膜炎，ぶどう膜炎，眼内炎など眼科関連の感染症は**失明する可能性**があります．またblood-ocular barrierがあるため抗微生物薬の全身投与では感染巣において治療域まで抗微生物薬の濃度が上昇せず，**点滴静注していても病状が悪化する危険性**があります．抗菌薬の硝子体内投与など専門的加療が必要なため，視力障害に眼痛，充血，前房蓄膿などの症状を合併する場合は速やかに眼科コンサルトを検討してください．

Point 2　局所の感染「だけ」を診断して安心しない。「全身性の感染症の一症状ではないか」と考えよう

眼内炎やmycotic aneurysmは，菌血症や感染性心内膜炎といった多臓器に感染を起こしうる疾患から間接的に発症した可能性があります．

眼球運動障害や視力障害が**結核や梅毒など全身性の症状を呈する細菌**によって発症している可能性もあります。症状がある臓器の感染症を診断することはもちろん重要ですが，局所の感染を診断したことで思考停止してしまうと元凶の感染源を見逃してしまうかもしれません。また診断を熟慮せず抗菌薬を投与してしまうと，菌血症診断に欠かせない血液培養検査が偽陰性となる危険性があります。症状のある臓器に限らず，問診や**身体所見は頭から足先まで全身に行い**，矛盾する症状（例．眼内炎なのに悪寒戦慄と腰背部痛がある（感染性心内膜炎に合併した眼内炎と化膿性脊椎炎を想定します））がある場合は，抗菌薬投与を急がず（緊急性がある場合は治療と並行して）**ほかの感染源がないか精査を行うことが重要**です。

Point 3 側頭動脈炎か副鼻腔・眼窩真菌症かの鑑別を

前頭部〜側頭部にかけての頭痛に加えて視力障害を認める場合，**側頭動脈炎**が鑑別に挙がります。血管炎症候群のなかでも失明に至るリスクがあり，直ちにステロイドによる治療を開始する必要があります。ただし，ステロイドを開始する前に，副鼻腔から眼窩にかけて浸潤している真菌感染ではないか，必ず確認をしてください。アスペルギルスは骨浸潤性が高く，蝶形骨や篩骨に浸潤すると患者さんは半側顔面の強い痛みを訴えます。視神経に浸潤すると視力障害をきたします。もし**真菌感染症であれば，ステロイド投与のみを行うことは病態を増悪させるのみ**ですのでご注意ください。

こんなときは注意

- 視力障害に全身症状を伴う場合（感染性心内膜炎など血流感染症を合併している可能性あり）
- めまいに頭痛や神経学的巣症状を伴う場合（椎骨脳底動脈領域の細菌性動脈瘤が破裂する可能性あり）
- 眼球運動障害に意識障害や意識変容を伴う場合（髄膜炎や脳膿瘍など中枢神経感染症を合併している可能性あり）

頭頸部の症状②
耳痛・耳漏，歯性感染症

考え方のPOINT!

- 耳痛・耳漏の原因として多い，中耳炎の主な原因微生物はウイルスです。抗菌薬投与を行っても症状は軽減せず，乳様突起炎など合併症発症率も下がりません。まずは解熱鎮痛薬などで対症療法を行い，症状が軽減しなければ細菌感染症を考慮し，抗菌薬投与や耳鼻科的処置を検討してください。
- 歯肉炎や歯周炎などの歯性感染症は，口腔周囲の組織が密に交通しているため，炎症が間隙を通じて上顎洞や下顎・頸部など周囲に広がる可能性があります。気道閉塞や脳神経麻痺など重篤な合併症に注意が必要です。

抗菌薬投与の適応

中耳炎
アモキシシリン（AMPC）（サワシリン®）（250mg）	1回2錠	1日3回，内服[*1]
（重症例）		
スルバクタム・アンピシリン（SBT/ABPC）（ユナシン®-S）	1回3g	1日3〜4回
セフトリアキソン（CTRX）（ロセフィン®）	1回2g	1日1回

乳様突起炎
セフトリアキソン（CTRX）（ロセフィン®）	1回2g	1日1回

外耳道炎
局所の清潔とオフロキサシン（OFLX）（タリビッド®）点耳薬

悪性外耳道炎
セフタジジム（CAZ）（モダシン®）	1回2g	1日3回[*2]
セフェピム（CFPM）（マキシピーム®）	1回2g	1日3回[*2]
シプロフロキサシン（CPFX）（シプロキサン®）	1回300mg	1日2回

化膿性耳下腺炎
スルバクタム・アンピシリン（SBT/ABPC）（ユナシン®-S）	1回3g	1日3〜4回

歯性上顎洞炎，海綿静脈洞血栓症，下顎蜂窩織炎，頸静脈化膿性血栓性静脈炎
スルバクタム・アンピシリン（SBT/ABPC）（ユナシン®-S）	1回3g	1日3〜4回
ベンジルペニシリン（PCG）（ペニシリンGカリウム）	1回300〜400万単位	1日4〜6回
＋メトロニダゾール（MNZ）（アネメトロ®）	1回500mg	1日3回

[*1]：国内承認上限1g/日，　[*2]：国内承認上限4g/日。

考えられる疾患および原因微生物

耳痛・耳漏

- 耳痛・耳漏の原因微生物は感染臓器で異なります（表1）。中耳は耳管を通じて上気道と交通しているため、中耳炎の原因微生物は上気道に定着している微生物を想定します。小児ではウイルスが多く、成人では細菌が多いです。
- 外耳道が皮膚と連続しているため、外耳道炎は黄色ブドウ球菌や表皮ブドウ球菌など皮膚の常在菌が原因で発症します。一方で、水分を吸収し外耳道が湿潤すると、緑膿菌が原因菌となりえます。
- 高齢者や術後患者さんが耳介前後の腫脹を伴う耳痛がある場合は、**化膿性耳下腺炎**を疑います。皮膚あるいは歯性感染症から波及し、黄色ブドウ球菌やα溶血性レンサ球菌、嫌気性菌が原因菌となります。また小児で片側または両側の耳下腺腫脹を伴う耳痛がある場合は**ムンプス**を想定します。舌下部の唾液腺が同時に腫れることもあります。ムンプスによる耳下腺炎に対して抗菌薬投与は不要です。

歯性感染症

- 歯肉炎、歯周炎などの歯性感染症および歯性感染症から波及した感染症は、口腔内の常在菌であるα溶血性レンサ球菌やペプトストレプトコッカス、フソバクテリウムなど嫌気性菌が原因菌となります。

表1 ▶ 耳痛・耳漏の原因疾患と原因微生物

疾患	原因微生物
中耳炎	
小児	ウイルス 肺炎球菌、インフルエンザ菌、モラクセラ
成人	肺炎球菌、インフルエンザ菌、モラクセラ
乳様突起炎	肺炎球菌、インフルエンザ菌、モラクセラ
外耳道炎	黄色ブドウ球菌、表皮ブドウ球菌
悪性外耳道炎	緑膿菌
化膿性耳下腺炎	黄色ブドウ球菌、嫌気性菌、β溶血性レンサ球菌、α溶血性レンサ球菌
ウイルス性耳下腺炎	ムンプス、インフルエンザ、エンテロウイルス

除外すべき疾患

耳痛・耳漏

- **中耳炎**は耳管が未成熟な小児で発症する場合がほとんどです。**成人で中耳炎を発症した場合は，悪性腫瘍による閉塞など耳管通過障害の原因精査が必要**です。
- 急性中耳炎を発症し約2週間以降に耳介後部の腫脹や発赤，耳介のずれがおきた場合は，**乳様突起炎**を疑います。骨膜下に膿瘍を形成することや頭蓋内に進展することがあります。本病態を疑った場合は，造影CTやMRI検査で膿瘍の除外や進展度の評価，耳鼻科コンサルトを行いドレナージの検討をしてください。
- **外耳道炎**は局所の清潔や局所用抗菌薬投与で軽快しますが，高齢者・糖尿病・HIV患者さんでは緑膿菌が外耳道や頭蓋内に侵襲する**悪性外耳道炎**に注意が必要です。著名な耳痛や耳周囲の発赤腫脹がある場合に疑います。顔面神経麻痺や他の脳神経（第Ⅸ，Ⅹ，Ⅻ）が障害されることもあり，**抗緑膿菌活性がある抗菌薬投与が必要**です。

歯性感染症

- 口腔内の組織は周囲と密に交通していて，組織間にできた間隙に感染が及ぶと，間隙を構成している脆弱な組織を壊し容易に隣接する組織や間隙に波及していきます（図）。
- 上顎と比べて下顎へ感染が波及することが多いです。気道閉塞や敗血症のため致死的経過をとりうるおそれや，脳神経麻痺のため永続的な後遺症を残す危険性がありますので，表2のような合併症を疑う場合は，造影CTやMRI検査で炎症の波及を精査し，速やかな抗菌薬投与と外科的ドレナージを検討してください。

図 ▶ 歯性感染症から周囲組織への進展様式

(Chow AW, et al. Ann Intern Med 1978; 88: 396. より改変引用)

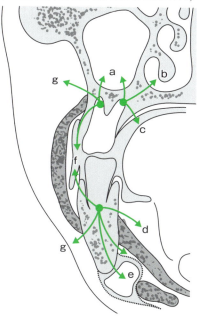

a：上顎洞，b：鼻腔，c：口蓋プレート，d：舌下隙（顎舌骨筋上），e：顎下隙（顎舌骨筋下），f：口腔内頬側筋方向への波及，g：口腔外頬側筋方向への波及

表2 ▶ 歯性感染症の合併症と障害部位

障害部位	疾患名
上顎洞	歯性上顎洞炎
海綿静脈洞	化膿性海綿静脈洞血栓症
顎下隙, 舌下隙	下顎蜂窩織炎（Ludwig's angina）
咽頭外側隙	反回神経麻痺や喉頭浮腫による気道閉塞 頸静脈化膿性血栓性静脈炎（レミエール症候群）

思考プロセス

Point 1 耳痛・耳漏患者に対して「抗菌薬は必要か」を考える

耳痛・耳漏の多くは中耳炎，外耳道炎，耳下腺炎が原因です。
中耳炎と耳下腺炎はウイルスが原因であることが多く，**抗菌薬を投与し**

なくても軽快します。抗菌薬を投与したとしても症状消失までの時間や二次的な細菌感染症など合併症発症率も変わりません。

外耳道炎も清潔と局所の抗菌薬投与で軽快します。抗菌薬投与を必要とする場合は，2〜3日の経過観察後も軽快しない中耳炎や耳管閉塞を伴う成人の中耳炎，中耳炎後に発症した乳様突起炎，高齢者や糖尿病患者さんに発症した悪性外耳道炎，高齢者や術後患者さんに発症した化膿性耳下腺炎です。

抗菌薬を必要とする臨床所見（例．乳様突起炎：耳介後部の発赤腫脹，耳介のずれ，悪性外耳道炎：強い耳痛や外耳道炎に合わない頻脈や頻呼吸，意識障害など敗血症を示唆する症状）や高齢者，糖尿病，HIVなど免疫障害がある患者さんでは抗菌薬使用の閾値を低くもち，**上記に該当しなければ抗菌薬を投与せず対症療法や局所治療のみを行ってよい**と思います。

Point 2　歯性感染症では口腔周囲臓器や敗血症に注意しよう

歯肉炎や歯周炎は歯科の治療範疇と思いますが，歯性感染症の合併症は理解する必要があります。間隙に細菌感染が波及すると局所で膿瘍形成するだけでなく，蜂窩織炎からさらに深層へ進展し壊死性筋膜炎を発症する可能性や，化膿性血栓性静脈炎から菌血症を合併する可能性もあります。また気道閉塞や頚動脈破裂など，1分1秒を争う致死的合併症も注意が必要です。

こんなときは注意

- 成人が中耳炎を発症した場合（悪性腫瘍による耳管閉塞を除外する必要あり）
- 急性中耳炎後に耳介周囲の感染徴候がある場合（急性乳様突起炎と骨膜下や頭蓋内膿瘍を合併している可能性あり）
- 歯性感染症に頚部腫脹や上顎部腫脹，神経学的巣症状がある場合（Ludwig's anginaやレミエール症候群，上顎洞炎，脳膿瘍など合併している可能性あり）

頭頸部の症状③
頭痛

考え方のPOINT!

- **細菌性髄膜炎**は内科救急疾患で，迅速な診断と抗菌薬治療が必要です。古典的三徴（発熱，項部硬直，意識障害）がすべて揃うことは珍しく，十分な診断精度がある身体所見もありません。進行性の意識障害を伴う頭痛患者さんで髄膜炎を疑う場合は，髄液検査や血液培養採取の閾値を低くして速やかに診断と治療を行いましょう。
- 頭痛に加えて緩徐に進行する神経学的異常がある場合は**脳膿瘍**を疑います。中耳炎／副鼻腔炎／歯性感染症など周囲臓器から波及して発症することが多いですが，呼吸器疾患や感染性心内膜炎といった血流感染症から遠隔転移する場合もあり，侵入門戸の検索は広く行う必要があります。Mass effectによる脳ヘルニアの危険性があるため，髄膜炎と異なり腰椎穿刺は避けましょう。
- ウイルス性上気道炎後に他症状が軽快していても発熱，頭痛，顔面痛，後鼻漏などの症状が続く場合，**細菌性副鼻腔炎**を疑います。39℃以上の発熱や後鼻漏，顔面痛，頭痛など局所症状が強い場合は抗菌薬投与を検討してください。

抗菌薬の適応

細菌性髄膜炎		
a．原因菌同定前，初期治療（empiric therapy）		
セフトリアキソン（CTRX）（ロセフィン®）	1回2g	1日2回
＋バンコマイシン（VCM）	1回15～20mg/kg	1日2～3回
（リステリア疑い時）		
＋アンピシリン（ABPC）（ビクシリン®）	1回2g	1日6回
（抗菌薬投与前または同時に）		
デキサメタゾン（オルガドロン®）	1回0.15mg/kg	1日4回
b．ペニシリン感受性肺炎球菌（PSSP）（PCG MIC≦0.06）		
ベンジルペニシリン（PCG）（ペニシリンGカリウム）	1回400万単位	1日6回
アンピシリン（ABPC）（ビクシリン®）	1回2g	1日6回
c．PRSP（PCG MIC≧0.12）（CTRX MIC＜1.0）		
セフトリアキソン（CTRX）（ロセフィン®）	1回2g	1日2回

MIC：最小発育阻止濃度

Ⅳ　いざ，実践！ 抗菌薬を投与する，しない？ 何を，どう使う？

d．PRSP（PCG MIC≧0.12）（CTRX MIC≧1.0）		
セフトリアキソン（CTRX）（ロセフィン®）	1回2g	1日2回
＋バンコマイシン（VCM）	1回15～20mg/kg	1日2～3回
e．インフルエンザ菌		
セフトリアキソン（CTRX）（ロセフィン®）	1回2g	1日2回
（ABPC感受性菌の場合）		
アンピシリン（ABPC）（ビクシリン®）	1回2g	1日6回
f．リステリア		
アンピシリン（ABPC）（ビクシリン®）	1回2g	1日6回
g．大腸菌		
セフトリアキソン（CTRX）（ロセフィン®）	1回2g	1日2回
（ESBL産生菌やAmpC産生菌の場合）		
メロペネム（MEPM）（メロペン®）	1回2g	1日3回
h．B群溶連菌		
ベンジルペニシリン（PCG）（ペニシリンGカリウム）	1回400万単位	1日6回
i．髄膜炎菌		
セフトリアキソン（CTRX）（ロセフィン®）	1回2g	1日2回
（PCG MIC＜0.1の場合）		
ベンジルペニシリン（PCG）（ペニシリンGカリウム）	1回400万単位	1日6回
シャント関連髄膜炎（CNS，緑膿菌などグラム陰性桿菌）		
バンコマイシン（VCM）	1回15～20mg/kg	1日2～3回
＋セフタジジム（CAZ）（モダシン®）	1回2g	1日3回[*1]
細胞性免疫抑制者の髄膜炎		
a．クリプトコッカス		
アムホテリシンBリポソーム（L-AMB）（アムビゾーム®）	1回3～4mg/kg	1日1回
＋フルシトシン（5-FC）（アンコチル®）	1回25mg/kg	1日4回内服
上記を2週間使用後		
フルコナゾール（FLCZ）（ジフルカン®）	1回400mg	1日1回内服
b．ノカルジア		
ST合剤（バクタ®）	1回5mg/kg（トリメトプリム換算）	1日3回内服
c．結核，梅毒	「視力障害，めまい」の項参照 ➡P.178	
ウイルス性髄膜炎（単純ヘルペス，水痘帯状疱疹ウイルス）		
アシクロビル（ACV）	1回10mg/kg	1日3回

[*1]：国内承認上限4g/日，[*2]：国内承認上限1g/日。

脳膿瘍（α溶血性レンサ球菌，嫌気性菌，黄色ブドウ球菌）		
セフトリアキソン（CTRX）（ロセフィン®）	1回2g	1日2回
＋メトロニダゾール（MNZ）（アネメトロ®）	1回500mg	1日3回
細胞性免疫抑制者の脳膿瘍（トキソプラズマ，クリプトコッカス，ノカルジア，リステリア，結核）		
トキソプラズマ治療薬（ピリメタミンやスルファジアジン）は日本で未承認。		
⑦急性副鼻腔炎（肺炎球菌，インフルエンザ菌，モラクセラ，嫌気性菌）		
アモキシシリン（AMPC）（サワシリン®）	1回500mg	1日3回内服[*2]
（重症例）		
スルバクタム・アンピシリン（ABPC/SBT） （ユナシン®-S）	1回3g	1日3〜4回
セフトリアキソン（CTRX）（ロセフィン®）	1回2g	1日1回
⑧真菌性副鼻腔炎（アスペルギルス，ムコール）		
アムホテリシンBリポソーム（L-AMB） （アムビゾーム®）	1回3〜5mg/kg	1日1回
⑨中耳炎，乳様突起炎	「耳痛・耳漏」の項参照 ➡P.184	

考えられる疾患および原因微生物

細菌性髄膜炎

- 細菌性髄膜炎は年齢や背景疾患で原因菌が異なります。1カ月未満の新生児では出産時に母体や医療スタッフから伝播したB群溶連菌や大腸菌が主な原因菌です。1ヵ月以上2歳未満の幼児では上気道に定着している肺炎球菌やインフルエンザ菌が原因となります。インフルエンザ菌に対するワクチンであるヒブ（Hib）ワクチン接種後はインフルエンザ菌の割合が減ります。

- 髄膜炎菌による髄膜炎は比較的まれですが，流行地への海外渡航後は注意が必要です。また，飛沫感染をするため，寮生など集団生活者のなかで流行することがあります。

- 脳脊髄液シャントが挿入されている場合は，皮膚常在菌のブドウ球菌や病院環境に定着している緑膿菌などのグラム陰性桿菌がシャントを通じて髄液に感染し髄膜炎を発症します。

- HIVやステロイドなど免疫抑制薬使用のため細胞性免疫が低下している患者さんでは，クリプトコッカスや結核，リステリアなど日和見感染の原

因となる微生物を想定する必要があります。

ウイルス性髄膜炎
- ウイルス性髄膜炎はエンテロウイルスが原因であることが多く，抗菌薬や抗ウイルス薬は無効です。
- 一方で，**単純ヘルペスウイルスや水痘帯状疱疹ウイルスによる髄膜炎は迅速な抗ウイルス薬投与が必要**です。頭痛に意識変容や高次脳機能障害などの神経学的異常を伴い，ウイルス性髄膜炎を疑う髄液所見（リンパ球有意の細胞数増加や髄液糖の低下を伴わない髄液蛋白の増加など）があれば速やかに抗ウイルス薬を投与してください。

脳膿瘍
- 脳膿瘍は副鼻腔炎・中耳炎・乳様突起炎・歯性感染症から連続性に波及して発症する場合と，膿胸や肺膿瘍といった呼吸器感染症や感染性心内膜炎のような血流感染から波及して発症する場合があります。中耳炎と乳様突起炎で約40％を占めますが，頭頸部だけでなく全身性に侵入門戸を検索する必要があります。侵入門戸により原因菌は異なりますが，約30％が好気性菌と嫌気性菌の混合感染と報告されています。

細菌性副鼻腔炎
- かぜ症候群など上気道の炎症が副鼻腔に波及すると副鼻腔炎を発症します。病初期はウイルスが原因であることが多く抗菌薬投与は不要ですが，炎症のためosteomeatal complexとよばれる副鼻腔の開口部に通過障害が起きると副鼻腔内で細菌が増殖し，細菌性副鼻腔炎を発症します。
- 細菌性副鼻腔炎初期は肺炎球菌やインフルエンザ菌など上気道の常在菌が原因菌となりますが，炎症が持続し組織の浮腫や腫脹のため副鼻腔の血液供給が低下すると局所の酸素濃度が低下し嫌気性菌が増殖します（図1）。
- かぜ症候群発症7日以降も副鼻腔局所の疼痛がある場合や39℃を超えるような発熱など，全身性の炎症が強い場合は抗菌薬投与を考慮します。病院内で経鼻挿管や経鼻胃管を挿入されている場合，人工物を通じて緑膿菌や腸内細菌などグラム陰性桿菌が副鼻腔内に感染し原因菌となります。

図1 ▶ 副鼻腔炎の発症時期と原因菌の推移
（Brook I. Infect Dis Clin North Am 2007; 21: 430. Fig2より改変引用）

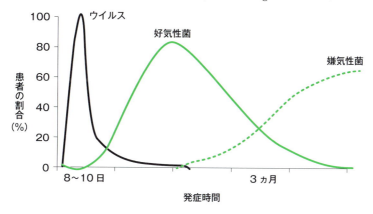

除外すべき疾患

- 頭痛に発熱，項部硬直，意識変容といった症状がある場合，まず細菌性髄膜炎を鑑別する必要があります。
- 脳膿瘍は頭痛と神経学的局所所見がある場合に疑います。髄膜炎と比べると症状に幅があり，昏睡や痙攣など重度な症状から無症状なものまでさまざまです。発熱がある症例は約50％にすぎないという報告があります。また膿瘍が形成される部位で神経学的所見も異なります（例．小脳：眼振，運動失調，側頭葉：失語症，脳幹部：顔面神経麻痺，嚥下障害など）。脳膿瘍は脳腫瘍と鑑別が必要で，その鑑別には頭部MRI検査が有用です。

思考プロセス

Point 1　細菌性髄膜炎は内科救急疾患。迅速な抗菌薬投与を心がけよう

　細菌性髄膜炎は抗菌薬治療が遅れるほど予後が悪化し，難聴など神経学的後遺症が残る救急疾患です。古典的三徴（発熱，項部硬直，意識障害）がすべて揃うことはまれです。また項部硬直，ケルニッヒ徴候，jolt accentuationなど髄膜炎を疑う身体所見も重要ですが，**単一の症状や身体所見で髄膜炎を除外できる十分な感度を有する所見はありません**。細菌性髄膜炎を疑う場合，髄液検査や血液培養検査を行う閾値を低くする必要があります。

　病歴（例．発熱と頭痛を訴えた後，急速に進行する意識障害）や身体所見から細菌性髄膜炎である可能性がきわめて高く髄液検査実施まで時間がかかる場合は，**血液培養を採取し抗菌薬投与を優先することも許容**されます。局所の神経学的巣症状や乳頭浮腫など頭蓋内占拠性病変によるmass effectが除外できない場合は髄液検査前に頭部CT検査を行いますが，CT検査後に髄液検査を行ったほうがCT検査を行わずに髄液検査を行った群と比較して予後や脳ヘルニアなど腰椎穿刺に伴う合併症の発症率は変わらなかったという報告[1]もありますので，画像検査を行わずに髄液検査を優先する場合もあります。一人での対応が困難であれば，感染症科や脳神経内科など専門科に相談し，**迅速な診断と治療を心がけてください**。

こんなときは注意

- 頭痛に意識変容や意識障害を伴う場合（細菌性，ウイルス性髄膜炎，脳膿瘍など中枢神経感染症の可能性あり）

文献

1) Glimåker M, et al. Lumbar puncture performed promptly or after neuroimaging in acute bacterial meningitis in adults: A prospective national cohort study evaluating different guidelines. Clin Infect Dis 2018; 66: 321-8.

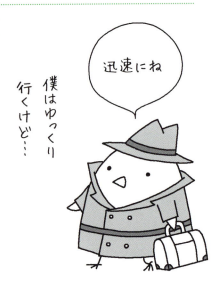

頭頚部の症状④
意識変容

考え方のPOINT!

- 意識変容に高次脳機能障害を合併する場合は脳症や脳炎，脳膿瘍を疑います。単純ヘルペスはウイルス性脳炎で最も多い原因ウイルスで，**迅速な抗ウイルス薬投与**が必要です。
- 中枢神経系感染症だけでなく，他感染症による敗血症で意識変容が起きる場合があります。特に高齢者では局所の感染徴候がはっきりしない場合も多く，全身を診察して感染性疾患を鑑別していく必要があります。
- 意識変容は薬剤が原因で起こる場合があります。セファロスポリン系やキノロン系，マクロライド系抗菌薬など，入院中だけでなく外来でも使用することが多い**抗菌薬も原因となりえます**。耐性菌拡大防止のためだけでなく，副作用による健康被害を生じないためにも抗菌薬の適正使用が必要です。

抗菌薬・抗ウイルス薬投与の適応と投与例

単純ヘルペス脳炎，水痘帯状疱疹ウイルス脳炎		
アシクロビル	1回10mg/kg	1日3回
インフルエンザ脳症／脳炎		
オセルタミビル（タミフル®）	1回75mg	1日2回，内服
ペラミビル（ラピアクタ®）	1回600mg	1日1回
（重症例）ステロイドパルス療法やγグロブリン投与が有用という報告がある。		
脳膿瘍，慢性髄膜炎	「頭痛」の項参照 → P.189	

考えられる疾患および原因微生物（表）

●意識変容がある場合，**脳炎**や**脳膿瘍**を鑑別する必要があります。感染症による脳炎は主にウイルスが原因です。脳炎では大脳皮質に炎症が起こり，炎症が起きた皮質が支配する高次機能が障害される点が髄膜炎との鑑別点

となりますが，厳密には区別できない場合も多く，髄膜脳炎と称される場合もあります。
- 高次脳機能障害による症状として人格変化，幻覚，言語障害，運動失調，痙攣などが挙げられます。運動野が障害されると，筋力低下，腱反射の亢進，バビンスキー反射など病的反射がみられます。皮質の炎症が進行すると脳浮腫が増強し昏睡状態になりえます。脳炎の原因ウイルスは単純ヘルペスウイルスが最も多く，そのほか表に示すようなウイルスが原因となります。頻度は少ないものの急性HIV感染症が脳炎または髄膜炎の原因となるため，ウイルス性の脳炎や髄膜炎を疑う場合は性交渉歴や違法ドラッグ歴などHIVの危険因子となる病歴を聴取することも大切です。
- 数週間単位で緩徐に進行する意識変容では**慢性髄膜炎**を考えます。肺炎球菌やインフルエンザ菌などが原因となる細菌性髄膜炎と異なり，頭痛などの症状も軽微です。特に高齢者や細胞性免疫が低下している患者さんで疑います（原因微生物は「頭痛」の項を参照 ➡P.191）。

表 ▶ 意識変容の原因と原因微生物

疾患	原因微生物
ウイルス性脳炎	単純ヘルペス，水痘帯状疱疹ウイルス，EBウイルス，サイトメガロウイルス，HIV，インフルエンザ　など
脳膿瘍 慢性髄膜炎	「頭痛」の項参照 ➡P.191

除外すべき疾患

- 中枢神経感染症以外の感染症でも意識変容が起こります。特に感染症による炎症が臓器障害を起こした状態である敗血症は要注意です。敗血症による炎症が脳の微小循環を傷害し，**敗血症性脳症**を生じることもあります。ICU以外の現場で敗血症を把握する指標として導入されたqSOFA（➡P.51）内にも意識変容が含まれています。特に高齢者では臓器特異的な症状が乏しい場合があり，全身を診察し感染巣を同定していく必要があります。
- 脳炎を疑う場合，感染性の脳炎以外に中枢神経の細胞膜表面抗原を標的とする抗体が原因となる**自己免疫性脳炎**を除外する必要があります。特に抗

NMDA受容体脳炎（50％）と抗LGI1抗体陽性脳炎（30％）が高頻度の疾患です．どちらも悪性腫瘍を合併していることが多く（抗NMDA受容体脳炎−卵巣奇形腫，抗LGI1抗体陽性脳炎−胸腺腫），腫瘍を切除することで脳炎の症状が軽減する可能性があります．自己免疫性脳炎を疑う場合は合わせて悪性腫瘍の検索も行ってください．

● **慢性髄膜炎** を疑う場合，癌性髄膜炎，サルコイドーシス，全身性エリテマトーデス（SLE），ベーチェット病など非感染性疾患による髄膜炎も鑑別が必要な場合があります．

思考プロセス

Point 1
意識変容に発熱と高次脳機能障害がある場合，まず単純ヘルペス脳炎を考え迅速に治療を行おう

意識変容に発熱と高次脳機能障害があり脳炎を疑う場合，原因微生物として最多の単純ヘルペスウイルスを考える必要があります．**治療が遅れるほど死亡率が高く，後遺症が残る可能性も高い**ためです．急激に発症し，人格変化，混迷，見当識障害などの意識変容と筋力低下や痙攣といった巣症状がある場合に疑います．

頭部MRI検査で側頭葉内側に拡散強調画像，T2強調画像，FLAIRで高信号を呈し，基底核は障害されないことが特徴的な所見です．髄液の単純ヘルペスPCRが鑑別診断に有用ですが，発症72時間以内は偽陰性になりえますので，治療を続けながら後日再検するか，**臨床上疑わしければ髄液PCRが陰性でも治療を続けることも考慮します．**

Point 2
抗菌薬が意識変容の原因となることがある．副作用による健康被害を最小限に止めるためにも，抗菌薬の適正使用が必要

抗菌薬使用中に意識変容や痙攣，小脳失調などの脳症や脳炎を疑う症状が現れた場合，**抗菌薬が原因の脳症**も考えなければなりません．代表的な薬剤としてメトロニダゾールやセフェピムが挙げられますが，そのほかセ

フトリアキソンやシプロフロキサシン，クラリスロマイシンなど，外来でも使用する機会が多い抗菌薬も原因となりえます。またヘルペス脳炎の治療薬であるアシクロビルも脳症を起こすことがあり，原疾患の悪化や薬剤の副作用か判断が難しいこともあります。脳症を発症したとしても，大部分の症例は原因薬剤を中止することで症状は消失しますが，メトロニダゾールなど**一部の抗菌薬では不可逆的に症状が続く**症例も報告されています。

　　　　　　　　抗菌薬関連脳症は特に腎機能障害がある場合に多いため，抗菌薬を使用するときは腎機能に合わせた適切な量を使用しなければなりません。また「抗菌薬を使う必要がある症例に対しては適切な量を適切な期間使用し，必要ない症例に対しては使用しない」という適正使用が耐性菌対策だけでなく，副作用による健康被害を助長しないためにも必要です。

こんな
ときは注意

- 意識変容に高次脳機能障害を伴う場合（ウイルス性脳炎や脳膿瘍など中枢神経感染症の可能性あり）
- 抗菌薬投与中に意識変容が生じた場合（抗菌薬関連脳症の可能性あり）

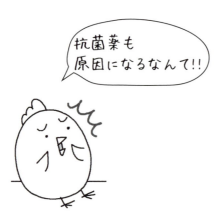

周術期（術後感染予防）

考え方のPOINT!

- 予防的抗菌薬は手術部位の常在菌にターゲットを絞って選択します。偏性嫌気性菌が関与しない場合はセファゾリン，関与する場合はセフメタゾールもしくはフロモキセフを選択します。
- 執刀開始前60分以内に投与を開始して，執刀までに投与を終えることが基本です。抗菌薬の半減期の2倍が経過した時点と，1,500mL以上出血したときは追加投与を行います。
- バンコマイシンが使用される場面は限られています。バンコマイシンを投与する際はセファゾリンの併用を考慮する場合もあります。

予防的抗菌薬の1回投与量と半減期

（日本化学療法学会，日本外科感染症学会．術後感染予防抗菌薬適正使用のための実践ガイドライン．2016より作成）

抗菌薬	1回投与量 （成人・80kg未満）	追加投与のタイミング （腎機能正常者）
セファゾリン（CEZ）（セファメジン®）	1g	3〜4時間
セフメタゾール（CMZ）（セフメタゾン®）	1g	2〜3時間
フロモキセフ（FMOX）（フルマリン®）	1g	2時間
クリンダマイシン（CLDM）（ダラシン®）	600mg	6時間
バンコマイシン（VCM）	15mg/kg（最大2g）	8時間
ゲンタマイシン（GM）（ゲンタシン®）	5mg/kg	5時間*
メトロニダゾール（MNZ）（アネメトロ®）	500mg	8時間

＊：追加投与をすれば過量投与になるおそれがあるため検討が必要（筆者私見）。

周術期の予防的抗菌薬とは

- 手術後合併症の一つである感染症は**手術部位感染（surgical site infection；SSI）**とよばれており，深達度によって①皮膚・皮下組織部の浅部切開創SSI，②筋膜・筋肉部の深部切開創SSI，③臓器や体腔内の膿瘍をはじめとする臓器/体腔SSIの3つに分類されています（図）。
- 周術期にはSSIリスクを低減させるために，予防的抗菌薬が投与されます。

図1 ▶ 深達度による手術部位感染の分類
(Horan TC, et al. Infect Contral Hosp Epidemiol 1992; 13: 606-8. より引用)

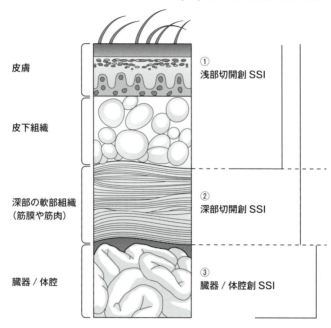

その目的は手術中汚染の細菌量を減少させてSSIのリスクを減らすことであり，手術部位とは関係のない部位の感染症を減らすことではありません。また，術後のさまざまな感染症を心配するあまり，"**念のため**"に**予防的抗菌薬を広域スペクトルなものにすることにも意味がありません**。

手術部位の常在菌をターゲットに抗菌薬を選択

- 繰り返しになりますが予防的抗菌薬の目的は，手術中に汚染する細菌を患者さんの免疫力や防御機構によって感染症を発症させず抑え込めるレベルまで減らすことです。決して手術部位を徹底的に無菌化することを目的としていませんし，**SSIは抗菌薬の効果だけでコントロールできるものでもない**ことを認識しておく必要があります。抗菌薬の選択は**手術部位の常在菌にターゲットを絞ったものを選択する**のが原則です（表）。
- 気道，消化器，生殖器，尿路といった粘膜に手を加えない健常皮膚を切開するいわゆる"清潔創"では，皮膚常在菌のうち強毒な黄色ブドウ球菌や

- レンサ球菌をターゲットにして**セファゾリン**を使用します。コアグラーゼ陰性ブドウ球菌も皮膚の常在菌ですが，ターゲットにしません。
- 上部消化管，肝胆膵，尿路の手術では，腸内細菌科細菌のなかでも原因菌となる頻度の高い大腸菌やクレブシエラ属をターゲットとして，こちらも**セファゾリン**で対応できます。一見，スルバクタム・アンピシリンでも合理的に見えますが，近年，スルバクタム・アンピシリンは大腸菌の感受性が低下している報告があることに加えて広域スペクトルであるため，大腸菌をターゲットにする場合はセフェム系を選択するという考え方もあります。
- 下部消化管，腟・子宮の手術では，腸内細菌科細菌に加えて偏性嫌気性菌をターゲットにして**セフメタゾール**や**フロモキセフ**を選択します。
- 口腔・咽頭や肺・気管の手術では，口腔内のレンサ球菌と偏性嫌気性菌をターゲットにして**スルバクタム・アンピシリン**や**セフメタゾール**を選択します。もしβ-ラクタム系のアレルギーである場合は，レンサ球菌や黄色ブドウ球菌に対してはクリンダマイシンやバンコマイシンを，腸内細菌科細菌に対してはアミノグリコシド系やキノロン系を，偏性嫌気性菌に対してはメトロニダゾール（下部消化管，腟）やクリンダマイシン（口腔・咽頭）を選択し，これらを常在菌によって組み合わせて使用します。
- 各論的に説明すれば上記のようになりますが，結論的にいえば「**偏性嫌気性菌が関与しない部位の手術ではセファゾリン**」，「**偏性嫌気性菌が関与すればセフメタゾールもしくはフロモキセフ**」**の2択**ということになります。

表 ▶ 臓器別の常在菌と予防的抗菌薬の選択

臓器	常在菌	抗菌薬 第1選択	第2選択
心臓・血管，乳腺・ヘルニア，骨・関節・筋肉，耳・鼻・眼・涙道	黄色ブドウ球菌 レンサ球菌	セファゾリン（CEZ）	クリンダマイシン（CLDM）もしくはバンコマイシン（VCM）
上部消化管	レンサ球菌 腸内細菌科細菌		クリンダマイシン（CLDM）＋ゲンタマイシン（GM）
肝胆膵，尿路	腸内細菌科細菌		ゲンタマイシン（GM）もしくはシプロフロキサシン（CPFX）
口腔・咽頭，肺・気管	レンサ球菌 偏性嫌気性菌	セフメタゾール（CMZ） もしくはフロモキセフ（FMOX）	クリンダマイシン（CLDM）
下部消化管，腟・子宮	腸内細菌科細菌 偏性嫌気性菌		メトロニダゾール（MNZ）＋ゲンタマイシン（GM）

投与のタイミングは？

- 手術部位における抗菌薬の組織濃度を考えた場合，執刀開始時点で十分量の抗菌薬が手術組織に移行しており，執刀中も常に有効量が維持されている状況を目指さなければなりません。そのためには投与量と初回・追加投与のタイミングが重要になります。予防的抗菌薬であっても細菌を殺滅するという目的は感染症治療と同じですから，**予防的投与も治療と同じ量を投与します**。中途半端な減量はSSI予防の効果を低下させ，耐性菌を生むリスクとなる可能性があります。同様の理由で体重が80kgを越える患者さんでは増量することを検討しましょう。セファゾリンは通常1回1gでよいですが，80kg以上では2gに増量する必要があります。
- 初回投与のタイミングとSSIの発生率の関係については多くの検討がされていますが，現在は「**執刀開始前60分以内に投与を開始して，執刀までに投与を終える**」というのがコンセンサスになっています（例外：**バンコマイシンとキノロン系は執刀開始120分以内**）。セファゾリンは緩徐な静脈注射が可能ですので，手術開始が直前に迫った場面では投与速度を上げて執刀までに投与し終えることが可能です。しかし，何らかの理由で第1選択薬が使用できず，第2選択薬を投与する場面の投与速度は注意が必要です。**クリンダマイシンは急速投与を行うと心停止を起こし，バンコマイシンは急速投与や短時間投与でレッドネック症候群を起こす**といった副反応があるからです。
- 追加投与は初回投与で上昇した血中濃度や組織濃度が維持できるタイミングで行います。手術中に血中濃度が低下する因子としては腎臓からの排泄と出血による喪失の２つが関与しています。具体的には**抗菌薬の半減期の２倍が経過した時点**と，**1,500mL以上出血したとき**というタイミングで**追加投与**を行う必要があります。

予防的抗菌薬の投与期間の延長は意味がない，むしろ有害

- いつまで予防的抗菌薬の投与を続けるべきかについては，すべての術式で明らかになっているわけではありません。現時点では，閉創した後に予防的抗菌薬を継続する有用性は示されていないことから，米国CDCが推奨するように[1,2]**術前と術中の追加投与のみで終了することが基本**と考え

るようになってきています。
- 例外として**心臓血管外科では胸骨の骨髄炎のために術後48時間まで投与**が推奨されています。術後48時間を超える予防的投与は耐性菌によるSSIのリスクとなり，クロストリディオイデス・ディフィシル感染症の発症を高めるといわれているため，かえって術後の経過を悪くすることにつながるかもしれません。

バンコマイシンをどのように使うべきか？

- 予防的投与で抗MRSA薬であるバンコマイシンが使用される場面は限られています。手術部位に保菌している場合や，心臓血管外科もしくは整形外科で人工物を挿入する手術を受ける患者さんが鼻腔にMRSAを保菌している場合に，バンコマイシンンを投与する適応があります。
- バンコマイシンのメチシリン感受性黄色ブドウ球菌に対する殺菌力はセファゾリンに劣るため，セファゾリンが使用できない状況でなければ**バンコマイシンを投与する際はセファゾリンも併用する**ことが推奨されています。

文献

1) Berríos-Torres SI, et al. Centers for Disease Control and Prevention Guideline for the Prevention of Surgical Site Infection, 2017. JAMA Surg 2017; 152: 784-91.
2) Bratzler DW, et al. Clinical practice guidelines for antimicrobial prophylaxis in surgery. Surg Infect (Larchmt) 2013; 14: 73-156.

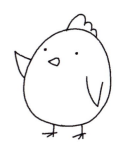

人工物 device を有する患者
人工関節感染・人工弁心内膜炎

考え方のPOINT!

- 人工物deviceを有する患者さんの発熱では，常に人工物感染が鑑別となりますが，疑ったときこそ抗菌薬処方に慎重になったほうがよいです。原因菌の同定のための培養検査を優先して行います。バイタルサインが安定していれば，多くの場合抗菌薬の開始は培養結果が判明してからでも遅くありません。
- 基本的に，手術による感染巣のコントロール（source control）が必要な領域となります。治療がうまくいかないときは，人工物へ感染が波及した原因がないか，あるいは人工物からの播種感染巣がないか検索してみることも大切です。

抗菌薬投与の適応と投与例 (文献2, 4, 6より作成)
適応

	血行動態が不安定なとき*1	原因菌が同定されたとき			内服薬へ変更するとき*2
人工関節感染	グラム陽性球菌に対してバンコマイシン，グラム陰性菌まで考慮する場合はセフタジジムなどを併用	MSSAまたはMS-CNS	セファゾリン（CEZ）±リファンピシン（RFP）		セファレキシン*3 クリンダマイシン ミノサイクリン ST合剤 リファンピシン
		MRSAまたはMR-CNS	バンコマイシン（VCM）またはダプトマイシン（DAP）±リファンピシン（RFP）		
人工弁心内膜炎	バンコマイシン（VCM）＋リファンピシン（REP）＋ゲンタマイシン（GM）	MSSAまたはMS-CNS	セファゾリン（CEZ）＋リファンピシン（RFP）＋ゲンタマイシン（GM）	6週間以上 6週間以上 2週間	原則として内服薬での治療は推奨されない
		MRSAまたはMR-CNS	バンコマイシン（VCM）＋リファンピシン（RFP）＋ゲンタマイシン（GM）	6週間以上 6週間以上 2週間	
		レンサ球菌 ペニシリン≦0.12μg/mL	ベンジルペニシリン（PCG）±ゲンタマイシン（GM）	6週間 2週間	

(つづき)

	血行動態が 不安定なとき[*1]	原因菌が同定されたとき			内服薬へ 変更するとき[*2]
人工弁心内膜炎	バンコマイシン（VCM） +リファンピシン（REP） +ゲンタマイシン（GM）	ペニシリン ＞0.12μ g/mL	ベンジルペニシリン（PCG） +ゲンタマイシン（GM）	6週間 6週間	原則として内服薬での治療は推奨されない
		腸球菌			
		ペニシリン・ ゲンタマイシン感性	アンピシリン（ABPC） +ゲンタマイシン（GM）	6週間 6週間	
		ペニシリン 耐性 バンコマイシン・ゲンタマイシン感性	バンコマイシン（VCM） +ゲンタマイシン（GM）	6週間 6週間	

[*1]：必ず培養を採取する。
[*2]：感受性結果に応じて生体内利用率のよい薬剤を単剤あるいは併用で使用。
[*3]：MRSAまたはMR-CNSでは使用しない。

投与例

ベンジルペニシリン（PCG） （ペニシリンGカリウム）	1回 400万単位	1日6回，もしくは 2,400万単位/日，持続静注
アンピシリン（ビクシリン®）	1回2g	1日6回
セファゾリン	1回2g	1日3回
セフタジジム（モダシン®）	1回2g	1日3回[*1]
バンコマイシン	1回15〜20mg	1日2回（初回のみ25〜30mg/kgで負荷投与）
ダプトマイシン（キュビシン®）	1回6mg/kg	1日1回（1回8〜10mg/kgの報告もある）
ゲンタマイシン（ゲンタシン®）	1回3mg/kg	1日1回
セファレキシン（250mg）（ケフレックス®）	1回2カプセル	1日4回
クリンダマイシン（150mg）（ダラシン®）	1回2カプセル	1日3回
ミノサイクリン（100mg）（ミノマイシン®）	1回1カプセル	1日2回
ST合剤（バクタ®）	1回2錠	1日2回
リファンピシン（150mg）（リファジン®）[*2]	1回4カプセル	1日1回

[*1]：国内承認上限4g/日。 [*2]：リファンピシンは胸部単純X線写真などで結核の除外が必要。単独投与は耐性誘導のため禁忌。

考えられる疾患および原因微生物

- 人工物device埋込による治療の進歩はQOLの向上に寄与するものですが，それに伴って人工物感染が問題となります。人工物はヒトの身体にとって異物となりますので，マクロファージが貪食しようとするなどの生体反応によって炎症が惹起され，感染が起こりやすい素地となります[1]。
- ここでは人工関節感染と人工弁心内膜炎を取り上げます。大半はブドウ球菌が原因菌で，黄色ブドウ球菌よりもコアグラーゼ陰性ブドウ球菌（coagulase-negative staphylococci；CNS）の頻度が高くなっています。

人工関節感染（prosthetic joint infection；PJI）

- 発症の時期によって，早期（術後3カ月以内），遅延型（術後3〜12カ月），後期（術後12カ月以降）に分けられます。早期・遅延型は術中の汚染によって起こりますが，**早期では強毒な黄色ブドウ球菌**が，**遅延型ではやや弱毒なCNS**が多くなります。後期では術中に汚染したCNSなどが術後長い時間をかけて感染を起こす場合と，そのほかの感染巣から菌が血行性に運ばれてくることがあります[2]。
- 関節の発赤，疼痛や腫脹などがみられますが，弱毒菌の感染では症状に乏しいこともあります。**関節周囲の瘻孔**はPJIを強く疑う所見とされています[2]。**人工関節の緩み**がみられることもあります。PJIを疑った場合は，積極的に関節穿刺を行い，関節液の培養を提出してください。
- 痛風・偽痛風など結晶性関節炎や，インプラント金属の腐食や，接触による破片でも人工関節感染と似た症状がみられます。関節液の量や性状だけで感染の有無が判別できないこともありますので，培養を確認しなくてはなりません[2]。

人工弁心内膜炎（prosthetic valve endocarditis；PVE）

- 術後1年以内に生じる早期PVEでは，術中に汚染した**ブドウ球菌**が原因となります。術後1年以降では，通常の心内膜炎と同様に**レンサ球菌，ブ**

ドウ球菌, 腸球菌などが, 血流感染を介して二次的に心内膜炎を生じます[3]。術後2カ月〜1年の間では, どちらの可能性も考えられます。

● 新規の心雑音や心不全, 塞栓症のほか, 心電図で新たにブロックなど伝導障害異常がみられたときはPVEが鑑別となります。診断には血液培養と心エコー検査が重要ですが, 経胸壁心エコーの感度は低く, 陰性でも否定はできません。人工弁の縫合部が離開して弁周囲逆流がみられることがあります[4]。

● 心内膜に疣贅を生じる非感染性疾患は **非細菌性血栓性心内膜炎 (non-bacterial thrombotic endocarditis；NBTE)** とよばれ, 全身性エリテマトーデスに伴うリブマン・ザックス心内膜炎や悪性腫瘍, 左房粘液腫などが含まれます。血液培養が陰性であれば, HACEKといわれる口腔内グラム陰性桿菌 (ヘモフィルス属, アグリガチバクター属, カルディオバクテリウム属, エイネケラ属, キンゲラ属) やバルトネラなど培養が難しい微生物, あるいはこれらの疾患を考慮します[4]。

思考プロセス

Point 1 今すぐ抗菌薬を始めなければいけないか, を考える

発熱に対して直ちに抗菌薬を処方するというアプローチは常に慎むべきですが, 特に人工物感染が疑われる場合においては, 血液培養や関節液, 術中組織培養も含めて容易に陰性化して**原因菌がわからなくなる**ことがあります。

人工物感染では長期の抗菌薬投与が必要ですので, 培養検査で原因菌を推定もしくは同定することを優先したいところです。**発熱以外のバイタルサインが安定していれば, 培養結果の判明まで抗菌薬開始を待つ**という選択肢を念頭に置きましょう（Ⅰ章のトビラ絵 →P.11 をご覧ください）。もし抗菌薬の先行投与があれば, しばらく中止としてから培養の採取や手術に臨むこともあります[3]。

Point 2　人工物感染症は，手術が必要な病態と捉える

　　外科的治療なくして人工物感染の改善は望めません。微生物は人工物表面でバイオフィルムを作り，抗菌薬や好中球の貪食から逃れます。外科的にバイオフィルムを取り除き，菌量を減らすこと（source control）が大切です。手術時は複数箇所の組織を採取します。
　　PJIの外科的治療において，関節のゆるみや瘻孔がなく，置換術後1カ月未満あるいは感染症状の出現から3週間未満であれば洗浄・デブリードマンのみで人工関節の温存を考慮できますが，抗菌薬の投与期間が長期にならざるを得なくなり，股関節で3カ月，膝関節で6カ月とする考えもあります[5]。
　　一般的に2期的再置換術が採られますが，まずインプラントをすべて抜去，代わりに抗菌薬入りセメントやスペーサーを留置，4〜6週間の抗菌薬投与を行い，2週間以上抗菌薬を中止してみた後に（ここで関節液培養の陰性化確認が望ましい）新たな人工関節を挿入することが推奨されています[5]。

Point 3　そのほかの感染巣の存在にも目を向ける

　　そのほかの感染巣から血流を介して菌が運ばれてくることがありますので，菌種に応じて由来となる感染臓器についても検索・治療を検討してみてください。元々の感染巣を放置すれば，再置換した人工物に再び感染するかもしれません。
　　原因菌がレンサ球菌であれば口腔内を観察したり，腸内細菌や腸球菌が分離され，貧血の進行などがあれば，消化管の悪性腫瘍が隠れているかもしれません。

Point 4 抗菌薬の効果が乏しいと思われる場合のチェックポイント

　PJIでは数週間〜ときに数カ月の抗菌薬投与が必要で，内服薬への変更も考慮することがあります．内服薬を使用する際は，生体内利用率のよい薬剤か，吸収を阻害する消化管病態がないか注意しましょう．

　人工物に対して術後であっても，例えば人工関節を温存していれば抜去を検討することがあるように，追加のsource controlが必要なことがあります．また，遠隔部位の膿瘍など感染巣が播種していれば，そちらも外科的介入を要するかもしれません．

こんなときは注意

- 敗血症性ショックやPVEに伴う急性心不全など血行動態が不安定であれば，速やかに血液培養や関節液など必要な検体を採取してから抗菌薬を開始します[3]．

文献

1) Anderson JM, et al. Foreign body reaction to biomaterials. Semin Immunol 2008; 20: 86-100.
2) Gomez-Urena EO, et al. Diagnosis of prosthetic joint infection: cultures, biomarker and criteria. Infect Dis Clin North Am 2017; 31: 219-35.
3) Karchmer AW, et al. Antimicrobial therapy of prosthetic valve endocarditis. In: UpToDate, Post TW (Ed), UpToDate, Waltham, MA. (Accessed on June 13, 2018.)
4) Habib G, et al. 2015 ESC Guidelines for the management of infective endocarditis. Eur Heart J 2015; 36: 3075-128.
5) Osmon DR, et al. Diagnosis and management of prosthetic joint infection: clinical practice guidelines by the Infectious Diseases Society of America. Clin Infect Dis 2013; 56: 1-25.
6) Baddour LM, et al. Infective endocarditis in adults: Diagnosis, antimicrobial therapy, and management of complications. Circulation 2015; 132: 1435-86.

V章

抗菌薬が効かない!?
こんなとき,
どう考えればよいですか？

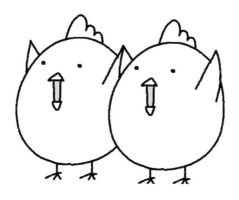

この抗菌薬は効いている？ ①
抗菌薬は「患者さん」ではなく，患者さんの体内にいる「病原菌」に作用する

　Ⅱ章では，発熱とCRPを例に挙げ，抗菌薬投与開始や継続，変更の判断について簡単に述べました。この章では具体的臨床事例を紹介しながら，「抗菌薬投与の治療効果をどのように判定するか」について考えてみます。抗菌薬治療を開始したが，治療が奏効しているのか，あるいは奏効していないのか。治療が奏効していないとすれば，抗菌薬選択が適切でないのか，あるいは，それ以外の因子を考慮する必要があるのか……。

抗菌薬投与の対象と治療効果指標

　抗菌薬を開始する際に同時に考えておくことは，**効果指標を何に定めるか**，ということです。これが適切でなければ，効いている抗菌薬を変更したり，効いていない抗菌薬を継続した結果，治療を失敗したりすることがあります。どの抗菌薬を投与するか，ということと，効果指標を何に定めるかということはペアとして考えてください。

　もちろん，それ以前に大切なことは，「抗菌薬が"いま"必要であるか」を熟考することですが，これについてはすでに述べましたので前項までを確認してください。

何といっても原因菌の同定が最も大事

　治療開始前の細菌検査で原因菌が判明していたら，効果判定には菌の増殖抑制効果を認めるか，必ず確認してください。これこそが，**抗菌薬治療の効果を測る唯一の指標**なのです。血液培養で検出した菌がフォローの血液培養

で陰性化していれば，抗菌薬治療は明らかに奏効しているのです。ほかの検査所見がどうであれ，菌が陰性化していればその抗菌薬は役割を果たしています。行っていることは患者さんの治療ですが，**抗菌薬の投与対象は患者さんではなく，患者さんの体内にいる病原菌**です。したがって，抗菌薬の効果として**直接に期待するのは臨床的効果ではありません。細菌学的効果なのです**。臨床的効果は抗菌薬による細菌学的抑制に引き続いて起こるホストの反応であることを認識しておきましょう。

肺炎の治療で，あるいは尿路感染症の治療で，喀痰あるいは尿のグラム染色や培養検で治療対象とした菌が抑制されていれば，抗菌薬は役目を果たしていると考えてください。**病態の改善が乏しい場合は，基礎疾患の増悪など，ホスト自身の問題**なのです。これは明確な，抗菌薬治療の絶対的理論です。このように判断することができれば，抗菌薬治療効果の判定に迷うことはありません。それくらい**原因菌を同定することが重要**なのです。

このことを示す事例を紹介します。

> 糖尿病を有する63歳女性の交通事故による多発外傷に対して保存的加療が行われていました。入院8日目に39℃の発熱とWBC 23,300/mLのため感染症コンサルトとなりました。明らかな肺炎の徴候はありません。血管内ルート関連血流感染の有無を確認するために血液培養を採取し，尿路感染症の除外のためバルーン近位部から採取した尿のグラム染色を行いました。
>
> ＃1　発熱
> ＃2　交通外傷　・急性硬膜外血腫
> 　　　　　　　・側頭骨骨折
> 　　　　　　　・胸椎4/5骨折
> 　　　　　　　・両側膝関節打撲
> 　　　　　　　・左手関節挫創
> ＃3　糖尿病（HbA1c 8.7％）
>
> | | 2/14 | 2/15 | 2/16 | 2/18 | 2/20 |
> | --- | --- | --- | --- | --- | --- |
> | WBC | 23,300 | 24,100 | 22,200 | 10,400 | 7,800 |
> | CRP | 2.34 | 12.57 | 10.96 | 2.71 | 1.11 |

尿グラム染色

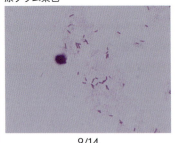
9/14

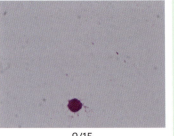
9/15

　入院中の患者さんが発熱した際の基本的診断アプローチとして，①胸部単純X線写真，②血液培養，③尿検（尿培養）が必要なことはご存知だと思います。上記のように，尿（遠心なし）には多数のグラム陰性桿菌を認めました。入院直後から4日間（今回のコンサルトの3日前まで），セフトリアキソン（第3世代セフェム）が2g・1日1回投与されていましたので，緑膿菌カバーまで必要かもしれないと考え，14日にトブラマイシン単剤（300mg・1日1回）の投与を開始しました。しかし，翌日（15日）もWBCは減少傾向なく，CRPは遅れて上昇しているのか，治療開始日よりも明らかに高い値を示していました。

　主治医からはトブラマイシン投与のみで大丈夫だろうか？　と問い合わせがありましたが，①バイタルサインに変動はなく，②前日採取の血液培養は陽性の連絡がなく，③フォローの尿グラム染色を行ったところ（コンサルト2日目，トブラマイシン2回投与後），菌体がほぼ消失していることが確認できたため，同薬を続行としました。

　コンサルト3日目に，尿培養でトブラマイシンおよびセフタジジムへの感受性が良好な緑膿菌と判明し，セフタジジムに変更しました（2g×3回/日）。21日には炎症反応は沈静化し，抗菌薬治療は6日で終了としました。

　本事例は，①感染巣らしい所見が尿路以外にないことを確認し，②尿グラム染色所見という抗菌薬特異的な指標で経過を考察したことが，抗菌薬治療を過不足なく実施することができた理由であると考えます。注意深く考えると，15日の時点では，「細菌尿は無症候性細菌尿（asymptomatic bacteriuria；ASB）であり，炎症所見上昇の原因がほかにあるかもしれな

MEMO い」と考えることが必要です。しかし、このような場合も、意識が清明であり、バイタルサインが安定していることが確認できれば、WBCが2万を超えている、という理由だけで抗菌薬を追加・変更することは必要ありません。

MEMO　すべてが説明できなくてもよい

「尿路感染症というけど、膀胱炎なのか、腎盂腎炎なのか、さらには男性の場合は精巣上体炎なのか？」、「WBCが2万も上昇している理由は何か？」、などの問が挙がるかもしれません。

しかし、これらについての明解な答えが常にあるわけではありません。現代のテクノロジーで疾病の病態をすべて説明できるわけではないのです。何なのか、何故なのかがわからなくとも、その時点でのバイタルサインや、それまでの治療経過を参考にすれば、現行の治療でフォローしよう、あるいは薬剤を変えよう、と意思決定をすることができる局面が多いと思います。粘り強く考察することは大事ですが、すべてに説明づけをしようとすると、ときに誤った解釈（ストーリー）となり、治療方針を誤ることがあります。

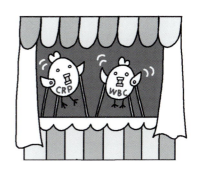

この抗菌薬は効いている？ ②
抗菌薬はこのままでよいのか，変えるほうがよいのか……

先の事例で示したように，抗菌薬の治療効果を判定する場合は，「患者さんの感染症の原因菌が明らかであるか？」ということを出発点としてください（図）。

図 ▶ 抗菌薬の治療効果判定のアルゴリズム

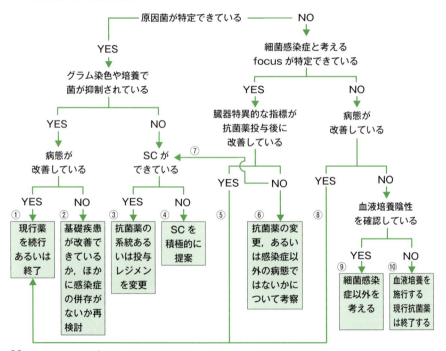

SC：source control

①原因菌が明らかである場合

原因菌の抑制が認められ，病態が改善している

　細菌学的検査で原因菌と考えられる微生物が明らかである感染症の治療中に抗菌薬の効果判定に迷う場合は，まず，原因菌の抑制が認められているかを確認してください。原因菌が抑制されており，患者病態が改善していれば，当該抗菌薬の効果"あり"と判定することは容易であると思います（図①）。この場合，いつまで投与するか？　ということが次の問になります（後述）。

原因菌が抑制されているのに患者病態が改善しない

　原因菌が抑制されているのに患者病態が改善しない場合には，考えられることが2つあります。それは，①感染症を契機とした患者基礎疾患の増悪があり，このために全身的病像が改善していない可能性，あるいは，②原因菌と考えた菌は実は定着菌であり，投与した抗菌薬で抑制されているが，真の感染症は当該抗菌薬に感受性のない，判明している菌とは異なる病原菌による別の臓器の感染症が潜在する可能性，のいずれかです（図②）。これらを考慮に入れたアセスメントの仕切り直しが必要です。

原因菌が抑制されていない

　次に，原因菌が抑制されていない状況について考えてみます。この場合，膿瘍の切開排膿，異物除去，胆管や尿路の閉塞解除など，感染症を発症あるいは増悪させるような因子の除去や改善（source control；SC）ができているか，を確認してください。

　SCができている場合，当該抗菌薬に感受性のない菌である可能性があります（治療中に獲得した耐性を含む）。あるいは，当該抗菌薬の組織移行性や投与設定が最適でないかも知れません：前者では，β-ラクタム系薬のような水様性薬剤から，キノロンあるいはクリンダマイシンのような脂溶性薬剤に変更することなどが対応策の一つです。後者では，1回投与量を増やす，あるいは投与回数を増やすことなどを考えてみてください（図③）。

　SCができていない場合は，まず切開排膿や管腔閉塞の解除など，化膿性病変の物理的な排泄（SC）を行ってください（図④）。

　ここでは，原因菌が判明している（と考える）場合について説明しました。ここで留意すべきことは，**固有臓器の検体で原因菌らしいものが分離されて**

いても血液培養を必ず施行する，ということです。肺炎を発症した入院患者さんの喀痰からクレブシエラが分離されても，血液培養でカンジダが分離されるかもしれません。尿路感染症を発症し，意識状態が混濁している場合，尿路感染を契機とする敗血症だけで説明できるとは限りません。血液培養でリステリアが分離され，尿路感染症とは別にリステリア髄膜炎の存在があるかもしれません。

このように，血液培養は固有臓器検体から分離されている病原菌の原因診断を確定させることが目的ではありません。「ほかに何の感染症が隠れているかわからないが，どこを探せばよいのかわからない」ときに行う検査であると考えてください。

MEMO　Unknown unknowns

"WBC 12,200, CRP 11mg/dL" という検査値は known facts です，つまり，明らかになっている事実，です。"おなかの圧痛が強いから腹部CTで膿瘍の有無を確認しよう"，という考えは known unknowns です，つまり，何がわかっていないかがわかっている状況です。

Known facts と known unknowns の2つで診療のディスカッションがなされることは非常に多いと思います。この2つに対して，血液培養を行うことは unknown unknowns の存在を想念できている考え方です，つまり，どこに，何があるのかわからない——あるいは，何がわかっていないのかがわかっていない。Unknown unknowns を意識することは，「自分が患者さんについてみていることが，患者さんの有する異常のすべてとは限らない」という注意深い考え方をすることにほかなりません。

②原因菌が明らかでない場合

この場合は，原因菌が判明しているときよりもさらに慎重な考察が重要です。しかし，冷静に考えれば，適切な思考の道順を辿ることが可能です。

臓器特異的な指標が改善している

原因菌が不明であるとしても，まず，どの臓器の感染症を自分は疑うこと

ができているかを再確認してください。臓器特異性の高い病原菌を想定した初期治療ができていればOKです。では、その固有臓器の感染症であると考えた検査結果が改善しているでしょうか。胆道感染症を疑った場合のALPの低下、尿路感染症を疑った場合の尿中白血球の減少、あるいは体の各部の叩打痛などです。肺炎であれば、膿性痰の減少や呼吸数の安定化の有無を確認することが大事です。これらの指標が改善していれば、投与中の抗菌薬は奏効していると考えてよいと思います（図⑤）。

感染症以外の病態ではないか

抗菌薬治療を行ったにもかかわらず指標の改善が認められない場合は、原因菌が不明なわけですから、まず、その病態が感染症であるか否か、あるいは、感染症以外の器質的疾患の悪化があるのではないか、再考してください（図⑥）。あるいは、SCを要する感染症ではないか、再度確認してください（図⑦）。

感染臓器を絞ることができていない場合でも、抗菌薬治療で全身状態が改善しているのであれば、治療が奏効しているかもしれません。あるいは、感染症ではなく、輸液を含む対症療法のお陰で病態が改善しているのかもしれません。このような場合、WBC数やその分画がどのように推移しているかをみることも感染症の肯定あるいは除外に役立つかも知れません（図⑧）。

抗菌薬治療開始前の原因菌らしきものが明らかでなく、治療開始後の患者状態の改善がない場合、血液培養陰性が確認できていれば、細菌あるいは真菌感染症は存在しないかもしれません（図⑨）。血液培養陰性が確認できていなければ（血液培養が施行されていなければ）、血液培養を施行してください（図⑩）。

治療開始後の時期によって、効果指標は変わる

図に示した"病態の改善"の解釈に際し認識しておいたほうがよいことは、急性期であるほど、治療開始後の時間によって治療効果指標が変わる、いうことです。

敗血症性ショックの患者さんに抗菌薬投与を本日から開始したとします。翌朝までの治療効果の指標にしたいことは、「血圧の上昇傾向」があるか、あるいは、「カテコールアミンの減量ができていそうか」、ということではな

いでしょうか。昨日の今日なので，治療開始前に菌血症があったかどうか，まだわかりません。したがって，呼吸数や脈拍を含むバイタルサインの推移が超急性期の指標として重要です。**ショック状態や頻呼吸が改善しない状況でWBCが低下し始める，あるいは，体温が下降し始めたような場合は"悪化している"**と考えて患者さんを診，検査所見を解釈してください。"改善"と考えてはいけません。

　クリティカルな状態からの改善傾向が認められた後，すなわち，呼吸促迫状態を脱した，あるいは，血圧が上昇し始めた，尿量が増え始めた，血液ガス分析でpHやHCO_3の正常値への復帰傾向が認められたなどが確認できたら，WBCやCRPなどの炎症マーカーに視点を移してよいと思います。

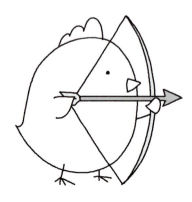

抗菌薬が奏効するための条件

感受性結果（in vitro）と患者体内での抗菌活性の表れ方（in vivo）

両者の間には一定の距離があります。同じではありません。

感受性試験は in vitro での環境下で行われます（in vitro とは試験管の中を意味します）。生体内に比べると抗菌薬の効果を阻害する因子はなく，被検薬と接する菌量も生体で感染症が極期にあるときの菌量に比べると少ないのです。菌が少ないほど抗菌薬は効きやすく，多いほど効きにくいため，感受性試験でS（感受性あり）と判定されたからといって，必ず治療効果が期待できるわけではありません。ここで抗菌薬が奏効するための条件を確認しておきましょう（表）。

表 ▶ 抗菌薬治療が奏効するための条件

条件	関連事項
感染巣における抗菌薬濃度に菌が感受性を示す	感受性試験結果が直接・間接的情報を与える。病巣局所菌量は増加，あるいは減少するためMIC値も刻々と変化する（検査結果として捉えられない）
次の抗菌薬投与までの間，十分量の抗菌薬が感染巣に留まっている	抗菌薬投与量，経路，回数，半減期，蛋白結合率などにより規定される
感染巣局所に抗菌薬を不活化する因子がない	感染巣内pH，体温，蛋白濃度
感染局所にホストの免疫能が備わっている	・好中球，マクロファージ，抗体，補体，リンパ球などが本来の機能を果たしている ・皮膚・粘膜の正常構造が保たれている
菌が物理的に排除される	膿瘍ドレナージ，管腔閉塞の解除

MIC：最小発育阻止濃度

①感染巣における抗菌薬濃度に菌が感受性を示す

経口投与，点滴投与のいずれにしても，血中から感染巣に移行した抗菌薬の局所濃度が，感受性試験でSと判定された薬剤濃度に達していることが必要です。少量の投与，あるいは，腸管から血中への吸収効率（生体利用率とほぼ同じ意味）が低い薬剤の投与では，治療効果が期待できません。**抗菌薬は十分な量を投与することが原則**です。

②次の抗菌薬投与までの間，十分量の抗菌薬が感染巣に留まっている

抗菌薬が十分に有効な濃度で微生物に作用しても，1回だけの投与（作用）で十分な抑制効果が得られるとは限りません。①に述べた「有効な抗菌薬の濃度」を感染局所に保ち続けることが必要です。**抗菌薬は半減期の2倍の時間が経過すると抗菌活性を示す濃度を保つことができなくなる**と考えてください。

例えば，セファゾリンの半減期は約2時間ですので，投与後4時間を経過すると追加投与を行うことが必要です。事実，周術期感染防止薬としてセファゾリンが術直前に投与されますが，手術開始後4時間を経過すると追加投与をすることが推奨されています。

ペニシリン系抗菌薬では半減期は1～1.5時間程度です。したがって，ペニシリンやセファロスポリンなどのβ-ラクタム系薬を投与する場合，1日2回投与（朝，夕）では，投与設定が不良といわざるをえません。このような稀少回数の投与では，2回目の投与直前（初回投与から12時間後）には，菌量は1回目の投与前と同じレベルまで回復しています。これでは何のために抗菌薬治療を行っているのかわかりません。腎機能が正常な場合，ペニシリン系薬は1日4回投与，セファロスポリン系薬は3～4回投与が原則であると考えてください。

第3世代セフェムであるセフトリアキソンの半減期は約8時間ですので，1日1回（多くても2回）の投与でよいことになります。マクロライド系薬のクラリスロマイシン（CAM）は5時間，アジスロマイシン（AZM）では60時間の半減期ですので，CAMは1日2回投与，AZMは1回の投与でおよそ1週間の治療期間を担保できると考えることができます。

③感染巣内に抗菌薬を不活化する因子がない

　膿瘍を例に説明しましょう。本来，膿瘍内には抗菌薬が到達しにくいという特性があります。これに加え，膿瘍形成初期に通性嫌気性菌が酸素を消費し尽くすと，膿瘍内は二期的に無酸素状態となりpHが低下し，これが抗菌薬活性を低下させる方向に働きます。また，組織が融解された結果，膿瘍腔内は蛋白濃度が高くなっており，これが抗菌薬と結合することによりfreeの抗菌薬濃度が低下し，抗菌活性が低下する結果となります。**組織移行性に優れた抗菌薬を使用しても，膿瘍内は抗菌薬にとって手強い環境**となっているのです。**Source control**がいかに重要か，わかると思います。

④感染局所にホストの免疫能が備わっている

　殺菌性抗菌薬に分類される抗菌薬でも，生体内で到達する濃度の範囲では静菌的に作用する場合が多いです。分裂増殖を一時的に停止した病原菌を殺菌するのは，好中球やマクロファージなど，ホストの免疫担当細胞そのものなのです。抗癌化学療法の治療経過中に骨髄抑制のために好中球減少をきたすことがありますが，この時期に発症した感染症は好中球が回復するまで改善しないと考え，抗菌薬を続行する必要があります。**最小発育阻止濃度（minimum inhibitory concentration；MIC）**は菌の増殖を抑制する最小の濃度ですが，この結果を参考にして抗菌薬を選択するのは，**好中球の貪食・殺菌能が正常であることが前提**です。

　MICとは異なり，**最小殺菌濃度（minimum bactericidal concentration；MBC）**という概念があります。これは抗菌薬単独で菌を殺滅することのできる濃度を意味します。β-ラクタム系抗菌薬ではMBCはMICの4〜8倍の濃度であると考えられています。

⑤菌が物理的に排除され，異物が除去されている

　これまで述べたようにsource controlを意味します。切開排膿を受けるべき膿瘍が残されていないか，尿管や胆管などの閉塞機転が解除されているか，血管内留置カテーテルが抜去されているか，感染を受けた補綴物などの医療器具が可能な限り抜去されているか，を確認してください。

上に述べた各ポイントが感染症の治療過程に影響を及ぼした事例を紹介します。

> 　肝硬変と糖尿病を有する60歳男性が，自宅で飼っているネコに左手を噛まれ，翌日になっても腫れが引かないため当院を紹介されました。
>
> ＃1　ネコ咬傷
> ＃2　肝硬変
> ＃3　糖尿病（HbA1c 8.6％）

受傷2日目

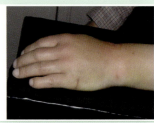

スルバクタム・アンピシリン 3g×4日

受傷4日目

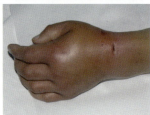

左手全体の腫脹が増悪している（手関節橈骨端の皮膚欠損は皮膚生検による）

受傷9日目

アンピシリン 2g×4日

受傷10日目

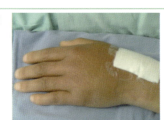

受傷16日目

ネコ咬傷による感染症の原因菌としてパスツレラをまず考えましたが，黄色ブドウ球菌，レンサ球菌，偏性嫌気性菌の関与も考慮して，スルバクタム・アンピシリンを開始しました．ところが，受傷4日目になっても臨床的な改善傾向を認めず，むしろ左手の腫脹は増悪しています．

　ここで考えることは，①抗菌薬のスペクトルが原因菌を外しているのか，あるいは②抗菌薬の問題ではなく主として宿主の問題であるか，ということです．この患者さんの場合，上に述べた菌種以外に可能性の高い菌は考え難いのではないか，とまず考えました．一方，患者さんが糖尿病を有することを考慮すると，①微小血管障害による血流低下が本来ある可能性があり，②左手の腫脹による組織内の圧力の高まりにより血管が圧迫され，平時よりさらに血流が低下しているのではないか，すなわち，血流低下のため抗菌薬の感染巣への移行が遅延している可能性があり，さらには③好中球機能も糖尿病のために本来の機能が低下しているであろう，と考えました．

　このように考えると，原因菌をカバーする抗菌薬を投与していても，効果が発揮されるまでには時間を要する可能性が十分にあります．したがって，「抗菌薬はスルバクタム・アンピシリンの続行でよいが，進行具合によっては減張切開などが必要となるかもしれない」と考えました．

　受傷9日目になり，手背生検部の組織培養からパスツレラ・ムルトシダが分離され，アンピシリンに変更し，16日目まで続行した後，治療を終了しました．

　以上述べたように，抗菌薬治療の改善を遅延させる患者因子についての考察と，原因菌の頻度を考慮したうえでの，総合的な考察が必要です．まれな菌を想定するのではなく，**頻度の高い菌による感染症が健康成人とは異なる時間経過を辿っているのではないか**，と考えてください．**頻度の高い菌による感染症を診る頻度がやはり高い**のです．そのように考えても病態の解釈ができない場合に，比較的なまれな菌による感染症を考えてみてください．

抗菌薬をいつまで投与するか？

　この臨床的問に対する明確な解答はありません。感染性心内膜炎では、最低でも血液培養陰性化が確認できるまでは投与を続行する必要がありますが、その期限は「投与を継続しなければならない期間の指標」であり、「投与を終了してもよい指標」ではありません。

　非定型肺炎による抗菌薬治療は最低2週間は継続する。黄色ブドウ球菌による血流感染症の治療期間は最低でも2週間を要する、骨髄炎では最低6週間の治療期間を設ける、など、専門家の間で得られている治療期間に関係するコンセンサスがあります。しかし、それは終了時期を指しているわけではありません。血管内グラフトや人工弁感染の場合、source controlができない場合は、"生涯にわたり抗菌薬内服を続ける"ことが推奨されるような場合もあります。しかし、このような場合でも、抗菌薬による明らかな副作用が認められる場合は、抗菌薬投与をいったん終了することが選択肢となります。

　一般に菌の陰性化が確認できていれば、CRPが完全に陰性化するまで抗菌薬を続ける、ということは必要ありません。**治療効果の指標が改善し、陰性化、あるいは消失すれば、抗菌薬を終了することを考えてよい**と思います。効果指標を何に定めるかということは、治療の継続期間を考えることと切り離すことができません。

VI章

こんな患者さんで
使える薬・使えない薬

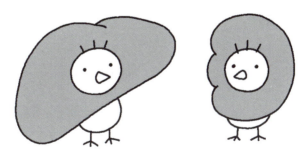

高齢者

考え方のPOINT!

- **腎機能低下**に注意しましょう。高齢者の腎機能を正確に把握するには，血清クレアチニン値0.6mg/dL下限での補正や，シスタチンCによるクレアチニン・クリアランスの推定といった工夫が必要です。
- **服薬アドヒアランスは低下傾向**です。シンプルな投与計画を心がけましょう。
- **ポリファーマシー（多剤服用）の傾向**があります。予防的な抗菌薬投与の効果は認められませんので，ワクチン接種や感染症のリスクを上昇させる薬剤の中止のほうが有効です。

高齢者の体内動態を適切に考察し，精度を高める工夫

- 薬剤のADME（Absorption：吸収，Distribution：分布，Metabolism：代謝，Excretion：排泄）は加齢とともに変化することが知られています。高齢者では消化管粘膜の萎縮により生体内利用率は低下するものの，腎クリアランスと肝クリアランスの低下で総クリアランスは低下し，体内水分量の減少による分布容積の低下も加わって血中濃度は上昇する傾向にあります。
- そのため高齢者では薬物の有害事象が多いことが報告されています。もし降圧薬であれば，まずは少量から開始して様子を見ながら少量ずつ増量することが可能です。しかし，急性期疾患の治療薬であり，耐性菌の抑制を考えなければならない抗菌薬ではこの限りではありません。抗菌薬投与においては**体内動態の変化を適切に考察し，早期から確実に治療域を得る投与計画を策定しなければなりません**。
- 抗菌薬の多くは腎排泄型ですので，腎機能低下については一層，注意を払う必要があります。現在，クレアチニン・クリアランスはコッククロフト・ゴールドの式など血清クレアチニンを用いて推定するのが一般的となっています。骨格筋の代謝産物であるクレアチニンは骨格筋の量によって変化します。骨格筋量が少ない高齢者では血清クレアチニンは低下するため，クレアチニン・クリアランスを高く見積もり過ぎることになります。その

ため高齢者では**血清クレアチニン値を0.6mg/dLを下限として補正**することや骨格筋量に影響を受けない腎機能マーカーである**シスタチンCでクレアチニン・クリアランスを推定**するといった精度を高める工夫が必要になります。

- 高齢者の薬物体内動態は予測困難であることが多いため，グリコペプチド系やアミノグリコシド系のように治療薬物モニタリング（therapeutic drug monitoring；TDM）の対象薬であれば，非高齢者のときよりもさらにこまめにモニタリングすることが必要な場合もあります。

高齢者の服薬アドヒアランスは低下傾向。シンプルな投与計画を

- 認知力の低下，聴覚・視覚障害，副作用の出現，経済的事情により，高齢者の服薬遵守は低下する傾向にあるといわれています。そのため高齢者に適する抗菌薬の要件として，「少ない成分で（1種類が理想）」「少ない投与回数で（1日1回が理想）」といったシンプルな投与計画で，「忍容性が高い」「安価」であることを考慮する必要があります。

ポリファーマシー（多剤服用）で重篤な有害事象も。予防目的の漫然とした投与はやめよう

- 高齢者は複数の併存疾患を有することが多いため，**ポリファーマシー（多剤服用）**となる傾向にあります。一部の抗菌薬では高齢者で頻用される薬剤との薬剤間相互作用によって重篤な有害事象を生じることがあります。特に高齢者で注意すべき薬剤間相互作用を**表**に示します。
- **リファンピシン**は肝代謝酵素CYPの強力な誘導薬であり，数日で多くの肝代謝型薬剤の血中濃度を低下させて，疾患のコントロールを不良にするおそれがあります。たとえば抗てんかん薬やマイナートランキライザーの多くが肝代謝酵素CYPの基質であり，リファンピシンと併用する際は薬剤師に薬剤の可否について相談することが望ましいです。高齢者は臓器予備能が低下しているために相加的・相乗的に有害事象が増加し，ときに重症化することを念頭に置いておかなければなりません。
- "予防的に"や"念のため"という名目で抗菌薬自体がポリファーマシーの

一因となっていることもあります。しかし，抗菌薬の予防的投与が有効な状況はきわめて限られています。例えば，術後感染予防を目的として周術期の抗菌薬投与や，ステロイド長期内服におけるカリニ肺炎の予防を目的としたST合剤の投与などです。一般的に，**高齢者の誤嚥性肺炎や腎盂腎炎に対する抗菌薬の予防効果は認められていません**。無症候性細菌尿は高齢であっても抗菌薬の適応ではありません。

● ポリファーマシーを回避する原則は，薬物療法の有効性の根拠を確認することなく漫然とした薬剤の投与を行うべきではないということであり，抗

表 ▶ 高齢者で頻用される薬剤と抗菌薬との相互作用の例

抗菌薬		併用薬（併存疾患）		機序（有害事象）
マクロライド系	＋	ジゴキシン（心房細動）	＝	ジゴキシン血中濃度上昇（ジゴキシン中毒）
マクロライド系	＋	テオフィリン（喘息）	＝	テオフィリン血中濃度上昇（テオフィリン中毒）
マクロライド系	＋	ワルファリン（心房細動）	＝	ワルファリン血中濃度上昇（出血傾向）
カルバペネム系	＋	バルプロ酸（てんかん）	＝	バルプロ酸の血中濃度低下（てんかん再発）
キノロン系	＋	SU薬，グリニド系薬（糖尿病）	＝	グリメピリドの作用増強（低血糖）
ST合剤	＋	ACE阻害薬，アンジオテンシンⅡ受容体拮抗薬（高血圧）	＝	相加的なカリウム上昇（不整脈）

図 ▶ 感染症のリスクとなる薬剤

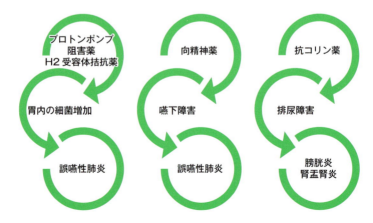

菌薬についても同じことがいえます。根拠に基づいた高齢者感染症の予防とは，抗菌薬の投与よりも**ワクチン接種**や**感染症のリスクを上昇させる薬剤の中止**であることが多いです（図）。

抗菌薬の効果判定が難しい場合のチェックポイント

- 高齢者は問診が困難であったり典型的な感染症の症候が見られなかったりすることがあるため，抗菌薬開始後の効果判定に苦慮します（→P.34）。その際は，非特異的な所見（せん妄，便失禁，血圧低下，アシドーシス，呼吸性アルカローシスなど）や基礎疾患のコントロール（例．糖尿病であれば血糖，心不全であればうっ血や左室駆出率など）を総合的に考慮して抗菌薬の効果判定を行うとよいでしょう。また，家族や付き添いの方から得られる経時的な情報が参考になることもあります。
- **血液培養**は必ず陽性になるとは限りませんが，陽性の場合に診断的価値が高いため，感染症の可能性を考えている限りは繰り返して実施する場合もあります。

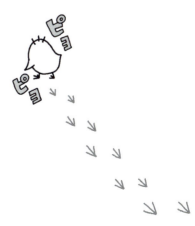

糖尿病

考え方のPOINT!

- 糖尿病で末梢循環障害のある患者さんでは，**組織移行性のよい抗菌薬**を選びます。
- **キノロン系**は糖尿病性足感染症に適していますが，耐糖能異常が起こりうるため，血糖の注意深い評価が必要です。
- **ST合剤**はSU剤による低血糖のリスクを上昇させます。また，ARB/ACE阻害薬との併用で高カリウム血症のリスクが上昇しますので，注意が必要です。

■ 組織移行が良好な抗菌薬と分布容積

抗菌薬（系統）	分布容積
クリンダマイシン（CLDM）（リンコマイシン系）	1.0L/kg
トリメトプリム（TMP）（スルホンアミド系）	1.8L/kg
シプロフロキサシン（CPFX）（キノロン系）	2.5L/kg
ミノサイクリン（MINO）（テトラサイクリン系）	1.5L/kg

参考：ゲンタマイシン（GM）0.25L/kg（水溶性）

糖尿病患者さんでは組織移行性のよい抗菌薬を選ぼう

- 抗菌薬の血中濃度と組織濃度は臨床効果を決める重要な要素です。糖尿病患者さんでは末梢循環障害により，下肢への抗菌薬の組織移行を悪くする傾向にあります。実際，一部の抗菌薬で十分な血中濃度であったにもかかわらず，虚血した下肢組織においてはかならずしも十分な濃度が得られていません。そこで重要になるのが**組織移行性**という要素です。
- 薬剤の組織移行性を評価するには分布容積という薬物体内動態パラメータが目安になります。分布容積は正確な組織移行を測定したものではなく，あくまで理論上の容積ですが，大まかに薬剤の分布の傾向を知ることができます。
  - たとえば，完全に水溶性の薬剤の分布は血漿量（0.05L/kg）から細胞間質液（0.15L/kg）までは拡散しますが，細胞膜の脂質二重構造に跳ね返されて細胞内には入れないために分布容積は0.2L/kg（0.05L/kg＋

図 ▶ 水溶性薬剤と脂溶性薬剤の組織移行性

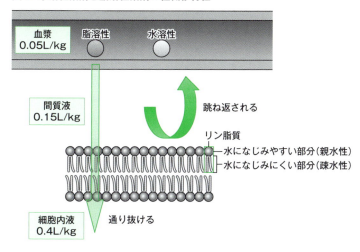

0.15L/kg)となります（図）。
- 一方，脂溶性薬剤であれば細胞膜の脂質二重構造を通り抜け細胞内まで移行するために分布容積は0.6L/kg（0.05L/kg+0.15L/kg+0.4L/kg）よりも大きな値になる傾向があります（図）。

- 組織移行性以外の特徴としては，膿瘍内における抗菌活性を考慮することも重要です。膿瘍内はpHが低く蛋白濃度は高いため，一般的に抗菌活性が低下します。やはり排膿（ドレナージ）は重要です。しかし，**クリンダマイシンは膿瘍内で不活化することなく，骨移行性も良好**な抗菌薬です。

- **糖尿病性足感染症**は骨髄炎を合併していることも多く，長期投与のためにしばしば内服への変更が必要になります。**キノロン系**は糖尿病性自律神経障害による胃排出障害を有する患者さんにおいても生体内利用能（bioavailability）は低下せず**内服でも十分な血中濃度が得られる**と報告されています。

- 糖尿病患者さんでは抗菌スペクトル以外の要素も加味して抗菌薬選択を行う必要があります。ただし，悪寒・戦慄をはじめとする菌血症を示唆する所見がみられる場合は，まずは**菌血症治療を優先して殺菌的なβ-ラクタムから治療を開始**するのがよいと考えます。

キノロン系薬は耐糖能異常のリスクあり。血糖値の注意深い評価が必要

- 上記の通りキノロン系の体内動態は糖尿病性足感染症に適していますが，一方で耐糖能に対する副作用に注意しなければなりません。**キノロン系薬は低血糖と高血糖いずれの副作用も起こしうる**といわれています。過去にはガチフロキサシンが市販後調査で重篤な低血糖と高血糖が報告されたため，2008年9月にわが国とアメリカで販売中止となりました。
- キノロン系は糖尿病者と非糖尿病者のいずれにも耐糖能に影響を与えますが，糖尿病患者さんは血糖自体が不安定であり，血糖降下薬の効果が増強して急激な血糖低下をきたす可能性がありますからより注意が必要です。逆に高血糖になれば好中球の機能低下を悪化させるため，感染症治療にはマイナスに作用することになります。
- 糖尿病患者さんを対象とした研究では，**モキシフロキサシンはレボフロキサシンやシプロフロキサシンよりも耐糖能異常のリスクが高かった**と報告されています[1]。
- もともと血糖コントロールが悪い場合や，経口血糖降下薬やインスリンの量を調整している最中である場合は，**キノロン開始後の血糖を注意深く評価する**必要があります。
- ちなみに**ST合剤はSU薬による低血糖のリスクを上昇させる**ことも知られており，注意が必要です。

ST合剤はARB/ACE阻害薬・利尿薬との併用により高カリウム血症のリスク増

- 糖尿病患者さんは高血圧症や腎不全を合併している頻度が高いことはよく知られています。糖尿病に合併した高血圧は糖尿病腎症，網膜症，末梢神経障害など細小血管症のリスクファクターであるため，細小血管症の進展を予防するためにアンジオテンシンⅡ受容体拮抗薬（angiotensin Ⅱ receptor blocker：ARB），アンジオテンシン変換酵素（angiotensin-converting enzyme：ACE）阻害薬で治療することが推奨されています。ARBとACE阻害薬はレニン−アンジオテンシン−アルドステロン系を阻害し，アルドステロンの分泌を低下させることによってカリウムの排

出が抑制され，高頻度に高カリウム血症を起こします。
- ST合剤は，遠位尿細管におけるカリウム排泄を減少させて起こる高カリウム血症が知られており，こちらも高頻度に発症します。高カリウム血症を共通の副作用にもつARB/ACE阻害薬とST合剤を併用した場合，高齢者では入院を必要とする程度の**高カリウム血症を発症するリスクが6.7倍**に増えるとの報告があります[2]。また，カリウム保持性利尿薬とST合剤の組み合わせでも高カリウム血症のリスクは増えるようです。副作用の相加・相乗作用に対する不注意が思いもよらない健康被害をもたらすことになるかもしれません。

糖尿病性足感染症で効果が乏しいと思われる場合のチェックポイント

- 改善すべき虚血が残っていないか？
- 壊死組織や膿瘍が残っていないか？
- 骨髄炎を見逃していないか？
- 原因菌を見逃していないか？
- 抗菌薬の組織移行性に問題はないか？
- 内服抗菌薬であれば，服薬遵守ができているか？
- あらゆる代謝異常が補正できているか？
- 内科系と外科系の診療科が連携できているか？

参考文献

1) Chou HW, et al. Risk of severe dysglycemia among diabetic patients receiving levofloxacin, ciprofloxacin, or moxifloxacin in Taiwan. Clin Infect Dis 2013; 57: 971-80.
2) Antoniou T, et al. Trimethoprim-sulfamethoxazole-induced hyperkalemia in patients receiving inhibitors of the renin-angiotensin system: a population-based study. Arch Intern Med 2010; 170: 1045-9.

慢性腎不全および肝硬変

考え方のPOINT!
- 腎障害時においては，アミノグリコシド系やST合剤は副作用のリスクが高まるため，同等の効果が期待できる代替薬を検討します。
- 肝障害時の減量は多くの場合不要ですが，チャイルド・ピューに従って減量・中止が必要となる抗菌薬・抗真菌薬もあります。

■ 抗菌薬の排泄経路

主に肝代謝		主に腎排泄	
腎機能低下時に減量不要		肝機能低下時に減量不要	
セフォペラゾン（CPZ） ミノサイクリン（MINO） モキシフロキサシン（MFLX） マクロライド系 クリンダマイシン（CLDM） チゲサイクリン（TGC） イトラコナゾール（ITCZ）	セフトリアキソン（CTRX） ドキシサイクリン（DOXY） メトロニダゾール（MNZ） リネゾリド（LZD） カスポファンギン（CPFG） ボリコナゾール（VRCZ）	セフェム系* ペニシリン系 カルバペネム系 アズトレオナム（AZT） シプロフロキサシン（CPFX）	アミノグリコシド系 ST合剤 コリスチン（CL） テトラサイクリン系 ダプトマイシン（DAP） レボフロキサシン（LVFX）

抗ウイルス薬は対象外
＊：セフォペラゾン，セフトリアキソンを除く

慢性腎不全で使える薬・使えない薬

- 多くの薬剤が腎排泄であり，慢性腎不全では腎機能に応じた減量が必要になります。
- β-ラクタム系をはじめとして多くの抗菌薬が治療域と中毒域が離れているために安全性が高く，イヌリンクリアランスのような精密な腎機能評価は行わずにコッククロフト・ゴールトの式のような簡便な推定式で評価して投与計画を調整します（→P.304）。
- 一方，**アミノグリコシド系やST合剤**は治療域と中毒域が接近しているため，腎不全では副作用のリスクが高く，また一部の抗菌薬には減量用量が確立していないものもあります。このような場合は**同等の効果が期待でき**

- **る代替薬**を検討するのが賢明だと思います。
- ニューモシスチス肺炎治療のST合剤のように，絶対的な第1選択薬という場合では，**精度の高い腎機能評価**や**治療薬物モニタリング（therapeutic drug monitoring；TDM）**を検討します。
- 初回投与時の血中濃度は分布容積によって規定され，定常状態の血中濃度は排泄臓器のクリアランスで規定されます。ですから腎不全であっても初回の投与量は減量せず，**維持量から腎機能に応じた投与量に減量する**という考え方もあります。
- 代替薬に肝代謝の薬剤を選択するのも一案ですが，その際は排泄臓器ばかりを考えるのではなく，感染臓器に移行し・原因菌に抗菌スペクトルを有する抗菌薬選択の理論が前提であることも忘れてはなりません（例．セフォタックス【腎排泄】→セフトリアキソン【肝代謝】）。

慢性腎不全で抗菌薬の効果が乏しい場合のチェックポイント

- 慢性腎不全の患者さんは多くの感染症に罹患するリスクを抱えています。抗菌薬で効果が乏しいときはグラフトシャントや透析カテーテル，腹膜透析膜といった人工物に関わる感染症をアセスメントします。
- 抗菌薬投与歴があれば**クロストリディオイデス・ディフィシル感染症**や**カンジダ血症**が見逃されているかもしれません。
- また慢性腎不全患者さんは**結核**の罹患率が高い集団でもあり注意が必要です。そのほか閉塞性動脈硬化症による下肢の壊疽や骨髄炎も難治です。非感染症では尿毒症の増悪，膠原病の増悪，悪性腫瘍，薬剤熱を鑑別に挙げてみてください。

肝硬変で使える薬・使えない薬

- 肝臓は腎臓と異なり排泄能を定量化することができません。インドシアニングリーンなどで肝血流量を測定することもできますが，日常的には行われていません。元々肝臓は予備能力・代償能力が高く，AST/ALTが上昇していても肝クリアランスは低下しているとはいえません。実際，肝代謝の抗菌薬は大半が**肝障害時の減量は必要とされていません**。
- 肝機能の評価指標はアルブミン値や血液凝固能，ビリルビンの排泄であり，これらの指標をスコアリングして肝障害の度合いを分類したのがチャイルド・ピューです。**一部の肝代謝の抗菌薬・抗真菌薬ではチャイルド・ピューに従って減量・中止**が必要となるものがあり注意が必要です（→P.310）。

肝硬変で抗菌薬の効果が乏しい場合のチェックポイント

- 肝硬変は網内系機能の低下，補体産生の低下，好中球機能の低下など多系統の免疫が低下しており，HIVに匹敵する免疫不全ともいわれています。そのため感染症に対して適切に対応できたとしても，治療経過が思わしくないことも多いと思います。
- 特発性細菌性腹膜炎で効果が乏しいときには，外科的腹膜炎ではないか，あるいは，肝硬変で特異的に病原性が高まる**ビブリオ，カプノサイトファーガ，エルシニア，腸球菌，アエロモナス，カンピロバクター，リステリア**を見逃していないかチェックします。
- 肝硬変では慢性的な炎症によりCRP高値が持続することがあるため，CRPは効果判定の指標として適さないことがあります。その一方で，CRPは肝臓で生合成される急性期蛋白質であることから，重度の肝硬変では上昇しにくくなります。**肝硬変においてCRPは高くても低くても当てにならない**と考えておくくらいでよいかもしれません。
- 肝硬変や腹膜炎時の腹水の増加は分布容積の増加となり，水溶性薬剤では有意な血中濃度の低下につながります。肝硬変や腹膜炎患者さんに水溶性の抗菌薬を使用する際は，腹水の量をモニタリングしながら**過少投与に注意**する必要があります。

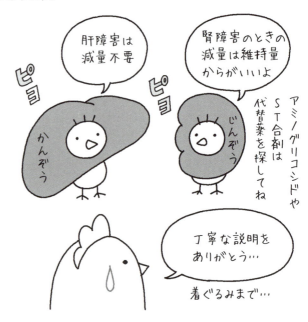

免疫抑制患者

考え方のPOINT!

- 免疫抑制患者さんの病態は，①好中球機能（数を含む）の異常，②細胞性免疫の異常，③液性免疫の異常，の3つに分けて考察することが有用です。
- ①好中球減少は，緑膿菌のような**弱毒菌による日和見感染症のリスク**が高まります。このため，初期抗菌薬選択においては抗菌スペクトルを広くするほうがよいです（事前の血液培養は必須です）。高血糖は，遊走・貪食・殺菌という好中球の自然免疫能を抑制します。ステロイド投与では末梢白血球数が増加しますが，高血糖と同様の影響を好中球に及ぼします。
- ②臓器移植後の移植片拒絶反応を抑制する薬剤は，その機序と表裏一体の現象として，宿主の細胞性免疫能を低下させます。細胞性免疫低下時の感染症は**絶対感染症**が多いため，原因微生物を特定することが特に重要です。
- ③ガンマグロブリン異常を呈する病態，あるいは摘脾後，または脾機能低下が潜在する患者さんでは，液性免疫の低下が招来され，莢膜を有する細菌の感染症が重症化します。

免疫抑制状態の各論

まず，下記の設問について考えてみてください。

Q1：甲状腺機能亢進症に対してチアマゾール（メルカゾール®）による治療を受けていた40歳女性に発熱と口腔内白苔を認め，白血球が600/mL，このうち好中球数が140 mLである。血液培養を採取し，これからどの抗菌薬を投与すればよいか？

Q2：全身性エリテマトーデス（SLE）に対してプレドニゾロン30mg/日を内服中の35歳女性の肺炎に対して，セフトリアキソン（CTRX）2g×1/日を開始した。4日間経過したが改善傾向を認めない。抗菌薬を何に変更すればよいか？　あるいは何か検査をすべきだろうか？

Q3：多発性骨髄腫（未治療）で外来フォロー中の74歳男性が，肺炎＋敗血症性ショックで救急搬送となった。喀痰のグラム染色で肺炎球菌を示唆するグラム陽性球菌が単一菌として認められ，血液培養の結果が本日（入院3日目）に肺炎球菌と判明した。入院時よりタゾバクタム・ピペラシリンが投与されているが，本日以降の抗菌薬をどのようにすればよいだろうか？

以下，"免疫抑制状態"という理解を，もう一段階，掘り下げる解説を致します（表1，→ P.70）。

①好中球減少あるいは機能不全

● **抗癌化学療法（cytotoxic chemotherapy）** 後の骨髄抑制期，あるいは

表1 ▶ 特異的感染防御能障害と病原微生物

	好中球 （数と機能の異常）	細胞性免疫 （Tリンパ球の異常）	液性免疫 （ガンマグロブリン・補体の異常）
疾患・病態	・高血糖 ・抗癌化学療法 ・骨髄異形成症候群	・悪性リンパ腫，HIV ・骨髄・臓器移植後 ・ステロイド 　（＞20mg/日） ・シクロスポリン， 　タクロリムス	・多発性骨髄腫 ・ほかのガンマグロブリン異常症 ・脾摘後，脾機能低下
	グルココルチコイド		
	肝硬変（※アルコール性）　慢性腎不全（※血液透析）　全身性エリテマトーデス（SLE）		
病原微生物	・グラム陽性球菌， ・腸内細菌，ブドウ糖非発酵菌 ・糸状真菌 ・口腔内レンサ球菌（粘膜障害を伴う場合，菌血症を呈する）	細胞内寄生菌 ・レジオネラ ・リステリア ・抗酸菌 ・ノカルジア ・サルモネラ	莢膜を有する細菌 ・肺炎球菌 ・インフルエンザ菌 ・髄膜炎菌 ・レンサ球菌 ・ブドウ球菌 骨髄腫の治療後はグラム陰性菌や細胞内寄生菌の感染に留意
	血液培養2セットを必ず施行すること		
診断治療	・臨床検体の一般細菌培養 ・抗菌薬は抗緑膿菌活性を有する広域スペクトルで開始する	・絶対病原菌の感染が多い ・初回治療が奏効しない場合，原因微生物の特定に努める	・初期治療は肺炎球菌を外さない ・肺炎球菌ワクチン接種を推奨する

MEMO 1 骨髄・造血幹細胞移植直後の好中球減少は，健康成人には弱毒である**緑膿菌の感染リスク**が高くなります．また，例えば肺炎では，緑膿菌のみでなく，健常者では最頻的グループではない**黄色ブドウ球菌や腸内細菌の関与**も疑う必要が出てきます．好中球減少が遷延するほど，**糸状真菌（アスペルギルス）による日和見感染**のリスクが増大します

● **糖尿病患者さん**の易感染性は好中球機能異常が主因を成します．慢性高血糖状態では好中球の細胞内呼吸が恒常的に刺激を受けており，細菌侵入部位への好中球の遊走能や，局所での貪食・殺菌能が低下しています．微小血管障害は，好中球遊走のみでなく，**抗菌薬の局所への到達も低下**する要因として働きます．ステロイド（グルココルチコイド）を内服すると末梢血好中球が骨髄から動員されるため数は増えますが，好中球本来のこれらの機能が低下していると考えてください．

● このカテゴリーに特に特異的な病原微生物群があるわけではありません．つまり，頻度の少ない病原菌の感染症が増えるのではなく，緑膿菌やアスペルギルスなど，健康成人が日常生活で曝露されている**弱毒菌・環境生息菌による感染症のリスク**が高まります．あるいは，通常目にする病原微生物が，好中球機能異常のない患者さんでは滅多に冒すことのない臓器に感染巣を形成することが経験されます．

MEMO 1　粘膜炎を伴う好中球減少症

　細胞毒性の高い一部の抗癌剤は消化管粘膜にも細胞毒として作用し，粘膜の脱落を惹起します．化学療法中の患者さんに下痢を認めるのはこのためでもあります．

　口腔粘膜，肛門部の粘膜も同様に障害を受けます．明らかに視認できる口腔内アフタや潰瘍がなくても，好中球減少時にα溶血性レンサ球菌に代表される口腔内常在菌による菌血症を認めることも少なくありません．かつ，レンサ球菌がβ-ラクタム耐性でバンコマイシンの投与を余儀なくされる場合もあります．

　「Febrile neutropenia with mucositis（**粘膜炎を伴う好中球減少症**）」という語句を知っておくと，患者さんの感染防御能の低下の具体的機序を認識した抗菌薬治療を行うことができます．

②細胞性免疫の機能不全

- シクロスポリン(ネオーラル®, サンディミュン®)やタクロリムス(プログラフ®)はカルシニューリンを阻害することにより,サイトカイン遺伝子の転写蛋白の発現抑制を介し,Tリンパ球活性化に阻害的に働きます。
- ステロイド(グルココルチコイド)製剤も同様に細胞性免疫能を低下させます。臓器移植あるいは骨髄移植後の患者さんのマネジメントにはカルシニューリン阻害薬とステロイドが併用されることが多いので,細胞性免疫が感染防御を司る細胞内寄生菌による感染症のリスクが高い状態になります。
- 細胞性免疫能の低下と密接に関連する病原菌は,特に呼吸器感染症が多く,**レジオネラ,抗酸菌,ノカルジア**を想定する必要があります。また,**リステリア菌による髄膜炎**も細胞性免疫不全の感染症として特徴付けることができます。**サルモネラ菌**も細胞内寄生傾向があり,血液透析を受けている患者さんに感染性大動脈瘤を惹起したりします。換言すれば,これらの微生物による感染症を診断した場合,**その患者さんには細胞性免疫不全が隠れていないか(HIV/AIDS,リンパ腫など)**について,精査することも必要です。

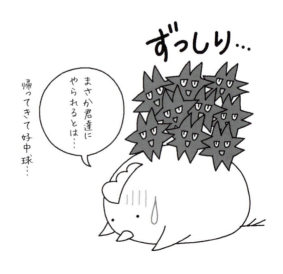

③液性免疫の機能不全

- 液性免疫の主役は抗体と補体です。ここでは抗体（ガンマグロブリン）の異常を伴う病態について記載します。
- 抗体は病原微生物を認識し，これと結合することにより（オプソニン化）マクロファージのような食細胞の貪食を容易にします。生体がその排除のためにこのオプソニン化を必要とする病原細菌は莢膜を有するものが多く，その代表が肺炎球菌です。インフルエンザ菌やクレブシエラも莢膜を有しますが，**ガンマグロブリンに異常のある個体において重症感染症を引き起こすのは，何といっても肺炎球菌**であることを確認ください。
- 脾臓は病原体の最終廃棄工場としての臓器であり，補体やIgM産生にも与る臓器です。この臓器の機能低下あるいは摘出は，莢膜を有する病原細菌の感染リスクおよび重症化リスクをきわめて高いものにします。**摘脾後の患者さんへの肺炎球菌ワクチン**（肺炎球菌多糖体ワクチンPPSV-23；ニューモバックス®）の接種は，予防接種であるにも関わらず保険診療下で行われることが，摘脾の健康被害の重大さを説明しています。
- 脾臓を摘出しないまでも，脾機能が低下している状態では，やはり上に挙げた病原細菌による感染症のリスクが増大します。脾機能低下（hyposplenism）を惹起する疾患群を表に示します（表2）。

> **MEMO 2**

MEMO 2　Splenosis（Ectopic spleen）

「ITP（特発性血小板減少性紫斑病）の治療として施行された腹腔鏡下での脾摘後，ほぼ10年を経過して発症した腹腔内悪性リンパ腫の組織を精査したところ，母体組織は脾臓そのものであった」というcase reportがあります（Varughese N. Venting the Spleen. NEJM 2013; 369: 1357-63.）。

この事例では「体外に脾臓を取り出す際に断片程度の脾臓組織を腹腔内に落としてしまいましたが，95％以上の組織は摘出できました」という説明を家族は外科医から受けていたのです。落ち込んだ腹腔内の一隅で，脾臓組織として定着・再生したことがレポートされています。脾臓のみでなく，人体にとって必要のない臓器は一つもない，ということがよくわかります。

表2 ▶ 脾機能低下をきたす病態

大酒家	脾静脈血栓症・梗塞
リンパ腫	全身性肥胖細胞症
関節リウマチ	グロブリン投与
潰瘍性大腸炎	ステロイド治療
血管炎症候群	脾臓摘出後
アミロイドーシス	マラリア
慢性活動性肝炎	2歳以下の幼児（Ig反応のための脾機能が未発達）
骨髄増殖性疾患	

免疫抑制患者さんの診断アプローチと初期治療（設問の解答を含む）

①好中球減少のある患者さんの初期選択薬

●抗菌薬選択においては，臓器を特定することが前提ですが，一次感染臓器が明確でない場合もあります。初期治療として大切な点は，**緑膿菌を抗菌スペクトルに含む抗菌薬を選択すること**です。第3世代セフェム系薬の**セフタジジム（CAZ；モダシン®）**，あるいは第4世代セフェム系薬である**セフェピム（CFPM；マキシピーム®）**を選択することが基本です。前者はグラム陽性菌に対する抗菌活性が弱いので，グラム陽性菌まで確実にカバーしておきたい場合は，後者を選択してください。なお，好中球減少があるからといって，抗菌薬と併用して抗真菌薬を投与する必要が最初からあるわけではありません。

> 先のQ1に挙げた患者さんは，チアマゾール（メルカゾール®）の副反応として無顆粒球症が惹起されたものと考えました。したがって，初期抗菌薬としてはセフタジジム（CAZ）あるいはセフェピム（CFPM）を選択することが推奨されます。
>
> この方は，来院時の血液培養で緑膿菌が検出されました。一次感染臓器は不明ですが，おそらく消化管内にいた緑膿菌がtranslocationをきたした可能性があります（推測です）。

②細胞性免疫に異常のある患者さんの治療

●この病態では**細胞内寄生菌の関与を念頭においた診療アプローチ**が重要です。リステリア，レジオネラ，抗酸菌，ノカルジア，サルモネラなどを原因微生物の第1リストに含んでください。これらは検出されれば原因菌として認識される**絶対病原菌（absolute pathogen）**であり，黄色ブドウ球菌や緑膿菌など，検出されても定着と感染，双方の可能性がある条件性病原菌（facultative pathogen）とは異なります。

> 先のQ2に挙げた患者さんを例に挙げると，初回治療は肺炎球菌やインフルエンザ菌を想定した経験的治療を行ってもよいですが（設問中のセフトリアキソンがこれに該当します），初期治療が奏効しない場合，さらに抗菌スペクトルを広げたうえで初期（予測）治療を継続するのではなく，病原菌を同定する診療アプローチに立ち返ることです。**初期治療を継続するのは得策ではありません**。絶対病原菌による感染症は一般細菌のように数時間単位で急激に進行することはないので，**精査を施行する時間の余裕がある**と考えて結構です。
>
> Q2で紹介した患者さんは喀痰のグラム染色所見を端緒にノカルジアを疑い，キニヨン染色で典型的に染まる同菌を鏡検することができました。ST合剤による治療へと変更し，その後，改善を認めています。細胞性免疫の異常がある場合，経験的治療を行うことができない感染症を想定することが必要です。結核，レジオネラ，ノカルジアなど，いずれも病原菌を同定することによる標的治療のみが治療のmodalityであることをご確認ください。

③液性免疫に異常のある患者さんの治療についての考え方

●ガンマグロブリンの異常は，感染防御において生体による**オプソニン化が必要な病原菌に罹患しやすいこと，および重症化しやすいことが特徴**です。好中球減少時のように，日和見病原菌に罹患しやすくなる病態ではありません。

> 先のQ3に示した多発性骨髄腫患者さんの「肺炎球菌性肺炎＋敗血症性ショック」の病態にはペニシリンで治療を行うことが最も強力かつ，

耐性菌リスクを負荷することのない，理に適った治療法です．仮に，「肺炎球菌が検出されているといってもcompromised hostであるから，緑膿菌や嫌気性菌までカバーするタゾバクタム・ピペラシリンを投与しておきたい」という考えがあるとすれば，それは，ホストの背景を吟味した免疫抑制状態の各論（亜型）に関する考え方が活かされていない状況です．

　このような場合，compromised hostであるという考察が最終地点となり，広域抗菌薬，抗MRSA薬，抗真菌薬，抗ウイルス薬，ニューモシスチス治療薬など，あらゆる感染症治療薬が患者さんに投与される治療になりかねません．免疫抑制の亜型に応じた感染症のリスクアセスメントによる治療が必要であることをぜひ理解してください．

●**表2**に記載した病態・状況にある患者さんの急性感染症の診療では，肺炎球菌やインフルエンザ菌を想定して，血液培養を施行後，**判断に迷う場合はセフトリアキソン**を投与することを勧めます．また，**肺炎球菌ワクチン**を接種することが当然ながら推奨されます．65歳以上の成人には，抗原性増強を目的とした蛋白結合型ワクチンである**PCV-13（肺炎球菌結合型ワクチン；プレベナー®）**を接種することも選択肢に挙がります．

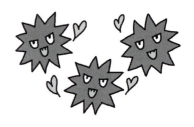

妊婦と授乳婦

考え方のPOINT!

- 流産や早産につながる感染症のリスク，抗菌薬による催奇形性や胎児毒性リスクを十分に検討し，治療の要否を慎重に考えることが重要です。また，患者さんへの十分な説明が求められます。
- **FDAの胎児危険度分類（Pregnancy Category）**が有用です。授乳時の医薬品情報は**LactMed**から入手できます。
- 妊娠時の薬物血中濃度は低下傾向にあるため，過少量投与にならないように注意しましょう。
- 授乳は原則，継続可能ですが，抗菌薬がアレルギー疾患の発症リスクになる可能性もあるため，最小限の使用に留めましょう。

■ FDAの胎児危険度分類（Pregnancy Category）

カテゴリー	評価基準	代表的薬剤
安全 A	比較試験で胎児への危険性が証明されておらず，胎児への有害性がないもの。	
B	動物実験では胎児への危険性が示されていないが，妊婦に対する比較試験は行われていない，あるいは動物実験で副作用が示されたが，妊婦の研究では確認されなかったもの。	ペニシリン系 セファロスポリン系 メロペネム（MEPM） ドリペネム（DRPM） クリンダマイシン（CLDM） アジスロマイシン（AZM） ダプトマイシン（DAP） エリスロマイシン（EM） ホスホマイシン（FOM） メトロニダゾール（MNZ）
C	動物実験では胎児に副作用がみられたが，妊婦における研究が行われておらず，動物実験のデータが確認できていない。ただ薬剤の有益性が胎児への危険性を上回り，妊婦への使用が正当化されうるもの。	キノロン系 クラリスロマイシン（CAM） イミペネム（IPM） リネゾリド（LZD） ST合剤 バンコマイシン（VCM）
D	胎児への危険性に関するエビデンスが存在するが，薬剤の有益性がそれらの危険性を上回ることがあるもの。	アミノグリコシド系 テトラサイクリン系 ボリコナゾール（VRCZ）
危険 X	動物もしくは妊婦での研究で，胎児への催奇形性や危険性を引き起こしたことから禁忌であるもの。	リバビリン（RBV） （抗ウイルス薬）

抗菌薬の要否が最も重要

- 妊婦にとって，抗菌薬治療のメリットは感染症による流産や早産のリスクを低減させることであり，デメリットは抗菌薬による妊婦への副作用や催奇形性や胎児毒性です。抗菌薬治療で最も重要なのは抗菌薬の要否の決定ですが，**妊婦においてはより一層重要な意思決定**になります。
- もし胎児に不都合な事態が起こってしまった場合，妊婦は奇形の自然発生であっても，自身の過去の服薬と関連付けて考えてしまうかもしれません。そのような妊婦・家族の心理を汲み取りながら意思決定を行う必要があります。**Above all, do no harm（まずは，害を与えないこと）**……「なぜ抗菌薬が必要なのか」，「今必要なのか」を慎重に考察する必要があります（再度，Ⅰ章のトビラ絵 →P.11 をご覧ください）。

妊婦に安全な抗菌薬・危険な抗菌薬

- 感染症は妊婦にとって流産や早産のリスクとなることがあり，治療適応であれば抗菌薬投与を行う必要があります。**すべての抗菌薬は胎盤を通過しうる**ため，妊婦に対して抗菌薬を投与する際は胎児の催奇形性や副作用について考えなければなりません。
- しかし，妊婦や胎児への抗菌薬の有効性や安全性は複雑であり，個人で評価することは現実的ではありません。添付文書の「妊婦，産婦，授乳婦等への投与」の項目では，「治療上の有益性が危険性を上回ると判断される場合にのみ投与」といった，いわゆる有益性投与とよばれる記載が多く，評価の根拠にするには不十分です。
- 臨床においては海外の公的な危険度分類が実用的です。代表的なものとしては**FDAの胎児危険度分類（Pregnancy Category）**が知られています。長年の使用経験が蓄積されているペニシリン系やセファロスポリン系は安全性が確立していることからカテゴリーBに分類されており，妊婦の感染症治療においては中心的な抗菌薬です。新薬は使用経験が浅く，妊婦の安全性データが蓄積されていないために使用を控えるべきです。テトラサイクリン系は妊婦に対しては脂肪性肝炎や膵炎が報告されています（カテゴリーD）。アミノグリコシド系は胎児に対して難聴や前庭障害といった第Ⅷ脳神経障害を起こすといわれています（カテゴリーD）。

- たとえ医学的に抗菌薬治療が必要な状況であっても，妊婦である患者さんが治療を前向きに考えているとは限りません。そのため，処方された薬剤を服薬しなかったり自己中断したりということが考えられます。服薬遵守のために**医療者は治療の有益性と抗菌薬の安全性の根拠について十分に説明する**ことが求められます。

妊娠時は過少投与にならないように注意

- 妊娠時の生理学的な変化によって薬剤の体内動態は大きく変化します。妊娠経過とともに血漿容量や細胞外液が増加し，希釈性のアルブミン濃度の低下も影響して分布容積の増加がみられます。また肝クリアランスと腎クリアランスが増大する傾向にあるため，クリアランスが増加します。これらによって**妊娠時の薬物血中濃度は低下する傾向にあるため，過少量投与にならないように**投与計画に留意する必要があります。

授乳は継続可能，しかし最小限の抗菌薬使用に留めることが原則

- あらゆる抗菌薬が母乳中に移行することが確認されていますが，その**移行量はごくわずか（1%以下）**であることから新生児への影響は少ないと考えられています。原則，**授乳は継続可能**であり，乳腺炎を発症したりするリスクを考慮すると，安易に授乳を中止させるべきではありません。
- 添付文書では多くの薬剤について「授乳を中止すること」もしくは「授乳を避けさせること」と記載されており，大半の薬剤が授乳禁止となっています。これは乳汁移行性が確認されている薬剤については画一的に授乳を禁止させる取り決めによって行われたものであり，必ずしも医学的な妥当性があるわけではありません。
- 今日の授乳時の医薬品情報については，**LactMed**[1] から入手することができます。母乳中のサルファ薬（ST合剤）は少量であってもアルブミンに競合的に結合して遊離型ビリルビンを増加させるため，新生児に核黄疸（ビリルビン脳症）を発症することが知られています。
- 授乳を通して乳児が摂取する抗菌薬は微量であるものの，乳児の消化管のマイクロバイオームの変化がぜんそくやアトピー性皮膚炎など免疫異常によって起こる**アレルギー疾患の発症リスク**になるといった潜在的な危険性

を示唆する報告もあるため[2]，**授乳婦も妊婦同様に抗菌薬投与の適応を見極めようと努める**ことが大功です．

参考文献

1) LactMed (https://toxnet.nlm.nih.gov/newtoxnet/lactmed.htm)
2) Yamamoto-Hanada K, et al. Influence of antibiotic use in early childhood on asthma and allergic diseases at age 5. Ann Allergy Asthma Immunol 2017; 119: 54-8.

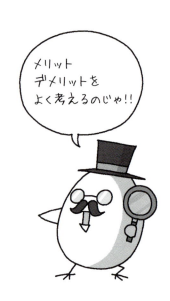

精神科的疾患背景，あるいは不定愁訴と思われる症状を有する患者

考え方のPOINT!

- 精神科的基礎疾患のある患者さんの診断アプローチにおいては，その基礎疾患を外したうえで鑑別診断を心掛ける必要があります。
- Attribution errorという語句を知っていることが診断エラーを回避することに役立ちます。
- 診断的勢い（弾み，惰性）が働いていないか，思考過程を冷静に見つめる視点が大切です。

ここでは，感染症各論ではなく，医師の考え方について光を当ててみます。まず，下記の事例を読んでください。

> 21歳，男性　4月半ばより37〜38℃台の発熱を認め，同時期より，頭痛と倦怠感，右下腿の筋肉痛を自覚していました。Aクリニックを受診し，NSAIDと抗菌薬による外来加療を受け，改善しました。数日後，再度同様の症状が出現するため，内服加療を再開すると改善する，ということが3回ほど続きました。
>
> 初診時より1カ月ほど経過した時点で2次医療機関であるB病院に紹介されました。肺炎や尿路感染の所見もなく，白血球も8,000台，CRPが7mg/dLでしたので，外来でセフトリアキソンの点滴（1日1回）とキノロン系抗菌薬の内服加療が行われました。治療がいったん終了すると，再度，倦怠感，筋肉痛，頭痛に加え，関節痛まで訴えるようになりました。この患者さんは幼小児期から，自分の体の外観の一部を非常に気にしており，学校も欠席がちとなり，適応障害という診断名で精神科クリニックにも通院しています。

ここで，Aクリニック初診時より2カ月近くが経過した時点で，B病院からこの患者さんをあなたに紹介されたと仮定してください。どのように考えますか？　Ⅲ章で述べたように，この患者さんのプロブレムリストを記載してみました。

21歳，男性	
#1 発熱 #2 頭痛 #3 倦怠感 #4 右下腿筋肉痛 #5 適応障害	#1 発熱 #2 心雑音 #3 血液培養陽性 #4 オスラー結節 #5 適応障害
Cognitive strain	Cognitive ease

　#4の右下腿筋肉痛が唯一の局所症候であり，そのほかのプロブレムはいずれも非特異的です．抗菌薬を投与すると解熱傾向を認めるので，何らかの細菌感染症があるのかも知れませんが，固有臓器にはフォーカスはなさそうです．「インフルエンザのようなウイルス感染症の後，細菌感染が合併し，長期化しているのか……，取りあえず再度抗菌薬治療をやってみようか」と多忙な外来では考えるかもしれません．

　さて，この患者さんの最終診断は**感染性心内膜炎（infective endocarditis；IE）**でした．血液培養でストレプトコッカス・ガロリチカスが検出され，心エコーで僧房弁に疣贅を認め，IEの確定診断がなされました．その後，受診時よりほぼ3カ月が経過した時点で人工弁置換術が施行され，無事に退院となりました．つまり，筆者の施設に紹介された時点では，IEに特徴的な徴候が揃っていたのです（プロブレムリスト右側）．他院初診時には，このような兆候は揃っていなかったかもしれません．

　実は，この患者さんは，2カ月前の初診時以降，「#5適応障害」のための不定愁訴が主ではないか，と考えられてきた経緯もありました．倦怠感，筋肉痛，と聞いても医師にはピンとくる疾患が想起できるわけではありません．抗菌薬投与で改善，中止で再燃，という経過を繰り返し，診療経過が長くなっている患者さんに"ピンと想起できる疾患"がなければ，医師は"適応障害のための不定愁訴ではないか"，あるいは，"きちんと抗菌薬を内服していないのではないか"と考えても不思議ではありません．

> MEMO 1

> MEMO 2

　一方で，患者さんが受診を繰り返すうちに，"先生，今日もまたあの患者さん来てますよ，言葉使いもヘンだし，適応障害があるなら一度精神科に紹介しなくていいですか？"，と看護師Aさんから報告を受けるかもしれません（筆者の想像です）．誰か1人がこのように言いだすと，"私も，この人の症状は不定愁訴じゃないかな，という気がしていたんだよ"，と言うかもしれません．さらには，"そうですよね，何度も来るわりには大した症状じゃ

MEMO 3 ないですもん"(看護師Bさん),のように会話(というよりも,患者さんへの考察)がある一方向にどんどん進んで行く可能性もあります。このような状態は**「モーメント(勢い,弾み)が働いている」**と考えることができます。

これは精神科的基礎疾患を有する患者さんに限ったことではありません。呼吸困難のため救急車で搬送された男性について,救急隊員から「以前から喘息があったそうです」と言われたとします。ご家族に病歴を聞くと,"1カ月ほど前から咳があったので,隣の奥さんに話をしたら,それはきっと喘息じゃないの,と言われたんです",ということをもとに,家族は救急隊員に,"本人は喘息があります"と伝えることも十分にありうるのです。隣人→家族→救急隊→医師へと,喘息という病名が伝わり,否定することが困難にらなってしまいます。精査をしたら気管支結核だった,ということは,ありうるかもしれません。医師が診断を誤る過程には,MEMO 1～3に示したようなさまざまな認知バイアスが介在することを知っていてください。

最後に,プロブレムリスト左側の記載からIEを想起することは容易ではありません。高次医療機関でみる患者さんほど病像が完成形に近い,つまり,cognitive easeの状態で診療することが多いため,容易に診断名を想起することができる場合が多いのです。プライマリケアの段階,つまり,疾患が進行する以前の段階ではcognitive strainが多いため,診断は決して容易ではありません。自分はいつでもIEを診断できる,とのoverconfidenceに陥らないようにしてください。

MEMO 1　Cognitive easeとcognitive strain

感知(見る,聞く,臭うなど)した瞬間に,その事象に意味づけができる認知状態をcognitive easeとよびます。#1発熱,#2心雑音,#3血液培養陽性,#4オスラー結節,というプロブレムリストをみて一瞬で感染性心内膜炎を想起するときの認知状態です(プロブレムリスト右側)。これと対照的に,左側に記載したプロブレムリストをみた場合は,鑑別疾患を想起する思考の努力を必要とします。この状態をcognitive strainといいます。人間はcognitive strainである対象について熟考できる時間はわずかです。30秒も熟考できればよいほうではないでしょうか。

MEMO 2　Attribution error

　疾患や訴えを，患者さん本人の因子に帰することによる診断エラーのことをいいます。本事例に認められたような繰り返す訴えを，医師は不定愁訴と判断し，"適応障害"のせいにしかねません。精神科的疾患を有する患者さんの身体疾患（somatic disease）の診断は遅れがちになる，といわれています（Croskerry P. Acad Emerg Med 2002; 9: 1184-204.）。これは個々の医師の性向によるものというよりも，人間に共通して兼ね備わっている思考のバイアスの一つです。**患者さんに対して抱く医師の感情が診断を決めてしまいかねない**，ということを十分に認識しておきたいと思います。

MEMO 3　Diagnosis momentum

　患者さんの病態に関して，可能性のある診断名を誰かが言いだすと，その診断名が周囲に拡散していくことがあります。真偽を確かめないうちに，診断名が独り歩きをして，誰もが否定できない状態になることさえあります。これをdiagnosis momentum（診断的惰性）といいます。前医からの紹介状に書いてある基礎疾患名でさえ，momentum（あるいはanchoring*）として働きます。本当にその疾患があるのか，その診断はいつ，どこでつけられたものなのか，ということを考えることは重要です。

*anchoring：自分で吟味してもない情報や条件を一方的に与えられ，自分の思考に縛りが生じることを，このように言います。競売で「1万円から……」と言われるのもanchoringの一種です。

Ⅶ章

90分でマスターする！
代表的薬剤の抗菌スペクトル

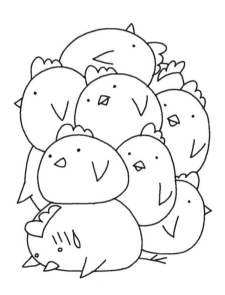

主要病原細菌とβ-ラクタム系薬のスペクトル

考え方のPOINT!
- β-ラクタム系薬のスペクトルはグラム陽性菌・グラム陰性菌・偏性嫌気性菌を中心に整理します。
- 初期抗菌薬は緑膿菌，腸球菌，偏性嫌気性菌に対する治療の必要性を足掛かりに決めます。

■ β-ラクタム系薬のスペクトル

			グラム陽性菌				グラム陰性菌		PEK			non-PEK (SPACE)				偏性嫌気性菌 横隔膜上	偏性嫌気性菌 横隔膜下
			黄色ブドウ球菌(MSSA)	レンサ球菌	肺炎球菌	腸球菌	インフルエンザ菌	モラクセラ・カタラーリス	大腸菌	クレブシエラ	プロテウス	エンテロバクター	シトロバクター	セラチア	アシネトバクター・緑膿菌	ペプトストレプトコッカス	バクテロイデス
ペニシリン系		ベンジルペニシリン (PCG)		●	●											●	
		アンピシリン (ABPC)		●	●	●	●		●		●					●	
		スルバクタム・アンピシリン (SBT/ABPC)	●	●	●	●	●	●	●	●	●					●	●
		ピペラシリン (PIPC)		●	●	●	●		●	●	●	●	●	●	●	●	
		タゾバクタム・ピペラシリン (TAZ/PIPC)	●	●	●	●	●	●	●	●	●	●	●	●	●	●	●
セフェム系	第1世代	セファゾリン (CEZ)	●	●	●				●	●	●						
	第2世代	セフォチアム (CTM)	●	●	●		●	●	●	●	●						
		セフメタゾール (CMZ)	●	●	●				●	●	●					●	●
	第3世代	セフトリアキソン (CTRX)	●	●	●		●	●	●	●	●					●	
		セフタジジム (CAZ)					●	●	●	●	●	●	●	●	●		
		スルバクタム・セフォペラゾン (SBT/CPZ)	●	●	●		●	●	●	●	●	●	●	●	●	●	●
	第4世代	セフェピム (CFPM)	●	●	●		●	●	●	●	●	●	●	●	●		
カルバペネム系		メロペネム (MEPM)，ドリペネム (DRPM) など	●	●	●	●	●	●	●	●	●	●	●	●	●	●	●

- それぞれの菌種で最も基本的な感性菌の治療薬を中心に作成しています。耐性株が存在するために抗菌薬の細かい使い分けが必要となる菌種もありますので，詳細については各抗菌薬の頁を参照してください。
- 非定型肺炎の原因となるレジオネラやマイコプラズマ，クラミジアといった微生物にはβ-ラクタム系薬はすべて無効です。

頻度の高い，グラム陽性菌・グラム陰性菌・偏性嫌気性菌を中心にスペクトルを整理する

- β-ラクタム系薬にはペニシリン系・セフェム系・カルバペネム系薬が含まれ，その作用メカニズムは細胞壁の合成阻害です。これらの抗菌薬はβ-ラクタム環という構造を共通してもっており，細菌の細胞壁合成酵素であるペニシリン結合蛋白（penicillin-binding protein；PBP）に結合することで抗菌活性を発揮します[1]。感染症の治療を行うにあたって，β-ラクタム系薬は最も頻用される薬剤ですので，そのスペクトルを熟知しておく必要があります。
- 抗菌薬のスペクトルを理解するときは，臨床現場で出会う頻度の高い以下の菌を中心に整理をするとよいと思います。
- ・グラム陽性菌：黄色ブドウ球菌（MSSA），レンサ球菌，肺炎球菌，腸球菌
- ・グラム陰性菌：インフルエンザ菌，モラクセラ・カタラーリス，腸内細菌科，緑膿菌などブドウ糖非発酵菌
- ・偏性嫌気性菌
- 腸内細菌科を，市中感染症の原因菌として頻度が高く，耐性株を除けば基本的に多くの抗菌薬に感性の**PEK（プロテウス，大腸菌，クレブシエラ）**と，院内の環境に存在することが多く，PEKに比較してやや耐性度の高い**non-PEK（エンテロバクター，シトロバクター，セラチアなど）**に分けて整理をします。
- また，non-PEKに，同様に院内の環境菌である**緑膿菌・アシネトバクター**を加え，それぞれの頭文字を取って**SPACE**とよびます。これは，院内感染症の原因となりやすい**グラム陰性菌のグループ**と理解してよいと思います。

初期治療薬は緑膿菌，腸球菌，偏性嫌気性菌に対する治療が必要か否かで決める

- 初期治療（empiric therapy）では，患者背景や感染臓器と微生物の関係，グラム染色などから想定される原因菌のリストに対して，**必要なスペクトルを有する抗菌薬を選択**します。
- このとき，図のように緑膿菌，腸球菌，偏性嫌気性菌の3系統を，どのよ

うな組み合わせでスペクトルに含むか，あるいは含まないかということを考えると，初期抗菌薬の方向性を定めることができます。
- 例えば，腸球菌を治療対象とする場合は，セフェム系薬，カルバペネム系薬ではなくペニシリン系薬を選択する必要があります。緑膿菌をスペクトルに含まなくてよい場合は，緑膿菌活性を有するピペラシリンあるいはタゾバクタム・ピペラシリン，あるいはセフタジジムやセフェピムなど第3世代以降のセフェム系薬，カルバペネム系薬が初期選択薬である必要性は低くなります。
- このように，初期抗菌薬選択の際には，これら3系統の菌種に対する治療の必要性を足掛かりにすると，抗菌薬のカテゴリーが選択しやすくなります。

図 ▶ 初期抗菌薬選択のカギになる3系統の菌種

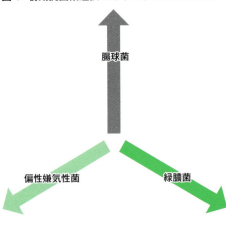

文献

1) Hauser AR. β-lactam antibiotics, Antibiotic basics for clinicians, 2nd ed. Baltimore: Lippincott Williams & Wilkins; 2007. p18-44.
2) 日本化学療法学会 抗菌化学療法認定医認定制度審議委員会，編．抗菌薬適正使用生涯教育テキスト（改訂版）．東京：日本化学療法学会；2013.

ペニシリン系薬

考え方のPOINT!

- 多くの原因微生物をカバー可能です。十分量を、頻回に、時間をかけて投与しましょう。
- 最適治療（definitive therapy）として使用される抗菌薬がカバーする細菌を覚えましょう。適正使用の観点から、ピペラシリンは緑膿菌をカバーする以外の状況では使用を控えます。
- 初期治療（empiric therapy）としてβ-ラクタマーゼ阻害薬との合剤が用いられます。対応する代表疾患群を理解しましょう。タゾバクタム・ピペラシリンは院内感染症や医療関連感染症に用いられますが、抗菌スペクトルが非常に広いため適応には慎重を要します。

■ 最適治療（definitive therapy）として用いられる薬

薬剤	カバー可能な細菌
天然ペニシリン **ベンジルペニシリン**（PCG） （ペニシリンGカリウム）	・**レンサ球菌**（α溶血性、β溶血性）による皮膚軟部組織感染症（丹毒、蜂窩織炎）、感染性心内膜炎、菌血症、肺炎 ・**肺炎球菌**による肺炎、菌血症、心内膜炎、関節炎 ・**梅毒**
合成ペニシリン **アンピシリン**（ABPC） （ビクシリン®）	・**腸球菌**（*E. faecalis*）による菌血症、心内膜炎、尿路感染症 ・感受性のある**インフルエンザ菌**による中耳炎、副鼻腔炎、肺炎 ・感受性のある**大腸菌**、**プロテウス・ミラビリス**による尿路感染症、菌血症 ・**リステリア**による菌血症、髄膜炎
ピペラシリン（PIPC） （ペントシリン®）	・感受性のある**緑膿菌**による感染症（尿路感染症、肺炎、菌血症、カテーテル関連血流感染、皮膚軟部組織感染症）

■ 初期治療（empiric therapy）として用いられる薬

薬剤	使用される代表疾患群
β-ラクタマーゼ阻害薬との合剤 **スルバクタム・アンピシリン** （SBT/ABPC） （ユナシン®-S）	・市中肺炎 ・皮膚軟部組織感染症（丹毒、蜂窩織炎） ・虫垂炎、憩室炎、穿孔性腹膜炎、肝胆道系感染症（胆嚢炎、胆管炎、肝膿瘍） ・誤嚥性肺炎、肺膿瘍、膿胸、扁桃周囲膿瘍、歯性感染症、子宮内膜炎、子宮留膿腫、子宮付属器炎（口腔内や膣内の常在菌が原因となる感染症）
タゾバクタム・ピペラシリン （TAZ/PIPC） （ゾシン®）	・院内発症もしくは医療関連の肺炎、肺膿瘍、膿胸 ・皮膚軟部組織感染症（壊死性筋膜炎、糖尿病性足壊疽） ・院内発症もしくは医療関連の胆嚢炎、胆管炎、肝膿瘍、腹膜炎 ・好中球減少に伴う盲腸炎（盲腸炎）

細胞壁の合成阻害する殺菌性抗菌薬。多くの原因微生物をカバー

- ペニシリン系抗菌薬は細菌の細胞壁の合成阻害が主な作用機序で，**殺菌的に作用します**（細菌の増殖を抑制する静菌的抗菌薬とは異なり，増殖抑制かつ細菌数を減らす働きがあります）。水溶性の抗菌薬で血流に乗り全身に分布し，忍容性に優れる（副作用の少ない）ため，**幅広い臓器の感染症に使用されます**。
- MRSAやESBL産生菌などの薬剤耐性菌，レジオネラやマイコプラズマなどの細胞内寄生菌などの一部の微生物はカバーできませんが，**臨床で出会う原因微生物の多くはペニシリン系抗菌薬でカバー**できます。
- ペニシリン系抗菌薬を含むβ-ラクタム系抗菌薬の効果はTime above MICに相関するため，**十分量を，頻回に，時間をかけて投与**しましょう。
- ペニシリン系抗菌薬は，原因菌が特定された後に**最適治療 (definitive therapy)** として用いられる抗菌薬と，原因菌が特定できていない場合の**初期治療 (empiric therapy)** として用いられやすい抗菌薬に分かれます。前者の抗菌薬グループは，抗菌薬ごとにカバー可能な細菌を整理し，その感染症で使用します。後者のグループは，初期治療として使用される代表疾患群を適合させて使用します。
- ピペラシリンは，アンピシリンのスペクトルに**クレブシエラやエンテロバクター，シトロバクター，セラチア**などが新たに加わります。しかし，抗菌薬適正使用の観点からピペラシリンは抗緑膿菌薬として位置づけることが肝要です。

MEMO　便利な抗菌薬アモキシシリン（AMPC）（サワシリン®）

　国内ではベンジルペニシリンやアンピシリンの内服薬としての位置づけで使用されています。β-ラクタム系抗菌薬の内服のなかでは比較的投与量が多く（750〜1,500mg/日），消化管からの吸収もよい薬剤です。外来治療で重宝される薬剤で，**A群溶連菌による咽頭炎，肺炎球菌やインフルエンザ菌による副鼻腔炎・中耳炎，感受性のある大腸菌やプロテウス・ミラビリスによる膀胱炎，第1・第2期・潜伏期梅毒**などに対して使用します。

β-ラクタマーゼ阻害薬のついたペニシリン① スルバクタム・アンピシリン

- β-ラクタマーゼ阻害薬と合剤になることで，ペニシリナーゼを産生する**メチシリン感受性黄色ブドウ球菌（MSSA）**，**モラクセラ**や**偏性嫌気性菌**に新たに抗菌活性を有するようになります。このためさまざまな感染症の初期治療として使用することが可能です。
- **市中肺炎**：肺炎球菌，インフルエンザ菌（BLNAR：β-ラクタマーゼ非産生アンピシリン耐性以外），モラクセラ，クレブシエラへのスペクトルを生かして使用します（BLNARもカバーに含めたい場合はセフトリアキソン（CTRX）などを使用します。非定型菌であるレジオネラやマイコプラズマはカバーできません）。
- **皮膚軟部組織感染症（丹毒，蜂窩織炎）**：レンサ球菌（β溶血性）とMSSAへのスペクトルを活かして使用します。
- **虫垂炎，憩室炎，穿孔性腹膜炎，肝胆道系感染症（胆嚢炎，胆管炎，肝膿瘍）**：大腸菌などの腸内細菌と偏性嫌気性菌へのスペクトルをいかして使用します。
- **誤嚥性肺炎，肺膿瘍，膿胸，扁桃周囲膿瘍，歯性感染症，子宮内膜炎，子宮留膿腫，子宮付属器炎（口腔内や膣内の常在菌が原因となる感染症）**：

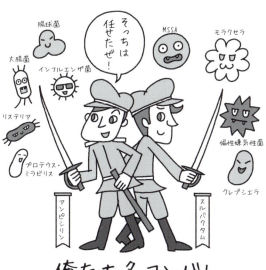

- レンサ球菌（α溶血性，β溶血性）と偏性嫌気性菌へのスペクトルをいかして使用します。
- ヒトの皮膚，口腔，腸管の常在菌まで広くカバーしてしまうため，安易に使用することは避けます。アンピシリン（ABPC），セファゾリン（CEZ），セフォチアム（CTM）などでも治療ができないか，想定される微生物を列挙しながら検討しましょう。

β-ラクタマーゼ阻害薬のついたペニシリン② タゾバクタム・ピペラシリン

- スルバクタム・アンピシリンのスペクトルに，**SPACE（エンテロバクター，シトロバクター，セラチア，緑膿菌，アシネトバクター）** が新たに加わります。これらが原因菌となる院内感染症や医療関連感染症の初期治療で使用されます。
- 院内肺炎や医療関連肺炎では第3・4世代セフェム系抗菌薬（セフタジジムやセフェピム）が選択肢となります。広域なタゾバクタム・ピペラシリンを最適治療として使用し続ける必要がある状況は非常にまれです。腸内細菌叢を広くカバーするのみでなく，腸球菌にも抗菌作用を発揮するので，**カンジダ感染症やクロストリディオイデス・ディフィシル感染症（CDI）のリスクを高めます**。使用前に細菌検査を提出し可能なかぎり原因菌を特定することでde-escalation（抗菌薬の狭域化）に努めましょう。

腎・肝機能が正常な場合の投与レジメン

ベンジルペニシリン（PCG）（ペニシリンGカリウム）	1回200万～400万単位	1日6回

200万単位は肺炎球菌性肺炎や皮膚軟部組織感染症の場合。400万単位は髄膜炎，心内膜炎の場合。

アンピシリン（ABPC）（ビクシリン®）	1回1～2g	1日4回
ピペラシリン（PIPC）（ペントシリン®）	1回1～4g	1日4回
スルバクタム・アンピシリン（SBT/ABPC）（ユナシン®-S）	1回1.5～3g	1日4回
タゾバクタム・ピペラシリン（TAZ/PIPC）（ゾシン®）	1回4.5g	1日3～4回

いずれも **1～2時間かけて投与** する。

セフェム系薬

考え方のPOINT!
- 第1世代〜第4世代まであり，抗菌スペクトルが異なります。
- 腸球菌のカバーはありません。
- 経口セフェム系薬で抗緑膿菌作用を有する薬剤はありません。

代表的なセフェム系薬

	一般名	スペクトル	使用される主な場面
第1世代	セファゾリン（CEZ）	・MSSA，レンサ球菌＋PEKの第1選択薬 ・呼吸器感染症には使わない	皮膚・軟部組織感染，軽症の尿路感染，MSSA感染症（菌血症，椎体炎，化膿性関節炎など）
第2世代	セフォチアム（CTM）	CEZ＋呼吸器感染の原因菌（肺炎球菌，インフルエンザ菌，モラクセラ）	尿路感染，気道感染（中耳炎，副鼻腔炎）
第2世代	セフメタゾール（CMZ）	CTM＋嫌気性菌，一部のESBL産生菌	胆道感染，感受性を有するESBL産生菌感染症（尿路感染，胆道感染），下部消化管の術前投与
第3世代	セフトリアキソン（CTRX）	・CEZ＋肺炎球菌，non-PEK ・緑膿菌はカバーせず ・MSSAに対しては抗菌活性が落ちる。	腹腔内感染，肺炎，尿路感染，髄膜炎，淋菌性感染症（尿道炎，骨盤内炎症性疾患）
第3世代	セフォタキシム（CTX）		
第3世代	セフタジジム（CAZ）	・PEK，non-PEK，緑膿菌 ・グラム陽性球菌には弱い	感受性を有する緑膿菌感染症の治療，尿路感染
第3世代	スルバクタム・セフォペラゾン（SBT/CPZ）		
第4世代	セフェピム（CFPM）	CTRX＋CAZ	発熱性好中球減少症の初期治療（empiric therapy），緑膿菌の関与を疑う感染症（医療関連）

内服薬

	一般名	スペクトル	使用される主な場面
第1世代	セファレキシン（CEZ）	CEZとほぼ同様	丹毒，蜂窩織炎，市中の軽症の尿路感染
第2世代	セファクロル（CCL）	CTMとほぼ同様	上記に加え，気道感染（中耳炎，副鼻腔炎）

代表的なセフェム系薬のスペクトラル

第1世代セフェム
- **セファゾリン（CEZ）**：黄色ブドウ球菌，レンサ球菌などのグラム陽性球菌と大腸菌，クレブシエラ属などのPEK（プロテウス属，大腸菌，クレブシエラ属）とよばれる一部のグラム陰性桿菌に抗菌活性があります。
- 臨床的に重要なメチシリン感性黄色ブドウ球菌（MSSA）の治療薬，および尿路感染症の治療薬として適切な薬剤です。
- 抗菌スペクトルの観点から**呼吸器感染症には適していません**。

第2世代セフェム
- **セフォチアム（CTM）**：第1世代セフェムのスペクトルに加え，インフルエンザ菌やモラクセラ・カタラーリスのような気道感染の原因菌に対しても抗菌活性をもちます。第1世代セフェムと異なり，**呼吸器感染症の治療薬としてのよい候補**になります。
- **セフメタゾール（CMZ）**：第2世代セフェムに分類されますが，そのほかのセフェム系抗菌薬がセファロスポリン系に属しているのに対し，CMZはセファマイシン系に属します。セファロスポリン系よりもβ-ラクタマーゼに安定であり，**ESBL産生菌に対して抵抗性を有している**ため選択肢になることもあります。スペクトルとしては第2世代セファロスポリンに横隔膜より下の嫌気性菌（バクテロイデス・フラジリス）のカバーが広がったと覚えてよいかと思います。ただし，バクテロイデス・フラジリスはCMZの耐性が問題となっており，嫌気性菌に対して使用する場合は注意が必要です。

第3世代セフェム
- **セフトリアキソン（CTRX），セフォタキシム（CTX）**：腸球菌を除く陽性球菌，PEK，non-PEKをカバーし，髄液移行がよいことが特徴です。CTRXは肝代謝，CTXは腎排泄が主体です。初期抗菌薬として汎用され，培養の感受性結果判明後も継続して用いられることも多いですが，感受性結果が判明すれば速やかにde-escalationを検討するようにしましょう。
- **セフタジジム（CAZ）**：グラム陰性腸内細菌に加え緑膿菌まで抗菌スペクトルが広がりますが，グラム陽性菌への抗菌活性は期待できません。

第4世代セフェム

- **セフェピム（CFPM）**：腸球菌を除くグラム陽性菌，腸内細菌および緑膿菌のようなブドウ糖非発酵菌に対して広域スペクトルを有し，**緑膿菌カバーが必要な発熱性好中球減少症の初期治療（empiric therapy）で重要**となる抗菌薬です。緑膿菌による感染を疑わないのであれば，本剤より狭域な薬剤をご検討ください。

主要な病原菌のカバーをまず覚えよう

セフェム系の特徴を整理すると，

① セフェムはすべて腸球菌のカバーはない
② 第1世代セフェム（CEZ）はMSSA，レンサ球菌＋PEKの第1選択薬。ただし，呼吸器感染症には使わない。
③ 第2世代セフェム（CTM）は第1世代＋呼吸器感染の原因菌（肺炎球菌，インフルエンザ菌，モラクセラ）
④ セフメタゾールはCTM＋嫌気性菌，ESBL産生菌にも一部使える
⑤ 第3世代セフェム（CTRX，CTX）はCEZに肺炎球菌，non-PEKのカバー。緑膿菌はカバーせず。
⑥ セフタジジムはPEK，non-PEK，緑膿菌。グラム陽性球菌には弱い。
⑦ 第4世代セフェム（CFPM）はCTRX＋CAZのスペクトルを合わせたもの。
⑧ 内服のCEXはCEZ，CCLはCTMとほぼ同様。

　まず，主要な病原菌のカバーを押さえたうえで「CFPMはAmp-C産生菌にも抗菌活性がある」や「CTRXは淋菌やビブリオ・バルニフィカスにも使える」など知識を増やしていけばよいかと思います。もちろん，地域や施設の感受性結果で耐性傾向を考慮する必要があります。
　本章のβ-ラクタム系薬のスペクトル表を参考にし，今後処方する際に自分は今どの菌を想定してどこまでカバーする抗菌薬を使っているのかを理解したうえで治療を施行することをお勧めします。

どのような感染症に使用されるか？

- **皮膚軟部組織感染症**：丹毒や蜂窩織炎は原因菌の多くがレンサ球菌や，黄色ブドウ球菌であるため**第1世代セフェムがよい適応**となります。腸内細菌の関与もありうる深部皮膚軟部組織が感染症やビブリオ・バルニフィカス感染疑われる場合は**第3世代セフェム（CTRX，CTX）**を選択します。
- **気道感染**：中耳炎，副鼻腔炎は肺炎球菌，インフルエンザ菌，モラクセラが原因菌となることが多く，**第2世代以上のセフェム**が必要となります。ただし軽症の副鼻腔炎，中耳炎に対して抗菌薬は不要です。外来治療可能な副鼻腔炎，溶連菌性咽頭炎ではアモキシリンが第1選択薬となり，アレルギーなどでペニシリン系が使用しにくい場合なども選択肢になります。
- **肺炎**：市中肺炎の原因菌としては一般細菌では肺炎球菌，インフルエンザ

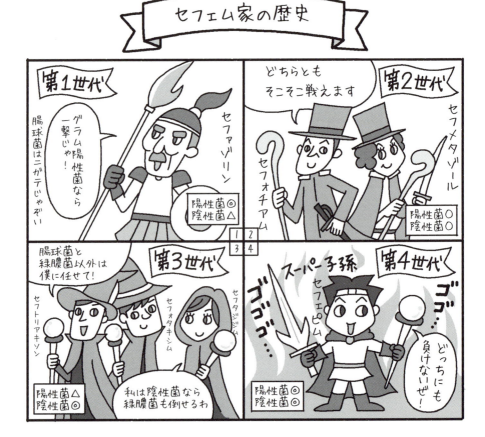

菌，モラクセラの頻度が高く，**初期治療として第2世代セフェム（CTM）を選択することが可能**です。インフルエンザ菌でβ-ラクタマーゼ非産生アンピシリン耐性（beta-lactamase-negative, ampicillin-resistant；BLNAR）の割合が高い地域では，CTRXやCTXなどの第3世代セフェムやキノロン系薬が必要となります。院内肺炎や慢性気道感染を繰り返している患者さんではnon-PEKや緑膿菌が原因菌となることもあるため，CAZやCFPMの開始が必要となる場合があります。

- **尿路感染**：市中の単純性膀胱炎・腎盂腎炎では原因菌の多くが大腸菌であり，**第1，2世代セフェムでの開始も可能**です。ただし，地域によって感受性が低い場合があり，地域，各医療施設の感受性結果は確認する必要があります。中等症以上の場合や抗菌薬投与歴のある場合は第3世代セフェムで開始することもあります。De-escalasionをすることを前提に尿と血液の培養を採取しておくことが重要です。

- **髄膜炎**：成人の細菌性髄膜炎は肺炎球菌，髄膜炎菌などが原因菌となります。第1，2世代セフェムは髄液移行性が十分ではなく**第3世代以上の使用が必要**です。初期治療としてはペニシリン耐性肺炎球菌も考慮して**CTRXにバンコマイシン（VCM）を併用**します。細胞性免疫能低下がある患者さんや，幼児，高齢者ではリステリアまで想定し，上記にアンピシリン（ABCP）も併用する場合もあります。液性免疫能低下がある場合は，インフルエンザ菌も考慮するほうがよいです。

経口セフェム系薬

- **第1世代（セファレキシン；CEX）**：セファゾリンと同様のスペクトルであり，MSSAやレンサ球菌に感受性を有しており市中の皮膚軟部組織感染（丹毒，蜂窩織炎）で外来治療が可能な場合は使用できます。大腸菌やクレブシエラ属も感受性であるため，尿路感染症などの初期治療としても選択肢になります。ただし耐性を有する場合もあるため地域の感受性結果を確認し，培養を提出しておくことが大切になります。

- **第2世代（セファクロル；CCL）**：基本的には第1世代のスペクトルに近く，**第1世代の採用薬がない場合に代替薬として使用**できます。また第1世代に比べインフルエンザ菌やモラクセラに対して感受性があり，中耳炎や副鼻腔炎などの気道感染にも使用可能です。

- **第3世代セフェム系抗菌薬**：第3世代の内服セフェムは生体内利用率が14〜50％と高くなく（一方，CEXは90％，CCLは93％と良好），十分な組織濃度を保つことができません。治療効果が不十分になる可能性が高く，消化管の細菌叢の攪乱や不十分な濃度による耐性菌出現リスクとなることが懸念されます。**基本的には推奨されません。抗菌薬適正使用の観点からも処方の必要性を十分考えるべき薬剤の1つです。**
- なお，経口セフェム系薬で**抗緑膿菌作用を有する薬剤はありません。**

腎・肝機能が正常な場合の投与レジメン

第1世代	セファゾリン（CEZ）（セファメジン®）	1回1g　1日4回　または 1回2g　1日3回
第2世代	セフォチアム（CTM）（パンスポリン®）	1回1g　1日4回
	セフメタゾール（CMZ）（セフメタゾン®）	1回1g　1日4回
第3世代	セフトリアキソン（CTRX）（ロセフィン®）	1回1g　1日2回　または 1回2g　1日1回 （髄膜炎のみ2g　1日2回）
	セフォタキシム（CTX）（セフォタックス®）	1回2g　1日3回 （髄膜炎のみ2g　1日6回）
	セフタジジム（CAZ）（モダシン®）	1回2g　1日3回
	スルバクタム・セフォペラゾン（SBT/CPZ）（スルペラゾン®）	1回1g　1日4回
第4世代	セフェピム（CFPM）（マキシピーム®）	1回1g　1日4回　または 1回2g　1日3回
内服薬		
第1世代	セファレキシン（CEX）（ケフレックス®）	1回250〜500mg　1日4回
第2世代	セファクロル（CCL）（ケフラール®）	1回500mg　1日3回

参考文献

1) Cunha BA, et al. Antibiotic pearls and pitfalls. Antibiotic Essentials, 15th ed. Jaypee Brothers Medical Pub; 2017. p527-40.
2) 厚生労働省健康局結核感染症課. 抗微生物薬適正使用の手引き 第一版. 2017. https://www.mhlw.go.jp
3) 青木洋介. 2. セフェム系抗菌薬の使い方. 日本化学療法学会 抗菌化学療法認定医認定制度審議委員会, 編. 抗菌薬適正使用生涯教育テキスト（改訂版）. 東京: 日本化学療法学会; 2013. p63-84.

カルバペネム系薬

考え方のPOINT！

- グラム陽性菌，腸内細菌科や緑膿菌を含む多くのグラム陰性菌，偏性嫌気性菌および耐性グラム陰性桿菌まで，最も広域な抗菌スペクトルを有します。温存したい抗菌薬の一つなので，「耐性グラム陰性菌による重症感染症」にのみ使用しましょう。
- 腸球菌，MRSA，ステノトロフォモナス・マルトフィリアには臨床的に無効です。
- 痙攣などの中枢神経症状の副作用に注意が必要です。

最も広域な抗菌スペクトルを有するβ-ラクタム系薬

- カルバペネム系薬は超広域な抗菌スペクトルを有するβ-ラクタム系の抗菌薬で，現在日本ではメロペネム（MEPM），ドリペネム（DRPM），イミペネム・シラスタチン（IPM/CS），ビアペネム（BIPM），パニペネム・ベタミプロン（PAPM/BP）の5薬剤が使用可能です[1]。
- 薬剤によって若干の差異はありますが，グラム陽性菌，腸内細菌科や緑膿菌を含む多くのグラム陰性菌，偏性嫌気性菌まで広くカバー可能な抗菌薬です。また，グラム陰性菌の耐性菌である基質特異性拡張型β-ラクタマーゼ（ESBL）産生菌にも有効です。なお，PAPM/BPのみ，ほかのカルバペネム系薬に比べ緑膿菌を含むグラム陰性菌に対する抗菌活性が低くなっています。
- どのカルバペネム系薬も共通して使用できない微生物には，腸球菌やMRSA，ステノトロフォモナス・マルトフィリアなどがあります。薬剤感受性結果がどのような場合でも，これらの微生物には臨床的に無効と理解してよいと思います。
- カルバペネム系薬はβ-ラクタム系薬ですから，その作用機序はペニシリン結合蛋白（PBP）に結合して細菌の細胞壁合成を阻害することによります。カルバペネム系薬はこのPBPへの結合力が強いこともさることながら，ESBLを含むさまざまなβ-ラクタマーゼに対して非常に安定で，分解されにくいという点がその抗菌活性に繋がっています[2]。**"強い薬"**とい

うことではありません。

痙攣などの中枢神経症状に注意

●カルバペネム系薬の副反応として，嘔気・嘔吐，下痢といった消化器症状，皮疹，発熱などがあります。特に注意を要するのは痙攣などの**中枢神経症状で，中枢神経系の基礎疾患をもつ患者さんでは慎重に使用しましょう**。バルプロ酸ナトリウムを投与中の患者さんにカルバペネム系薬を投与すると，バルプロ酸の血中濃度が低下しててんかん発作を起こすことがありますので，併用禁忌となっています[2]。

標的治療として使いたい！
ほかの抗菌薬で治療できないかを常に考える

●カルバペネム系薬はきわめて広域の抗菌スペクトルを有する薬剤ですから，抗菌薬適正使用の点からも最も温存したい抗菌薬です。**ESBL産生菌など，カルバペネム系薬でなければ治療できない耐性グラム陰性菌による重症感染症にのみ使用する**，という位置付けが大切です。緑膿菌の治療薬

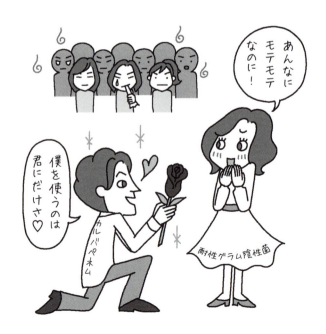

としてもよく使用されますが，感性の緑膿菌はセフタジジムやセフェピムでも治療可能なことがほとんどです。**ほかの抗菌薬で治療可能な場合は，カルバペネム系薬の処方を控えてください。**

- **重症だから，という理由だけでカルバペネム系薬をルーチンに処方することも避けなければなりません**。そのひとつの理由として，重症感染症の治療において，カルバペネム系薬が常に最善の選択肢とは限らないからです。例えば，β溶血性レンサ球菌による壊死性筋膜炎であればベンジルペニシリンの大量投与のほうがよい場合がありますし，市中発症の成人髄膜炎ではカルバペネム系薬ではなく第3世代セフェム系薬とバンコマイシンの併用が第1選択薬として推奨されています[3]。

- 抗癌化学療法に伴う発熱性好中球減少症の場面で頻用される第4世代セフェム系薬で発熱が持続する場合，カルバペネム系薬に変更されることもあります。ただし，この抗菌薬変更は上記の耐性グラム陰性菌や偏性嫌気性菌にスペクトルが拡がるのみですから，耐性グラム陰性菌の分離がない，あるいはtyphlitis（好中球減少に伴う盲腸炎）など偏性嫌気性菌の関与を疑う病態がない場合は，その有用性は限られると考えてよいと思います[4]。

- カルバペネム系薬の繁用は，多剤耐性緑膿菌などだけでなく，近年問題となっているカルバペネム耐性腸内細菌科細菌をつくることにも繋がります。菌交代現象によってクロストリディオイデス・ディフィシル感染症やカンジダ血症などの不利益を患者さんに与えることもあります。

- カルバペネム系薬は，耐性グラム陰性菌の治療が本当に必要か，そのほかの抗菌薬で治療ができないか，ということを常に念頭に置いて，慎重に適応を判断しなくてはなりません。慣習的に処方することは避けなければなりません。

腎・肝機能が正常な場合の投与レジメン

国内において高用量（3g/日）投与が可能なカルバペネム系薬はMEPMとDRPMです。カルバペネム系薬が適応となるような重症感染症症例においては，PK-PDの点からも十分量の投与が望まれます。なお，細菌性髄膜炎に対してはメロペン®のみが6g/日の投与が保険適応となっています。

メロペネム（MEPM）（メロペン®）	1回1g	1日3回
	（髄膜炎）1回2g	1日3回
ドリペネム（DRPM）（フィニバックス®）	1回0.5～1g	1日3回
イミペネム・シラスタチン（IPM/CS）（チエナム®）	1回0.5g	1日4回
ビアペネム（BIPM）（オメガシン®）	1回0.6g	1日2回
パニペネム・ベタミプロン（PAPM/BP）（カルベニン®）	1回1g	1日2回

文献

1) 日本化学療法学会 抗菌化学療法認定医認定制度審議委員会，編．抗菌薬適正使用生涯教育テキスト（改訂版）．東京：日本化学療法学会；2013．
2) Hauser AR. β-lactam antibiotics, Antibiotic basics for clinicians, 2nd ed. Baltimore: Lippincott Williams & Wilkins; 2007. p18-44.
3) Tunkel AR, et al. Practice guidelines for the management of bacterial meningitis. Clin Infect Dis 2004; 39: 1267-84.
4) FNの治療．日本臨床腫瘍学会，編．発熱性好中球減少症（FN）ガイドライン（改訂第2版）．東京：南江堂；2017．p21-44．

キノロン系薬

考え方のPOINT!

- 細菌のDNA複製を阻害する殺菌性抗菌薬です。
- グラム陰性菌（第2世代）を基本に，グラム陽性菌（第3世代），偏性嫌気性菌（第4世代）もカバーする広域スペクトルです。複数菌による感染症に対応できますが，温存しておきたい抗菌薬の一つです。
- キノロン耐性化大腸菌が増加しているため，初期治療（empiric therapy）で大腸菌を想定した投与は避けるべきです。
- 投与前には，結核ではないことを確認しましょう。本剤は結核菌にも抗菌活性を有しますので，もしも結核であった場合は単剤治療（禁忌）を行ってしまうことになります。

■ **キノロン系の世代分けと抗菌スペクトル**

	成分名	剤形	抗菌スペクトル
第2世代	シプロフロキサシン（CPFX）	内服 注射	・腸内細菌 ・緑膿菌 ・非定型菌（レジオネラ，マイコプラズマ，クラミドフィラ） ・結核
第3世代	レボフロキサシン（LVFX）	内服 注射	第2世代＋レンサ球菌，肺炎球菌，黄色ブドウ球菌
第4世代	モキシフロキサシン（MFLX） ガレノキサシン（GRNX） シタフロキサシン（STFX）	内服	第3世代＋偏性嫌気性菌 （※モキシフロキサシンは緑膿菌の抗菌活性が不十分）

DNA複製を阻害する殺菌性抗菌薬。第4世代まで進化！

- キノロン系薬はDNA鎖のもつれをほどいて緩みを調節する合成酵素である2種類のトポイソメラーゼ（DNAジャイレースとトポイソメラーゼⅣ）を阻害することでDNA複製を阻害し，殺菌的に抗菌活性を示します（図）。
- 第1世代キノロンは血中濃度や組織移行性が十分でないためにオールドキノロンとよばれ，現在は臨床で使用されることはなくなりました。
- 今日ではキノロン系薬はニューキノロンとよばれるものが多く，第2～4

図 ▶ キノロン系薬の作用機序

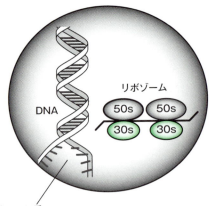

世代までをマスターすれば良いです。キノロン系薬の抗菌スペクトルはβ-ラクタムと同様，**世代分けで整理すると理解しやすく**なります。

抗菌スペクトルも広域に。温存しておきたい抗菌薬の一つ

- 第2世代キノロンの代表的な抗菌薬はシプロフロキサシンで，腸内細菌科細菌や緑膿菌といったグラム陰性菌に幅広い抗菌活性を有しています。またβ-ラクタム系が無効であるレジオネラ，マイコプラズマ，クラミドフィラといった非定型菌と一部の抗酸菌もカバーしていることが特徴です。
- 第3世代キノロンの代表的な抗菌薬はレボフロキサシンです。レボフロキサシンはシプロフロキサシンと比べてグラム陽性菌に対する抗菌スペクトルが拡大しており，黄色ブドウ球菌やレンサ球菌，肺炎球菌に抗菌活性を有しています。すなわち，第3世代以降のキノロンは市中肺炎の原因菌として頻度の高い定型菌と非定型菌を一剤でカバーすることができるため，**レスピラトリーキノロン**とよばれています。
- 第4世代キノロンは第3世代の抗菌スペクトルに偏性嫌気性菌の抗菌活性が加わっており，**カルバペネム系に迫る広域スペクトル**になっています。
  - モキシフロキサシンは肝臓から排泄されるために腎機能障害者でも減量は不要で便利である一方で，尿中への移行性が不良であるために**尿路感染症**

には使用すべきではありません。またモキシフロキサシンはほかの第4世代キノロンと異なり，緑膿菌に対する活性は不十分であることに注意が必要です。

- シタフロキサシンは緑膿菌に対する活性が最も優れている抗菌薬の1つであり，**耐性緑膿菌に対する切り札**となりえます。
- キノロン系薬は腸内細菌と緑膿菌といったグラム陰性菌をターゲットにしていることが基本であり，世代が進むにつれて抗菌スペクトルが拡大しているため複数菌による感染症がよい適応になります。第3，4世代はグラム陽性菌に抗菌スペクトルを有しますが，**グラム陽性菌の感染症であればペニシリン系やセファロスポリン系，クリンダマイシンといった標準的な治療薬を選択すべき**であり，キノロン系の出番ではないように思います。

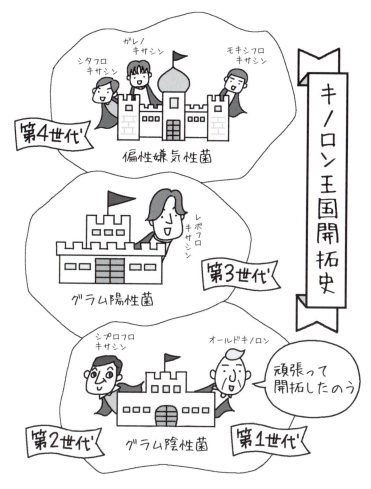

キノロン系薬は広域で安心な抗菌薬!?

- キノロン系薬は細菌のDNA複製を停止させるために，DNAの修復精度が低下し，耐性の問題が多い抗菌薬です。わが国の大腸菌のキノロン系の感受性は年々低下しており，今日ではレボフロキサシンの感受性が60％台まで低下しています。すなわち，**市中の尿路感染症をレボフロキサシンで治療した場合，3人に1人は治療を失敗する可能性**があります。このように初期治療で大腸菌を想定する場合はキノロン系を投与するのは避けるのが無難です。グラム陽性菌については，現時点ではレボフロキサシン耐性の肺炎球菌は2～3％と頻度は高くありません。しかし抗菌薬投与歴が濃厚と思われる**高齢者では耐性率の上昇**の報告もあり今後の耐性化が危惧されます。

- キノロン系を処方する際に忘れはいけないのが**結核への影響**です。キノロン系薬は結核菌にも抗菌スペクトルを有しているために，肺結核であることを気付かずに患者さんに投与した場合には一時的に臨床所見が改善したようにみえることがあります。しかし，これは中途半端な治療であり，いずれは耐性結核を招き，結果的には診断の遅れによって**死亡率が上昇**するため絶対に避けなければなりません。**結核中蔓延国であるわが国でキノロン系を処方するということのリスク**について，常に念頭におく必要があります。

キノロン系薬が良い適応となる，代表的な感染症

ケース①大腸菌による前立腺膿瘍（β-ラクタム系の移行性が不良な臓器の感染症)		
シプロフロキサシン（CPFX）（シプロキサン®）	1回300mg	1日2回，内服
ケース②腸内細菌科，偏性嫌気性菌，MSSAが検出されている糖尿病性足壊疽（グラム陰性菌を含む複数菌による感染症)		
モキシフロキサシン（MFLX）（アベロックス®）	1回400mg	1日1回，内服

マクロライド系薬

考え方のPOINT!

- エリスロマイシン，クラリスロマイシン，アジスロマイシンと進化するにつれ，副作用である消化器症状が軽減し，投与回数も少なく済み，インフルエンザ菌，モラクセラ，レジオネラに対する活性が改善され，使いやすくなっています。
- 耐性菌の増加が問題です。慢性咳嗽や慢性鼻炎などに対する少量長期投与は不適正と思われます。
- CYP3Aで代謝される他の薬剤との併用には注意が必要です。

■代表的なマクロライド系薬のスペクトル

菌種	グラム陽性菌			グラム陰性菌						嫌気性菌		非定型菌			抗酸菌	スピロヘータ	
	黄色ブドウ球菌	レンサ球菌	肺炎球菌	インフルエンザ菌	モラクセラ	百日咳菌	バルトネラ	ピロリ菌	カンピロバクター	ペプトストレプトコッカス	バクテロイデス	マイコプラズマ	クラミドフィラ	レジオネラ	MAC	梅毒スピロヘータ	ボレリア・ブルグドフェリ
エリスロマイシン（EM）	△	△	△	○	○	○	○	○	○	×	×	○	○	○	○	○	○
クラリスロマイシン（CAM）	△	△	△	◎	◎	○	○	○	○	○	×	◎	◎	◎	◎	○	○
アジスロマイシン（AZM）	△	△	△	●	●	○	○	○	○	○	×	○	◎	●	○	○	○

●：さらに有効　◎：より有効　○：有効
△：in vitroでは活性があるが，耐性化が進み臨床的には原則使用できない　×：無効

進化によって，使いやすくなった蛋白合成阻害薬

●マクロライド系薬は，メチル側鎖を有する巨大環状（macrocyclic）ラクトン環を基本骨格とした抗菌薬であり，その化学構造から14員環，15員環，16員環系に大別されます。細菌の70Sリボゾームの50Sサブユニッ

トである23SrRNAのドメインVに結合することでRNAの転写を阻害し，細菌の蛋白合成を阻害することにより抗菌作用を示します。
- 日常診療でよく使用するマクロライド系薬は14員環のエリスロマイシン，クラリスロマイシン，15員環のアジスロマイシンです。エリスロマイシンが最も古く，クラリスロマイシン，アジスロマイシンと進化するにつれ，以下の点が改善されています。

> ①胃酸に対して安定となり，副作用の消化器症状が軽減。
> ②薬物動態（PK）/薬力学（PD）的には生物学的利用率（bioavailability）が向上。
> ③組織移行性がよくなり，血中濃度よりも組織で高い薬剤濃度を維持。
> ④半減期が長くなり，1日1回または2回の服用が可能。
> ⑤インフルエンザ菌，モラクセラ，レジオネラに対する活性が改善。

CYP3Aで代謝される薬剤との併用に注意

マクロライド系薬は肝臓の薬物代謝酵素CYP3Aによって代謝されますが，マクロライド系の代謝産物はCYP3Aと結合し安定な複合体を形成するため，CYP3Aの酵素活性が失われます。このため**CYP3Aで代謝される他の薬剤を併用した場合，血中濃度が上昇することが多く注意が必要です。**多くの薬剤との相互作用が知られており，特に抗不整脈薬，抗痙攣薬，抗凝固薬，免疫抑制薬などは致死的となることがあります。この相互作用は14員環マクロライドのエリスロマイシン，クラリスロマイシンで特に多く，15員環マクロライドのアジスロマイシンは少なくなっています。

妊娠時の安全性は，エリスロマイシン・アジスロマイシン＞クラリスロマイシンです（表）。

現在エリスロマイシンは新しいマクロライド系薬に取って代わられており，臨床で使用する機会はほとんどありません。

マクロライド耐性菌の増加が問題

- マクロライド系薬はスペクトルが広く，副作用が少ないため，上気道炎などに対して安易に使用されています。また抗菌薬としての使用以外に，抗

表 ▶ 代表的なマクロライド系薬の特徴

抗菌薬名	エリスロマイシン(EM)	クラリスロマイシン(CAM)	アジスロマイシン(AZM)
剤型	経口・静注	経口	経口・静注
胃酸への安定性	不安定	安定	安定
食事が吸収に与える影響	あり	なし	なし
生体利用率(bioavailability)	35%	55%	37%
長期の組織内濃度	なし	あり	あり
中枢神経系への移行性	不良	不良	不良
PK/PDパラメーター	% time above MIC	AUC/MIC	AUC/MIC
半減期	データなし	4.04時間	61.9時間
消化器症状	多い	少ない	少ない
薬物間相互作用	多い	多い	少ない
相互作用のある薬剤	エルゴタミン含有製剤, ピモジド, テオフィリン, シクロスポリン, タクロリムス, ワルファリン, ジゴキシン, 抗痙攣薬など	左記に加えコルヒチン, エファビレンツ, リネゾリド, ジドブジンなど	シクロスポリン, ジゴキシン, ジギトキシン, ピモジドなど
妊娠時の安全性(FDAカテゴリー*)	B	C	B

各薬剤の医薬品インタビューフォームより作成

＊：FDAカテゴリーB：動物実験では胎児への危険性は否定されているが, ヒトでのデータがない場合。
　FDAカテゴリーC：動物実験で催奇形性が認められるがヒトでは明らかでない場合。または動物, ヒトともにデータがない場合。

炎症作用や気道分泌物抑制作用を期待して, びまん性汎細気管支炎（DPB）や気管支拡張症, 慢性閉塞性肺疾患, 慢性副鼻腔炎患者さんなどに対して少量長期投与が行われています。マクロライド系薬はわが国において最も多く使用されている抗菌薬であり, 2013年におけるわが国の経口抗菌薬使用量の33％を占めています（2013年, 厚労省統計）。

● このため日本ではマクロライド耐性菌の増加が問題となっており, 厚生労働省院内感染対策サーベイランス事業（JANIS）の2016年の年報では, 肺炎球菌の84％がエリスロマイシン耐性, A群溶連菌の36％がエリスロマイシン耐性と報告されています。また, マイコプラズマにおいても近

年マクロライド耐性がかなり進んできています。薬剤耐性（AMR）対策アクションプランでは2020年までにマクロライド系薬の使用量を**2013年の水準から50％削減**することを成果指標として掲げており，適正使用が求められています。

広域スペクトル，しかし第1選択となる場合は限られる

　マクロライド系薬の活性は広域で，グラム陽性菌，グラム陰性菌の一部，嫌気性菌の一部，非定型菌，抗酸菌の一部，スピロヘータなどに対して幅広い抗菌活性をもちますが，本来マクロライド系薬が第1選択となる感染症，臨床状況は限られています。

　蛋白合成阻害薬であるマクロライド系薬の抗菌作用は静菌的といわれていますが，*in vitro* の検討においてクラリスロマイシンやアジスロマイシンは，黄色ブドウ球菌，A群溶連菌，インフルエンザ菌には殺菌的に作用します。

　マクロライド系薬は新しくなるにつれ，インフルエンザ菌やモラクセラに対する抗菌活性が改善されています。

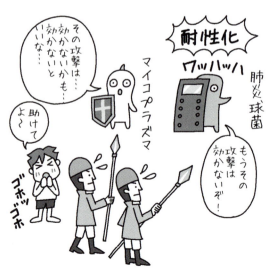

マクロライド耐性化が進行中

マクロライド系薬が第1選択薬となる場合

① **β-ラクタム系薬アレルギーのある患者さんに対する代替薬**：軽症のグラム陽性球菌感染症（肺炎球菌，A群溶連菌，MSSAなど）に対して候補に挙がりますが，前述したように日本ではこれらに対する耐性化が進行しており，注意が必要です。

② **非定型肺炎**：マイコプラズマ，クラミジア，レジオネラに対する活性は良好ですが，近年はわが国におけるマイコプラズマ感染症において，マクロライド耐性株が増加しています。

③ **百日咳**：発症初期は有効ですが，慢性期には治療効果は期待できません。

④ **性感染症（尿道炎，子宮頚管炎）**：クラミジア・トラコマティス，マイコプラズマ・ゲニタリウム，ウレアプラズマ・ウレアリチカムによる尿道炎や子宮頚管炎に対して，1回投与のアジスロマイシンで治療可能です。

⑤ **ネコひっかき病（バルトネラ感染症）**

⑥ **ピロリ菌除菌**（クラリスロマイシンのみ保険適用）：ヘリコバクター・ピロリに対して，アモキシシリン，プロトンポンプ阻害薬と併用します。

⑦ **カンピロバクター腸炎**：キノロン耐性が多くマクロライド系薬が第1選択薬ですが，**通常は抗菌薬なしで対症療法**が基本です。

⑧ **非結核性抗酸菌症**（クラリスロマイシンのみ保険適用）：肺マイコバクテリウム・アビウムコンプレックス（MAC）症に対してはクラリスロマイシンが最も高い活性を有しています。HIV感染症ではアジスロマイシンのほうが週1回の服用で予防可能であり，薬剤相互作用が少ない点で優れています。

マクロライド系抗菌薬を使用しないほうがいい場合

マクロライド系は静菌性抗菌薬であり，**殺菌性抗菌薬が必要な感染性心内膜炎，骨髄炎，化膿性関節炎，髄膜炎，好中球減少時の発熱には使用しません**。また抗炎症作用や気道分泌抑制作用を拡大解釈し，慢性咳嗽や慢性鼻炎などに対しても漫然と少量長期投与が行われているのが現状ですが，これらは不適正な使用と思われます。

腎・肝機能が正常な場合の投与レジメン（成人）

マクロライド系薬は主に肝臓で代謝されるため，エリスロマイシン，アジスロマイシンは腎機能に応じた用量調節は不要ですが，クラリスロマイシンは減量が必要です。

薬剤	投与経路	病態	1回投与量(mg)	投与回数	1日投与量(mg)	投与日数
エリスロマイシン（EM）（エリスロシン®）	経口	通常	200~300	1日4~6回	800~1,200	
	注射	通常	200~500	1日2~3回	600~1,500	
クラリスロマイシン（CAM）（クラリス®）	経口	通常	200	1日2回	400	
		非結核性抗酸菌症	400	1日2回	800	
		ヘリコバクター・ピロリ感染症	200~400	1日2回	400~800	7日間
アジスロマイシン（AZM）（ジスロマック®）	経口	通常	500	1日1回	500	3日間
		尿道炎・子宮頚管炎	1,000	単回	1,000	
		後天性免疫不全症候群（エイズ）に伴う播種性マイコバクテリウム・アビウムコンプレックス（MAC症）予防	1,200	週1回	1,200	
		〃 治療	600	1日1回	600	
	マイクロスフェア製剤	通常	2,000	単回	2,000	
	注射	通常	500	1日1回	500	最大5日間

アミノグリコシド系薬

> **考え方のPOINT!**
> - 抗菌スペクトルはキノロン系薬に似ており,緑膿菌を含むグラム陰性桿菌が対象となります。
> - 十分に高いC_{max}と十分に低いトラフ値が得られるように投与量と投与間隔を調整します。腎障害があっても初回は腎機能正常時と同じ用量が必要です。肥満がある場合は補正体重を用います。
> - 尿路感染症,敗血症,胆管炎,感染性心内膜炎などがよい適応です。
> - 代表的な副作用は腎毒性,耳毒性,神経筋ブロックです。

代表的なアミノグリコシド系薬のスペクトル

	緑膿菌を含むグラム陰性桿菌
トブラマイシン(TOB)	・抗緑膿菌活性はゲンタマイシンよりも強い。
ゲンタマイシン(GM)	・感染性心内膜炎にペニシリンやバンコマイシンと併用される。
アミカシン(AMK)	・TOBやGMに耐性のグラム陰性桿菌にも活性を示す場合がある。 ・ESBL産生性大腸菌に高い感受性がある。

濃度依存性に効果を発揮。主にグラム陰性桿菌をカバー

- 抗緑膿菌活性をもつアミノグリコシド系薬にはトブラマイシン(TOB),ゲンタマイシン(GM),アミカシン(AMK)などがあり,そのほかに結核治療薬のストレプトマイシン(SM),淋菌治療薬のスペクチノマイシン(SPCM)などがあります。

- 抗緑膿菌活性はTOB>GMとされていますが,GMは黄色ブドウ球菌や腸球菌による感染性心内膜炎にペニシリンやバンコマイシンと併用して用いられます。AMKはTOBやGMに耐性のグラム陰性桿菌にも活性を示す場合があります。

- アミノグリコシド系薬の抗菌スペクトルは基本的に緑膿菌を含むグラム陰性桿菌でキノロン系薬の抗菌スペクトルに似ています。細菌の30Sリボソームに結合し,蛋白合成を阻害することで殺菌的に作用します。水溶性であるため胸水,腹水,関節液への移行はよいものの,髄液,硝子体,気道分泌物,胆汁への移行はよくありません。

最高血中濃度と最低血中濃度が重要。投与量と投与間隔の調整を

- 濃度依存性に効果を発揮するため，血中濃度が**最小発育阻止濃度（MIC）を上回るほど効果が増します**。1日1回投与法は十分な最高血中濃度；C_{max}（MICの10倍以上が望ましい）を得やすくします。また抗菌薬の血漿濃度がMICを下回ったあとも2～8時間の発育抑制効果（postantibiotic effect；PAE）を示します。
- 代表的な副作用は腎毒性，耳毒性，神経筋ブロックで，**副作用を避けるにはトラフ（最低値）が重要**とされていますので，TDMに従い十分に高いC_{max}と十分に低いトラフ値が得られるように投与量と投与間隔を調整します。
- 腎毒性は近位尿細管細胞の障害により，投与開始後5～7日の尿量減少のない腎障害として生じます。腎毒性は早期に対応すれば回復が期待できますので，疑わしい場合には顆粒円柱の出現や$β_2$ミクログロブリン，尿NAGの上昇で確認します。
- 耳毒性は投与数日後から数週間後に出現する耳鳴りや耳閉感，難聴で片側性の場合があります。耳毒性は非可逆的で，リスク因子は長期間の投与，腎障害，フロセミドの併用などが挙げられています。

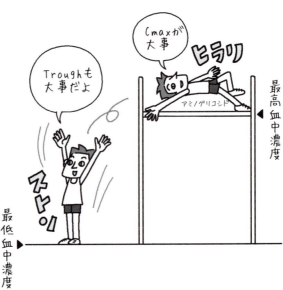

- 神経節ブロックによる呼吸筋麻痺，弛緩性麻痺が生じた場合には，グルコン酸カルシウムの静注を行います。

β-ラクタム系薬との併用で広域カバー

- たとえば救急搬入された感染源が特定できない敗血症の場合など，緑膿菌を含むグラム陰性桿菌を広くカバーしたい場合にはβ-ラクタム系薬にアミノグリコシド系薬を併用することも可能です。スルバクタム・アンピシリン（ユナシン®-S）にアミノグリコシド系薬を併用すると，タゾバクタム・ピペラシリン（ゾシン®）やカルバペネム系薬とほぼ同等の抗菌スペクトルになります。
- 発熱性好中球減少症の初期治療（empiric therapy）の場合には抗緑膿菌活性をもった抗菌薬で治療を開始しますが，一般的に**抗緑膿菌活性をもつとされる薬剤であっても，実際の感受性は8割程度です**。たとえ抗緑膿菌β-ラクタム系薬で治療を開始したとしても緑膿菌をカバーできていない可能性があるため，意識障害や血圧の低下などを伴う重症感染症の初期治療ではアミノグリコシド系薬を併用して抗緑膿菌薬2剤でカバーすることもあります。
- 原因菌にESBL産生性大腸菌が疑われる場合にもβ-ラクタム系薬などと併用する場合があります。アミノグリコシド系薬はESBL産生性大腸菌に抗菌活性が期待できます。
- ただし，**膿瘍や膿胸などの酸性の環境**ではアミノグリコシド系薬は失活してしまいますので，**効果は期待できません。**
- **尿路感染症**：アミノグリコシド系薬は代謝されることなくほぼ100％が尿中に排泄されるため，腎障害がない場合の尿中の濃度はかなり高くなります。緑膿菌を含めたグラム陰性桿菌が主な原因菌である複雑性尿路感染でも，明らかな膿瘍形成や尿路の閉塞がない場合にはアミノグリコシド系薬がよい適応になります。
- **敗血症**：原因菌が特定できていない重症例の初期治療では，グラム陰性桿菌を広くカバーするためβ-ラクタム系薬にアミノグリコシド系薬，もしくはキノロン系薬を併用することもあります。
- **胆管炎**：胆汁への移行性は良好とはいえないものの，胆道閉塞がない場合の治療は十分可能です。胆管炎は腸球菌，腸内細菌，ときに緑膿菌，嫌気

性菌が原因菌ですので，初期治療にはスルバクタム・アンピシリンにアミノグリコシド系薬を併用することでほぼすべてをカバーすることができます。

- **感染性心内膜炎**：腸球菌に感受性がある場合にGMを併用することで相乗的治療効果が期待できます。この場合，MIC＜500μg/mLであれば腸球菌はGMに感受性と考えることができます。
- **そのほか**：骨髄炎，熱傷，発熱性好中球減少症などがよい適応になります。

腎・肝機能が正常な場合の投与レジメン（成人）

薬剤	投与経路	1回投与量	投与回数	目標のトラフ
トブラマイシン（TOB）（トブラシン®） ゲンタマイシン（GM）（ゲンタシン®）	点滴静注	5mg/kg/日	1日1回	＜1μL/mL
アミカシン（AMK）	点滴静注	15mg/kg/日	1日1回	＜4μL/mL

- β-ラクタム系薬と併用する場合，混注，もしくは同時に投与してしまうと結合して失活してしまうため**別々に投与**します。
- 高度な腎障害があったとしても抗菌薬が分布する容積は同じですので，**初回投与時には，腎機能正常時と同じ用量を投与**しなければ十分なC_{max}を得られません。2回目以降は腎障害の程度により投与間隔を空けて投与します。
- アミノグリコシド系薬は脂肪には移行しにくいため，肥満がある場合に実体重をそのまま適用すると過剰投与になる可能性があります。理想体重より20％以上重い場合には**補正体重を用います**。
  補正体重＝理想体重＋0.4（実体重－理想体重）
- 1回投与が推奨されない状況：①感染性心内膜炎，②妊婦，③重症熱傷，④血液透析

ST合剤

考え方のPOINT!

- 耐性菌や副作用の問題はあるものの，MRSAやnon-PEKをカバーできる抗菌スペクトルや優秀なバイオアベイラビリティと組織移行性から，臨床で活躍する場面は多いです。
- 副作用については頻度が高いものを押さえておくことが重要であり，必要以上に警戒する必要はありません。何も考えずに漠然と使用することがよくないのであり，リスクベネフィットを常に意識しながら有効活用してください。

■ ST合剤の抗菌スペクトラム（文献2より改変引用）

グラム陽性球菌

肺炎球菌	レンサ球菌	腸球菌		ブドウ球菌			
		エンテロコッカス・フェカーリス	エンテロコッカス・フェシウム	MSSA	MRSA	市中MRSA	CNS
△(PRSP×)	△(A群×)	×	×	○	○	○	○

PRSP：ペニシリン耐性肺炎球菌　MSSA：メチシリン感受性黄色ブドウ球菌　MRSA：メチシリン耐性黄色ブドウ球菌　CNS：コアグラーゼ陰性ブドウ球菌

グラム陰性桿菌

インフルエンザ菌	モラクセラ・カタラーリス	PEK			non-PEK			緑膿菌
		P	E	K	S	C	E	
△(BLNAR×)	○	○	○	○	○	○	○	×

BLNAR：β-ラクタマーゼ非産生アンピシリン耐性，PEK：プロテウス，大腸菌，クレブシエラ
S：セラチア，C：シトロバクター，E：エンテロバクター

ST合剤が第1選択薬となる特殊な細菌

ニューモシスチス・イロベチイ	ステノトロホモナス・マルトフィリア	バークホルデリア・セパシア	ノカルジア
○	○	○	○

2種類の葉酸合成阻害薬で相乗効果

- ST合剤とはサルファ剤であるスルファメトキサゾール（SMX）とトリメトプリム（TMP）の合剤のことで，SMX：TMP＝400mg：80mg（5：1）の割合で配合されています。
- 作用機序としては，DNAの構成成分である葉酸の合成経路を阻害することにより微生物が増殖するのを抑制します。SMXもTMPもどちらも葉酸合成経路を阻害しますが，2種類の合剤となることで相乗効果を発揮し，それぞれが異なる段階で同時に細菌の葉酸合成を阻害することにより，耐性菌出現のリスクを下げる効果もあります（図）。

図 ▶ ST合剤の作用機序（文献3より改変引用）

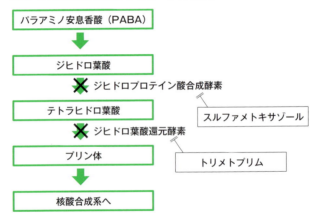

ST合剤は「MRSAまでカバーすることができるセフトリアキソン」

- ST合剤のスペクトルは非常に広く，**「MRSAまでカバーすることができるセフトリアキソン」**とイメージすればわかりやすいと思います（ただし，A群溶連菌，ペニシリン耐性肺炎球菌（PRSP），β-ラクタマーゼ非産生アンピシリン耐性（BLNAR）型インフルエンザ菌，カンピロバクター，梅毒，リケッチアなどには無効とされます）。
- ST合剤がMRSAに抗菌活性をもつことを知っていれば，培養結果で感

受性を確認した後に**抗MRSA薬の経静脈的投与からST合剤の経口投与へ変更することができ**，抗菌薬選択の幅が広がります。ただし，感受性がSでも治療に失敗することがあるため，ST合剤に切り替える際は注意が必要です。

いくつかの微生物に対してはいまだ第1選択薬

- 感受性があればコレラや赤痢菌，チフス菌などの旅行者下痢症にも有用であり，**サルモネラ感染症に対しては第3世代セフェム系抗菌薬の代替薬**としても使用されます。
- トキソプラズマなどの原虫にも抗菌活性を有することが知られています。結核菌には基本的に無効であるとされていますが，マイコバクテリウム・マリナムのように非結核性抗酸菌のなかには感受性を示すものもあります。
- ST合剤は**non-PEKをカバーすることができる貴重な抗菌薬**の一つです。レボフロキサシンもnon-PEKをカバーしますが，緑膿菌までスペクトルが広がるため，**緑膿菌の関与を積極的に疑わない状況ではST合剤が最適**で

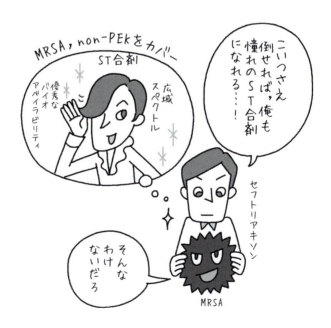

す。耐性菌や副作用の問題により，リスクベネフィットの点からβ-ラクタム薬が使用できればST合剤が第1選択となる場面は限られてしまいますが，**いくつかの微生物に対してはいまだに第1選択薬**として使用されます。

ST合剤によるニューモシスチス肺炎予防

- ST合剤は**ニューモシスチス肺炎（Pneumocystis pneumonia；PCP）**の治療だけでなく予防にも使用されます。PCPはHIV患者さんや血液疾患を含む悪性腫瘍患者さん，移植患者さん，ステロイドや免疫抑制薬，生物学的製剤の長期投与など，細胞性免疫能の低下がリスク因子となりますが，ST合剤による予防投与が有効です。
- ただし，ST合剤は副作用の懸念のみでなく，広域スペクトルであることから**耐性菌をセレクトする可能性**があるため，本当に予防投与する必要があるのか，**適応については十分検討することが重要**です。ちなみに，ST合剤が副作用で使用できないとき，効果は劣りますが**代替薬としてアトバコンやペンタミジン**を使用することもできます。

投与経路は経口もしくは静注

- ST合剤の経口薬は**生体内利用率が90％以上**と良好であり，**注射薬と同等の血中濃度**が得られます。また，**脂溶性で組織移行性が良好**であり，髄液や腹水，胸水，滑液への移行もよいとされます。特に前立腺や骨などへの移行性が良いため，**急性前立腺炎**や**骨髄炎**の治療に使用されます。
- ST合剤の静注製剤であるバクトラミン注®は，生理食塩水への溶解で結晶析出がみられるため，5％ブドウ糖液に溶解します。1アンプルあたり125mLのブドウ糖に溶解して投与するため，**高用量が必要なときには輸液量に注意**する必要があります。

投与時の注意点

- 胎児の核黄疸リスクを上げるため**妊婦には使えない**こと，ワルファリンやメトトレキサートの濃度を上昇させるなどの**相互作用を起こす薬剤が多い**ことが挙げられます。

- 重大な副作用として，アナフィラキシーショックや中毒性表皮壊死症（toxic epidermal necrolysis；TEN），スティーブンス・ジョンソン症候群，骨髄抑制，急性腎不全，高カリウム血症などが挙げられます。

腎・肝機能が正常な場合の投与レジメン（文献4より改変引用）

静注薬：バクトラミン®　　経口薬：バクタ®，バクトラミン®，ダイフェン®

一般細菌	2錠×2回/日　もしくは　2g（顆粒）×2回/日	
ニューモシスチス・イロベチイ	PCP治療	TMP量で15～20mg/kg/日　1日3～4回　経口もしくは静注
	PCP予防	1～2錠/日 1日1回　もしくは　1～2g/日 1日1回　連日投与もしくは週3日投与
ステノトロホモナス・マルトフィリア	TMP量で15mg/kg/日　1日3～4回　経口もしくは静注	
バークホルデリア・セパシア	TMP量で5～10mg/kg/日　1日2～4回　経口もしくは静注 ただし，単剤での治療は推奨されない	
ノカルジア	肺ノカルジア症	TMP量で5～10mg/kg/日　1日2～4回　経口もしくは静注
	ノカルジア脳膿瘍	TMP量で15mg/kg/日　1日3～4回　経口もしくは静注

文献

1) 青木　眞．レジデントのための感染症診療マニュアル 第3版．東京：医学書院；2015. p212-7.
2) 藤田浩二．マップでわかる抗菌薬ポケットブック．東京：南江堂；2010. p210-4.
3) 細川直登．ST合剤およびテトラサイクリン，メトロニダゾールの使い方．日本化学療法学会 抗菌化学療法認定医認定制度審議委員会，編．抗菌薬適正使用生涯教育テキスト（改訂版）．東京：日本化学療法学会；2013. p155-64.
4) Grayson ML. Kucers' The Use of Antibiotics Sixth Edition: A Clinical Review of Antibacterial, Antifungal and Antiviral Drugs. Washington DC: ASM Press; 2010. p1076-149.

抗MRSA薬

> **考え方のPOINT!**
>
> - 抗MRSA薬はMRSAだけでなくグラム陽性菌に対して抗菌活性があります。ペニシリン耐性肺炎球菌(PRSP)やABPC耐性腸球菌，コリネバクテリウムなど他抗菌薬に耐性のグラム陽性菌を想定する感染症の初期治療(empiric therapy)として使用できます。
> - ダプトマイシンやリネゾリドはグリコペプチド低感受性黄色ブドウ球菌やバンコマイシン耐性腸球菌(VRE)に感受性がある数少ない抗菌薬です。使用途中で耐性化することもあり，適正使用が求められます。

■ 主な抗MRSA薬の特徴

一般名(略号)	バンコマイシン(VCM)	テイコプラニン(TEIC)	ダプトマイシン(DAP)	リネゾリド(LZD)	テジゾリド(TZD)
商品名	バンコマイシン®	タゴシッド®	キュビシン®	ザイボックス®	シベクトロ®
抗菌活性	殺菌的	殺菌的	殺菌的	静菌的	
TDM	必要	必要	不要	不要	
目標血中濃度(トラフ値)	10〜20μg/m 重症例では15〜20μg/mL	15〜30μg/mL 重症例では20〜30μg/mL			
代謝	腎	腎	腎	肝	
組織移行性	不良	良好	不良 皮膚や骨へは良好	良好	
髄液移行性	不良 炎症時は比較的良好	不良	不良	良好	
利点	使用経験が豊富	副作用リスクがVCMより低い	速やかな殺菌性 静止期の菌に有効 バイオフィルム内の菌に有効	良好な組織移行 内服吸収率が100% 腎障害で用量調整不要	
副作用	腎障害 血球減少 第8脳神経障害 Red man症候群	腎障害 血球減少 第8脳神経障害	肺炎に使用不可 CPK上昇 好酸球性肺炎	血球減少 消化器症状 セロトニン症候群 乳酸アシドーシス	

長年使用されてきたバンコマイシン

- VCMはグリコペプチド系抗菌薬に分類される薬剤です。細菌の細胞壁に結合し細胞壁合成阻害を起こすことで殺菌的に作用します。使用経験が最も多く，臨床的な有用性や副作用に関するデータも豊富です。
- MRSAによる肺炎，菌血症，感染性心内膜炎，皮膚軟部組織感染症，骨関節感染症，腹腔内感染症，中枢神経感染症，尿路感染症など多くの感染症で第1選択薬となります。
- 臨床および細菌学的効果の指標としてArea under the plasma concentration time curve（AUC）/最小発育阻止濃度（MIC）≧400が推奨され，定常状態における血中濃度の最低値であるトラフ値がAUCの代替指標とされます。VCMを1日2回投与した場合48時間後に定常状態に達するため，投与開始3日目に1回目の投与30分以内に血中濃度を測定します。有効性を維持するため，トラフ値10〜15μg/mLとなるよう投与量を調整します。また菌血症，感染性心内膜炎，骨髄炎，髄膜炎，重症皮膚軟部組織感染症に対しては15〜20μg/mLが推奨されます。20μg/mL以上のトラフ値では腎障害の発症率が上昇するため，トラフ値を20μg/mL以下に維持してください。
- 造影剤，フロセミド，NSAIDs，タゾバクタム・ピペラシリンなどの薬剤と併用すると腎障害のリスクが上昇するという報告がありますので，併用薬剤にも注意が必要です。急速に投与するとヒスタミン遊離による**レッドマン症候群**（顔や頚部の発赤，発熱，頭痛，血圧低下などが起こる）が発症することがあるため，VCM 1gあたり60分以上かけて点滴静注する必要があります。内服薬もありますが，腸管から吸収されません。一方で静注しても腸管内に分泌されないため，クロストリディオイデス・ディフィシル腸炎に対してVCM静注は使えません。重症例や頻回再発型のクロストリディオイデス・ディフィシル腸炎に対してはVCM内服が推奨されます。
- VCMはMRSA以外のグラム陽性菌に対しても抗菌活性があり，特にPRSPによる髄膜炎，ABPC耐性腸球菌による感染症，コリネバクテリウムによる肺炎など他抗菌薬に耐性の菌による感染症に使用します。一方で，感受性はあるもののMSSAに対する抗菌活性はセファゾリンと比べて劣ります。**感受性がある＝最適治療ではありません**ので，原因菌が判明

しβ-ラクタム系抗菌薬など殺菌的で副作用も少ない抗菌薬が使用可能な場合は**VCMの変更が必要**です。

テイコプラニン（TEIC）は高度腎機能障害がある場合に

- TEICはVCMと同じグリコペプチド系の抗菌薬です。VCMと同様の抗菌スペクトルがあり，腎障害や血球減少，レッドマン症候群といった副作用がVCMより少ないため，eGFR＜30mL/分/1.73m^{2}といった**高度腎機能障害がある場合にVCMの代替薬となりえます**。
- VCMと同様血中濃度測定が推奨されますが，副作用が少ないため15～30μg/mLと高いトラフ値を目標に投与量を調整します。特に敗血症性ショックなど重症感染症や感染性心内膜炎，骨関節感染症など深部疾患に対しては，抗菌活性を高めるためトラフ値20～30μg/mLで調整することが推奨されます。十分な臨床効果を得るため**早期に高い血中濃度へ到達する必要**があり，負荷投与を行います。組織移行性は優れていますが，髄液移行は乏しい点に注意が必要です。

ダプトマイシン（DAP）は菌血症や感染性心内膜炎に

- DAPは環状リポペプチド系に分類される抗菌薬です。細菌の細胞壁に結合し膜電位の脱分極を起こすことで，他MRSA薬と比較して速やかに殺菌できることが特徴です。疣贅内など静止期にある菌やバイオフィルム内の菌に対しても殺菌作用があるため，**VCMが使用できない菌血症，感染性心内膜炎や骨関節感染症といった感染症で第1選択**になりえます。
- 保険用量は6mg/kg/日が上限ですが，濃度依存的に抗菌活性が増すため，感染性心内膜炎や骨髄炎といった深部感染症に対しては8～10mg/kg/日など高用量投与が推奨されます。またこのような深部疾患では治療経過中にDAPに耐性化したという報告もあり，**十分量を使用する必要があります**。
- 肺のサーファクタントで失活されるため，**肺炎に対しては使用できない**点に注意してください。一方で，敗血症性肺塞栓など血流感染に伴う肺病変に対しては有効な可能性があり，今後の検討が待たれます。髄膜炎に対して使用できるという報告もありますが，髄液移行性は乏しく臨床効果も確立していないため，**髄膜炎に対してはVCMやLZDなど他薬剤を使用**し

てください。
- 投与中にCPKが上昇することがあります。特に腎機能障害者へ高用量で使用する場合は注意して**CPKをモニタリング**する必要があります。また、まれな副作用として急性好酸球性肺炎もあります。

リネゾリド(LZD)は肺炎や糖尿病性足病変など良好な組織移行が必要な場合に

- LZDはオキサゾリジン系に分類される抗菌薬です。細菌のリボソームに結合し蛋白合成阻害を起こすことで静菌的に作用します。蛋白結合率が低いため、血漿濃度と比べて肺胞内415％、髄液160％、皮膚104％と組織移行性が優れます。

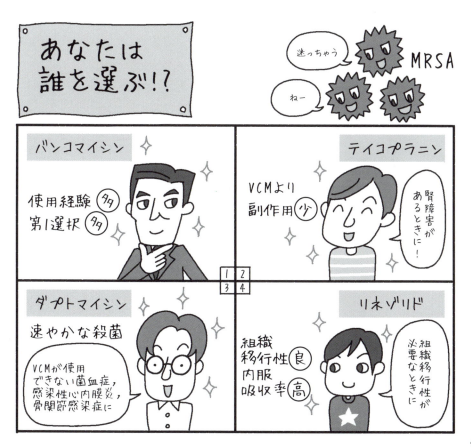

- 肺炎，髄膜炎，糖尿病性足病変など，**十分な濃度のVCMが感染巣に移行せず抗菌活性が期待できない疾患で代替薬となりえます**。一方で血流感染症に対しては賛否両論あり，VCMやDAPなど水溶性薬剤をまず使用してください。
- 内服薬は腸管が正常であればほぼ100％吸収されます。腎機能障害があっても用量調整は不要ですが，腎機能障害があると血小板減少の発現率が増加するという報告もあり，副作用により注意が必要です。また**14日間以上の投与で血小板減少の頻度が増す**ため，長期使用が困難です。そのほか，まれな副作用としてセロトニン症候群や乳酸アシドーシスも注意してください。
- DAPやLZDはグリコペプチド低感受性黄色ブドウ球菌やVREに対して効果的な数少ない薬剤です。長期使用することでこれら薬剤に対しても耐性化することが報告されていますので，感染巣に応じた適切な投与量を適切な期間投与し**漫然と使用しない**よう適正使用を心がけましょう。

抗真菌薬

考え方のPOINT!

- トリアゾール系は，FLCZ（F-FLCZ）は酵母様真菌に対してのみ，ITCZとVRCZはアスペルギルスにも有効です。ITCZやVRCZはほかの薬剤との相互作用が多いため，併用薬を確認してください。
- キャンディン系（MCFG，CPFG）はカンジダおよびアスペルギルスに活性がありますが，クリプトコッカスには効果がありません。高度の肝障害患者さんでは減量を要します。
- ポリエン系（AMPH-B，L-AMB）は真菌に対するスペクトルが最も広く，接合菌（ムコール）に対しては唯一の治療薬です。L-AMBでは腎毒性が軽減されています。
- カンジダ症，クリプトコッカス症，侵襲性アスペルギルス症，また，造血器幹細胞移植後や抗癌化学療法による重度かつ長期の好中球減少などに使用されます。

■ 抗真菌薬のスペクトル（文献1, 2より作成）

	カンジダ属	クリプトコッカス属	アスペルギルス属	接合菌
トリアゾール系				
フルコナゾール（FLCZ） 　ホスフルコナゾール（F-FLCZ）	◎*1	◎	×	×
イトラコナゾール（ITCZ）	◎	○	○	×
ボリコナゾール（VRCZ）	◎	◎	◎	×
キャンディン系				
ミカファンギン（MCFG） 　カスポファンギン（CPFG）	◎*2	×	○	×
ポリエン系				
アムホテリシンB（AMPH-B） 　アムホテリシンBリポソーム（L-AMB）	◎	◎	◎	◎

■：第1選択薬，□：代替薬，□：基本的に使用できない
*1：カンジダ・グラブラータ，カンジダ・クルーセイには推奨されない。
*2：カンジダ・パラプシローシスには推奨されない。

トリアゾール系

- この系統にはフルコナゾール（FLCZ）とそのプロドラッグであるホスフルコナゾール（F-FLCZ），イトラコナゾール（ITCZ），ボリコナゾール（VRCZ）が含まれます。真菌細胞膜を構成するエルゴステロールの合成を阻害します（図）。FLCZは酵母様真菌に対してのみ，ITCZとVRCZはアスペルギルスにも有効です。
- それぞれ内服薬があり，病態に応じて剤形を選べます。ITCZの内服薬にはカプセル剤・錠剤と内用液剤がありますが，内用液剤が最も安定して吸収され有効血中濃度が得られます。VRCZの注射薬は添加物であるシクロデキストリンが蓄積するため，高度の腎障害患者さんでは経口薬のみが使用できます[1,2]。
- 副反応は腎機能障害や皮疹などですが頻度は低くなっています。ITCZ内用液では下痢や悪心が多くみられます。VRCZは肝障害が多く慎重な観察を要するとともに，羞明，霧視といった視覚障害が出現することがありますので運転などの日常生活の指導も行います。VRCZは投与5～7日目以降に血中トラフ濃度を測定し，有効性の面から1～2μg/mL以上を目標としますが，4～5μg/mL以上では肝障害が増えるため注意が必要です。ITCZやVRCZは相互作用が多いため，併用薬を確認してください。

図 ▶ 真菌の構造と抗真菌薬の作用部位

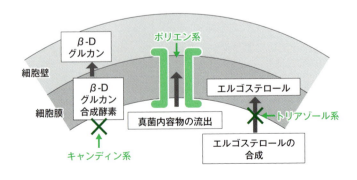

キャンディン系

- 真菌細胞壁の構成成分であるβ-Dグルカンの合成酵素を阻害する抗真菌薬で（図），ミカファンギン（MCFG）とカスポファンギン（CPFG）のいずれも静注薬となります。カンジダおよびアスペルギルスにのみ活性があります。
- 肝クリアランスのため腎障害患者さんでの減量は不要です。ただし，CPFGは高度の肝障害患者さんでは減量を要します。副反応として肝障害や血球減少が報告されていますが，その頻度は非常に低いとされています。

ポリエン系

- 細胞膜のエルゴステロールに結合・傷害し，内容物を流出させて活性を示します（図）。真菌に対するスペクトルが最も広く，接合菌（ムコール）に対しては唯一の治療薬です。
- アムホテリシンB（AMPH-B）と，AMPH-Bをリポソームの膜に結合させたアムホテリシンBリポソーム（L-AMB）の2薬剤があり，いずれも静注薬です。
- 用量依存的に腎尿細管障害をきたしますが，その一方で腎排泄ではないため腎障害患者さんでも減量は行いません。電解質異常の頻度も高く，血清クレアチニン，カリウム，マグネシウムなどのモニタリングが必要です[1,2]。
- AMPH-Bは投与時反応（発熱や悪寒），静脈炎や腎毒性のために継続できないことがありますが，L-AMBは腎尿細管細胞へ取り込まれにくいため，特に腎毒性が軽減されて投与量が確保しやすくなっています。

どのような感染症に使用されるか

カンジダ症

- 口腔咽頭・食道カンジダなど表在性カンジダ症では，**FLCZやITCZの内服**で治療が可能です。
- 深在性カンジダ症（カンジダ血症・播種性カンジダ症）では，**FLCZ（F-FLCZ），キャンディン系**が第1選択薬となります。FLCZ投与歴や

FLCZ耐性カンジダの分離歴，あるいは重症例ではキャンディン系での開始が推奨されます[1]。
- 菌種判明後に抗真菌薬の修正を行いますが，FLCZ感受性であれば基本的にFLCZで治療してよいと思います。
- 深在性カンジダ症では眼内炎合併の評価が必須です。キャンディン系は眼内移行が不良であり，脈絡網膜炎に留まっている場合のみ使用を考慮できますが，**硝子体に病変があれば他剤への変更**が推奨されます。

クリプトコッカス症
- 肺クリプトコッカス症は**FLCZ，ITCZ**での治療が中心になりますが，血行性に髄膜炎をきたしていないか中枢神経症状の有無や髄液検査の確認が必要です。
- クリプトコッカス髄膜炎の場合は**AMPH-BあるいはL-AMBとフルシトシン(5-FC)の併用**が推奨され，その後の経過によってはFLCZへの変更が可能です[1,2]。

侵襲性アスペルギルス症
- 重度かつ長期の好中球減少や細胞性免疫障害を有する患者さんが胞子を吸入することで，肺あるいは副鼻腔アスペルギルス症を形成します。**第1選択薬はVRCZ，次いでL-AMB**となります。MCFGやCPFG，ITCZは代替薬の位置づけです[1,2]。

血液疾患領域において
- 血液疾患領域において造血器幹細胞移植後などに抗真菌薬の予防投与を考慮することがあります[1,3]。同種移植後や，GVHD発症例などは真菌感染症の高リスク群とされ，カンジダ・アスペルギルスに対して，**ITCZやVRCZ，MCFG，CPFG**の投与を考慮します。
- 抗癌化学療法においても重度かつ長期の好中球減少（＜500/μL，7～10日間以上など）がある場合は，カンジダ対策として**FLCZ**，もしくは，アスペルギルスも考慮して**ITCZ**の投与が行われます。
- 4～7日間以上広域抗菌薬に反応のない発熱性好中球減少症が持続する症例では，β-Dグルカンやアスペルギルスガラクトマンナン抗原などを参考に，抗真菌薬の早期治療（preemptive therapy）を行うことがありま

す。このとき，抗真菌薬の予防投与があれば，ブレイクスルーを考慮し，**別の系統の抗真菌薬への変更**を検討します[1]。

腎・肝機能が正常な場合の投与レジメン
（文献1, 2より作成）

適応症や剤形によって投与量・方法が異なりますので注意してください。

トリアゾール系

FLCZ（ジフルカン®），F-FLCZ（プロジフ®）*1		
表在性カンジダ症	1回100～200mg	1日1回
深在性カンジダ症*2	1回400mg	1日1回
クリプトコッカス症*2	1回200～400mg	1日1回

ITCZ（イトリゾール®）		
カプセル剤	1回100～400mg	1日1回，食直後に投与
内用液	1回20～40mL（ITCZとして200～400mg）	1日1回，空腹時投与
点滴静注	1回200mg	（初期2日間）1日2回，（3日目以降）1日1回

VRCZ（ブイフェンド®）		
経口	体重40kg以上の場合（初日）1回300～400mg（2日目以降）1回150～300mg	1日2回
点滴静注	（初日）1回6mg/kg（2日目以降）1回4mg/kg	1日2回

*1：重症または難治例では高用量を用いる。
*2：F-FLCZの場合，初期2日間に1回800mgの負荷投与を行う。

キャンディン系

MCFG（ファンガード®）		
・深在性カンジダ症	1回100～150mg	1日1回
・アスペルギルス症	1回100～150mg，最大300mg	1日1回
・血液疾患領域における予防投与	1回50mg	1日1回

CPFG（カンサイダス®）		
・深在性カンジダ症，アスペルギルス症，血液疾患領域における予防投与*	（初日）1回70mg（2日目以降）1回50mg	1日1回

*：食道カンジダ症では初日の負荷投与は不要

ポリエン系		
AMPH-B（ファンギゾン®）		
・深在性カンジダ症	1回0.4〜0.7mg/kg	1日1回
・クリプトコッカス症	1回0.7〜1.0mg/kg	1日1回
・アスペルギルス症	1回1.0〜1.2mg/kg	1日1回
L-AMB（アムビゾーム®）	1回2.5〜5mg/kg*	1日1回

＊：クリプトコッカス髄膜炎では1回6mg/kg、24時間ごとまで増量できる。低用量から開始し，可能な範囲で増量していくことが多い。

文献

1) 深在性真菌症のガイドライン作成委員会，編．治療法とその実際．深在性真菌症の診断・治療ガイドライン2014．東京：協和企画；2014．p103-14．
2) 高倉俊二．9．抗真菌薬の使い方．日本化学療法学会 抗菌化学療法認定医認定制度審議委員会，編．抗菌薬適正使用生涯教育テキスト（改訂版）．東京：日本化学療法学会；2013．p199-211．
3) 日本臨床腫瘍学会，編．FNおよびがん薬物療法時に起こる感染症の予防．発熱性好中球減少症（FN）ガイドライン（改訂第2版）．東京：南江堂；2017．p45-74．

付録

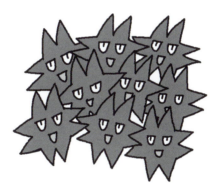

腎機能低下時に減量が必要な抗菌薬・抗真菌薬（成人）

HD：血液透析，CHDF：持続的血液濾過透析．
HD施行されている患者では，HD施行日はHD後に投与を行う．
腎機能は1回投与量が固定量（g，mg）である場合はクレアチニンクリアランス（mL/min）を，体重換算量（mg/kg）である場合はeGFR（mL/min/1.73m^2）を用いる．
保険適用外の投与量・投与方法が含まれている．

■注射薬

抗菌薬			
成分名	略号	代表的な商品	≧50
ペニシリン系			
ベンジルペニシリン	PCG	注射用ペニシリンGカリウム	0.5〜4MU q4
アンピシリン	ABPC	ビクシリン®注射用	2g q4
スルバクタム・アンピシリン	SBT/ABPC	ユナシン®-S静注用	3g q6
ピペラシリン	PIPC	ペントシリン®静注用	4g q4
タゾバクタム・ピペラシリン	TAZ/PIPC	ゾシン®静注用	（緑膿菌以外） ≧40：4.5g q8 （緑膿菌） ≧40：4.5g q6
第1世代セフェム系			
セファゾリン	CEZ	セファメジン®α注射用	2g q8
第2世代セフェム系			
セフォチアム	CTM	パンスポリン®静注用	1g q6
第3世代セフェム系			
セフォタキシム	CTX	セフォタックス®注射用	2g q8
セフタジジム	CAZ	モダシン®静注用	2g q8
第4世代セフェム系			
セフェピム	CFPM	注射用マキシピーム®	≧60：2g q8
セフォゾプラン	CZOP	ファーストシン®静注用	1g q6
カルバペネム系			
メロペネム	MEPM	メロペン®点滴用	1g q8
オキサセフェム系			
フロモキセフ	FMOX	フルマリン®静注用	1g q6
セファマイシン系			
セフメタゾール	CMZ	セフメタゾン®静注用	1g q6

腎機能別		透析		国内承認
10～50	≦10	HD	CHDF	1日上限量
0.5～4MU q8	0.5～4MU q12	0.5～4MU q12	1～4MU q6～8	2,400MU/day
2g q8	2g q12	2g q12	2g q8	「大量使用」記載あり
3g q12	3g q24	3g q24	3g q12	12g/day
4g q6	4g q8	2g q8	4g q6	16g/day
20～40: 2.25g q6	≦20: 2.25g q8	2.25g q12	2.25g q6	18g/day
20～40: 4.5g q8	≦20: 2.25g q6	2.25g q8	4.5g q8	
2g q12	2g q24	1g q24	2g q12	公知申請6g/day
1g q12	1g q24	1g q24	データなし	4g/day
2g q12	2g q24	2g q24	2g q12	4g/day
2g q12	2g q24	2g q24	2g q12	4g/day
30～60: 2g q12 10～30: 2g q24	≦10: 1g q24	1g q24	2g q24	4g/day
0.5g q12	0.5g q24	0.5g q24	データなし	4g/day
25～50: 1g q12 10～25: 0.5g q12	0.5g q24	0.5g q24	1g q12	3g/day 髄膜炎6g/day
1g q12	0.5g 24	0.5g q24	データなし	4g/day
1g q12	1g 24	1g q24	データなし	4g/day

抗菌薬			≧50
成分名	略号	代表的な商品	
アミノグリコシド系			
アミカシン	AMK	アミカシン硫酸塩注射液	≧80: 15mg/kg q24 60〜80: 12mg/kg q24
トブラマイシン	TOB	トブラシン®注	≧80: 5mg/kg q24 60〜80: 4mg/kg q24
ゲンタマイシン	GM	ゲンタシン®注	≧80: 5mg/kg q24 60〜80: 4mg/kg q24
アルベカシン	ABK	ハベカシン®注射液	≧80: 5mg/kg q24 60〜80: 4mg/kg q24
キノロン系			
シプロフロキサシン	CPFX	シプロキサン®注	400mg q12
レボフロキサシン	LVFX	クラビット®点滴静注	500mg q24
グリコペプチド系			
バンコマイシン	VCM	塩酸バンコマイシン点滴静注用	15〜20mg/kg q12
テイコプラニン	TEIC	注射用タゴシッド®	維持量として 　6.7mg/kg q24
環状リポペプチド系			
ダプトマイシン	DAP	キュビシン®静注用	≧30: 6mg/kg q24
スルホンアミド系			
スルファメトキサゾール ・トリメトプリム	ST	バクトラミン®注	一般細菌に対する治療薬として 3mg/kg q12
ニトロイミダゾール系			
メトロニダゾール	MNZ	アネメトロ®点滴静注液	500mg q6〜8
抗菌薬			
ホスフルコナゾール	F-FLCZ	プロジフ®静注液	100〜400mg q24
イトラコナゾール	ITCZ	イトリゾール®注1%	＜30では禁忌。 内服は使用可能。
ボリコナゾール	VRCZ	ブイフェンド®静注用	＜30では禁忌。 内服は使用可能。

| 腎機能別 | | 透析 | | 国内承認 |
10～50	≤10	HD	CHDF	1日上限量
40～60: 7.5kg/mg q24 30～40: 4mg/kg q24	20～30: 7.5mg/kg q48 10～20: 4mg/kg q48	7.5mg/kg・HD後	7.5mg/kg q24	400mg/day
40～60: 3.5mg/kg q24 30～40: 2.5mg/kg q24	20～30: 4mg/kg q48 10～20: 3mg/kg q48	1.7mg/kg・HD後	1.7mg/kg q24	180mg/day
40～60: 3.5mg/kg q24 30～40: 2.5mg/kg q24	20～30: 4mg/kg q48 10～20: 3mg/kg q48	1.7mg/kg・HD後	1.7mg/kg q24	5mg/kg/day
40～60: 3.5mg/kg q24 30～40: 2.5mg/kg q24	20～30: 4mg/kg q48 10～20: 3mg/kg q48	1.7mg/kg・HD後	1.7mg/kg q24	200mg/day
400mg q24	400mg q24	400mg q24	400mg q12	1,200mg/day
500mg q48	500mg q48	500mg q48	500mg q48	500mg/day
15mg/kg q24～96	7.5mg/kg q48～72	7.5mg/kg q48～72	7.5mg/kg q24	2g/day
5mg/kg q48	3.3mg/kg q48	6.7mg/kg・HD後	3.3mg/kg q24	400mg/day
＜30: 6mg/kg q48		6mg/kg q48	6mg/kg q48	6mg/kg/day
3mg/kg q12	推奨されない	推奨されない	5mg/kg q8	カリニ肺炎 20mg/kg/day
500mg q6～8	500mg q12	500mg q12	500mg q6～8	2,000mg/day
50～200mg q24	50～200mg q24	100～400mg q24	200～400mg q24	400mg/day
				維持量200mg q24
				8mg/kg/day

■**内服薬**

抗菌薬			
成分名	略号	代表的な商品	≧50
ペニシリン系			
アモキシシリン	AMPC	サワシリン®カプセル	500mg q8
アモキシシリン・クラブラン酸	AMPC/CVA	オーグメンチン®配合錠	375mg q6
第一世代セフェム系			
セファレキシン	CEX	ケフレックス®カプセル	500mg q6
第二世代セフェム系			
セファクロル	CCL	ケフラール®カプセル	500mg q8
キノロン系			
シプロフロキサシン	CPFX	シプロキサン®錠	500mg q12
レボフロキサシン	LVFX	クラビット®錠	500mg q24
スルホンアミド系			
スルファメトキサゾール・トリメトプリム	ST	バクタ®配合錠	2錠 q12
ニトロイミダゾール系			
メトロニダゾール	MNZ	フラジール®内服錠	500mg q6〜8
抗菌薬			
フルコナゾール	FLCZ	ジフルカン®カプセル	100〜400mg q24

腎機能別 10～50	≦10	透析 HD	透析 CHDF	国内承認 1日上限量	生体内利用率
500mg q12	500mg q24	500mg q24	500mg q12	1,000mg/day	80%
375mg q12	375mg q24	375mg q24	データなし	1,500mg/day	60/80%
500mg q12	250mg q12	250mg q12	データなし	2,000mg/day	90%
500mg q8	500mg q12	500mg q12	データなし	1,500mg/day	93%
300mg q12	500mg q24	500mg q24	300mg q12	600mg/day	70%
20～50: 250mg q24	≦20: 250mg q48	250mg q48	250mg q24	500mg/day	99%
30～50: 2錠 q12 10～30: 2錠 q24	推奨されない	推奨されない	2錠 q12	4錠/day	85%
500mg q6～8	500mg q12	500mg q12	500mg q6～8	2,000mg/day	100%
50～200mg q24	50～200mg q24	100～400mg q24	200～400mg q24	400mg/day	90%

肝機能低下時に減量が必要な抗菌薬・抗真菌薬（成人）

保険適用外の投与量・投与方法が含まれている。

	抗菌薬		
	成分名	略号	代表的な商品
注射薬	カスポファンギン	CPFG	カンサイダス®点滴静注用
	セフトリアキソン	CTRX	ロセフィン®静注用
	メトロニダゾール	MNZ	アネメトロ®点滴静注液
	ミノサイクリン	MINO	ミノマイシン®点滴静注用
	ボリコナゾール	VRCZ	ブイフェンド®静注用
内服薬	メトロニダゾール	MNZ	フラジール®錠
	ミノサイクリン	MINO	ミノマイシン®錠
	リファンピシン	RFP	リファジン®カプセル
	ボリコナゾール	VRCZ	ブイフェンド®錠

腎機能・肝機能による用量調整が不要な抗菌薬・抗真菌薬（成人）

保険適用外の投与量・投与方法が含まれている。

	抗菌薬		
	成分名	略号	代表的な商品
注射薬	アジスロマイシン	AZM	ジスロマック®点滴静注用
	クリンダマイシン	CLDM	ダラシン®S注射液
	エリスロマイシン	EM	エリスロシン®点滴静注用
	ホスホマイシン	FOM	ホスミシン®S静注用
	リネゾリド	LZD	ザイボックス®注射液
	テジゾリド	TZD	シベクトロ®点滴静注用
	アムホテリシンBリポソーム	L-AMB	アムビゾーム®点滴静注用
	ミカファンギン	MCFG	ファンガード®点滴用
内服薬	アジスロマイシン	AZM	ジスロマック®SR成人用ドライシロップ
	クリンダマイシン	CLDM	ダラシン®カプセル
	ドキシサイクリン	DOXY	ビブラマイシン®錠
	エリスロマイシン（Base）	EM	エリスロシン®錠（ステアリン酸塩）
	エリスロマイシン（エチルコハク酸）		エリスロシン®W顆粒（コハク酸エステル）
	ホスホマイシン	FOM	ホスミシン®錠
	リネゾリド	LZD	ザイボックス®錠
	テジゾリド	TZD	シベクトロ®錠
	モキシフロキサシン	MFLX	アベロックス®錠

肝臓機能別（チャイルド・ピュー）		
Class A	Class B	Class C
調節不要	維持量35mg q24	確立していない
調節不要	調節不要	上限2g/day
調節不要	調節不要	500mg q24
調節不要	調節不要	100mg q24
維持量50%減量	維持量50%減量	確立していない
調節不要	調節不要	500mg q24
調節不要	調節不要	100mg q24
調節不要	調節不要	推奨されない
維持量50%減量	維持量50%減量	確立していない

理想的な投与量	国内承認 1日上限量	生体内利用率
500mg q24	500mg q24	
600mg q6〜8	2,400mg/day	
5mg/kg q6	1,500mg/day	
—	4g/day	
600mg q12	1,200mg/day	
200mg q24	200mg/day	
3〜5mg/kg q24	2.5〜5mg/kg/day	
50〜150mg q24	300mg/day	
さまざま	2g1回など	30%
300mg q6	900mg/day	90%
100mg q12	100mg/day	90%
250〜500mg q6〜12	1,200mg/day	50%
400〜800mg q6〜12	1,200mg/day	
—	3g/day	26%
600mg q12	1,200mg/day	100%
200mg q24	200mg/day	91%
400mg q24	400mg q24	89%

特に注意しておきたい抗菌薬の薬剤間相互作用

抗菌薬（本剤）	他剤に影響を与える相互作用
ペニシリン系	
カルバペネム系	・バルプロ酸（デパケン®）の血中濃度を低下させる。
キノロン系	
テトラサイクリン系	
マクロライド系	・肝取り込みトランスポーターを阻害して同型を基剤とする他剤の血中濃度を著しく上昇させる。
シプロフロキサシン	・チザニジン（テルネリン®）の血中濃度を著しく上昇させる。
クラリスロマイシン	・肝代謝酵素CYPを阻害して同型を基剤とする他剤の血中濃度を著しく上昇させる。 ・P糖タンパクを阻害して同型を基剤とする他剤の血中濃度を著しく上昇させる。
ダプトマイシン	
エリスロマイシン	・肝代謝酵素CYPを阻害して同型を基剤とする他剤の血中濃度を著しく上昇させる。
フルコナゾール	・肝代謝酵素CYPを阻害して同型を基剤とする他剤の血中濃度を著しく上昇させる。
リネゾリド	・モノアミンオキシダーゼを阻害してセロトニン作動薬のセロトニン症候群のリスクを上昇させる。
メトロニダゾール	
リファンピシン	・肝代謝酵素CYPを誘導して同型を基剤とする他剤の血中濃度を著しく低下させる。 ・肝取り込みトランスポーターを阻害して同型を基剤とする他剤の血中濃度を著しく上昇させる。 ・P糖蛋白を誘導して同型を基剤とする他剤の血中濃度を著しく低下させる。
スルファメトキサゾール・トリメトプリム	
ボリコナゾール	・肝代謝酵素CYPを阻害して同型を基剤とする他剤の血中濃度を著しく上昇させる。

他剤から影響を受ける相互作用
・プロベネシド（ベネシッド®）により本剤の血中濃度が著しく上昇する。
・プロベネシド（ベネシッド®）により本剤の血中濃度が著しく上昇する。
・QTc延長作用のある薬剤により，本剤のQTc延長効果が高まる。 ・（内服のみ）金属イオン含有製剤により本剤の吸収率が低下する
・（内服のみ）金属イオン含有製剤により本剤の吸収率が低下する。
・QTc延長作用のある薬剤により，本剤のQTc延長効果が高まる。
・スタチン系により本剤の骨格筋毒性が高まる。
・クリンダマイシン（ダラシン®）と50Sリボゾームサブユニットの結合が競合するため本剤の効果が減弱する。
・リファンピシン（リファジン®）により本剤の血中濃度が著しく低下する。
・アルコール含有製剤により本剤のジスルフィラム様作用のリスクが高まる。
・ACE阻害薬/ARB，カリウム保持性利尿薬により，本剤の高カリウム血症のリスクが高まる。 ・メトトレキサートにより本剤の骨髄抑制のリスクが高まる。
・カルバマゼピンにより本剤の血中濃度が著しく低下する。

索引

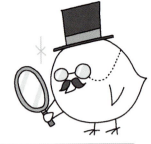

あ行

アシクロビル	178, 190, 195
アジスロマイシン	98, 104, 116, 124, 128, 141, 160, 222, 247, 277
アシネトバクター	70, 73, 118, 169, 256, 262,
アズトレオナム	236
アスペルギルス	70, 80, 180, 191, 241, 297
アナフィラキシー	53, 92, 130, 156, 290
アミカシン	283
アミノグリコシド	24, 102, 149, 180, 201, 229, 236, 247, 283
アモキシシリン	98, 104, 160, 166, 260, 281
アモキシシリン・クラブラン酸	98, 167
アレルギー	12, 41, 50, 107, 124, 158, 163, 201, 247, 266, 281
アンピシリン	110, 137, 166, 189, 205, 224, 256, 259, 267, 287
息切れ	72, 112, 116
意識障害	45, 55, 66, 72, 114, 126, 135, 140, 146, 171, 178, 188, 189, 285
意識変容	51, 183, 193, 195
イトラコナゾール	236, 297
イミペネム	247, 269
医療関連感染	19, 27, 32, 73, 85, 259
咽後膿瘍	47, 83, 107
咽頭痛	72, 82, 104, 162
院内感染症	28, 85, 257, 259, 279
インフォームド・コンセント	18
インフルエンザ菌	70, 73, 84, 97, 99, 102, 112, 116, 134, 156, 167, 180, 185, 191, 196, 240, 256, 259, 263, 277, 287
ウイルス性肝炎	130, 133, 137
ウェルシュ菌	36, 129
壊死性筋膜炎	166, 188, 259, 271
壊死性軟部組織感染症	166
エリスロマイシン	247, 277
エンテロコッカス	70, 78, 287
エンテロバクター	67, 73, 124, 146, 256, 260, 287
エンドトキシン吸着療法	153
黄疸	72, 106, 137, 249, 290
嘔吐	72, 81, 130, 133, 153, 162, 270
悪寒戦慄	41, 48, 55, 128, 139, 146, 183, 233
オセルタミビル	195

か行

外耳道炎	164, 184
咳嗽	72, 82, 86, 98, 108, 116, 277
喀痰	40, 72, 78, 82, 86, 94, 98, 116, 213, 218, 240, 262
カスポファンギン	236, 297
カテーテル関連血流感染（CRBSI）	28, 37, 76, 85, 94, 259
化膿性関節炎	171, 172, 263, 281
カルバペネム	77, 93, 124, 230, 236, 256, 267, 269, 274, 285
ガレノキサシン	273
川崎病	157, 170
眼球運動障害	178
ガンシクロビル	178
カンジダ	54, 70, 76, 77, 142, 145, 151, 159, 180, 218, 237, 262, 271, 297
感受性菌	19, 190

感染性心内膜炎	34, 46, 49, 54, 83, 152, 156, 173, 179, 189, 226, 252, 259, 281, 283, 293
感染性動脈瘤	56, 82, 151,
感染臓器	37, 45, 65, 68, 72, 79, 135, 185, 208, 219, 237, 244, 257
肝硬変	59, 66, 70, 137, 224, 236, 240
関節痛	59, 72, 83, 139, 158, 162, 172, 251
カンピロバクター	71, 75, 128, 238, 277, 288
ガンマグロブリン	239, 243
基質特異性拡張型βラクタマーゼ (ESBL)	19, 74, 269
キノロン	99, 121, 147, 195, 201, 217, 230, 232, 247, 251, 267, 273, 281, 283
急性心筋梗塞	32, 53
胸膜炎	60, 72, 110,
菌血症	24, 33, 40, 48, 54, 59, 67, 80, 86, 95, 112, 123, 128, 149, 152, 155, 174, 179, 188, 220, 233, 240, 259, 263, 293
クラミジア	71, 99, 104, 117, 124, 133, 142, 156, 162, 256, 281
クラミドフィラ	273, 277
グラム染色	40, 74, 86, 143, 148, 172, 213, 216, 240, 257, 262
クラリスロマイシン	98, 116, 128, 198, 222, 247, 277
グリコペプチド	77, 229, 292
クリプトコッカス	191, 297
クリンダマイシン	60, 93, 110, 155, 167, 199, 204, 217, 232, 236, 247, 275
クレブシエラ	73, 84, 116, 123, 133, 137, 146, 210, 218, 243, 256, 264, 287
クローン病	42, 134,
クロストリディオイデス・ディフィシル	12, 28, 37, 71, 75, 77, 85, 121, 130, 203, 237, 262, 271, 293
血液培養	24, 28, 35, 37, 40, 43, 46, 49, 54, 59, 66, 78, 82, 86, 94, 123, 128, 137, 146, 152, 155, 172, 181, 189, 207, 212, 214, 216, 226, 231, 239, 252

結核	34, 42, 47, 49, 60, 71, 82, 100, 110, 116, 121, 160, 179, 190, 205, 237, 245, 253, 273, 283, 289
結晶性関節炎	34, 170, 177, 206
血栓性静脈炎	32, 37, 178, 184
解熱	24, 27, 32, 38, 43, 60, 83, 96, 252
下痢	36, 72, 86, 105, 123, 128, 133, 153, 157, 162, 241, 270, 289, 298
ゲンタマイシン	199, 204, 232, 283
コアグラーゼ陰性ブドウ球菌	70, 146, 173, 180, 206, 287
広域スペクトル	77, 94, 116, 200, 240, 265, 273, 280, 290
効果指標	38, 79, 212, 219, 226
好中球減少	69, 169, 181, 223, 239, 259, 263, 271, 281, 297
抗癌化学療法	12, 223, 240, 271, 297, 300
抗菌スペクトル	16, 23, 93, 101, 233, 237, 239, 244, 255
膠原病	41, 50, 113, 163, 170, 273
抗酸菌	60, 70, 82, 100, 111, 119, 137, 161, 169, 173, 240, 274, 277, 280, 289
抗真菌薬	237, 244, 297
高齢者	33, 34, 45, 55, 65, 82, 86, 102, 116, 128, 136, 142, 145, 173, 185, 195, 228, 235, 267, 276
呼吸細管支炎	103, 116
誤信 (fallacy)	29, 96
5大感染症	28, 85
骨盤内炎症性疾患	72, 123, 133, 263
コリスチン	236

さ行

細菌性動脈瘤	178
細菌培養	40, 96, 99, 111, 240
サイトメガロウイルス	42, 47, 70, 83, 105, 128, 133, 138, 163, 173, 180, 196
サルモネラ	49, 70, 129, 240, 289
残尿感	72, 87, 145
ジアルジア	70, 128

子宮外妊娠	125, 134, 144, 151
自己免疫疾患	34, 161
歯性感染症	161, 184, 189, 259
シタフロキサシン	273
市中感染症	45, 73, 81, 93, 257
耳痛	72, 180, 184, 191
シトロバクター	73, 146, 256, 260, 287
シプロフロキサシン	124, 128, 145, 150, 172, 184, 198, 201, 232, 236, 273
周術期	36, 69, 199, 222, 230
手術部位感染症（SSI）	36, 76, 85
術後患者	33, 36, 185
術後感染予防	199, 230
授乳	247
消化管出血	29, 32, 125
常在菌	12, 77, 120, 185, 191, 199, 241, 259
視力障害	178, 190
耳漏	72, 184, 191
心膜炎	110, 125
深頚部膿瘍	104
深部静脈血栓	33, 34, 37, 170
人工関節感染	173, 204
人工弁心内膜炎	37, 204
腎機能低下	228, 236
腎盂腎炎	72, 79, 87, 97, 113, 133, 142, 146, 150, 215, 230, 267
水痘帯状疱疹ウイルス	70, 190, 195
髄膜炎	82, 132, 133, 155, 178, 189, 195, 218, 240, 259, 263, 271, 281, 293, 300
頭痛	72, 82, 105, 133, 182, 189, 195, 251, 293
ステノトロフォモナス・マルトフィリア	73, 269
スペクチノマイシン	141, 283
スルタミシリン	184
スルバクタム・アンピシリン	110, 116, 123, 150, 160, 179, 184, 191, 201, 224, 256, 259
スルバクタム・セフォペラゾン	256, 263
性感染症	104, 124, 141, 161, 181, 281
精神科的疾患	251
絶対病原菌	245
セファクロル	98, 263
セファゾリン	60, 93, 151, 155, 160, 166, 172, 199, 204, 222, 256, 262, 263, 293
セファレキシン	104, 145, 160, 166, 204, 263
セファロスポリン	24, 144, 195, 222, 247, 264, 274
セフェピム	16, 24, 97, 116, 124, 172, 184, 198, 244, 256, 262, 263, 270
セフォチアム	24, 93, 116, 256, 262, 263
セフォペラゾン	236
セフタジジム	244
セフトリアキソン	16, 84, 93, 104, 116, 124, 128, 137, 141, 150, 155, 172, 179, 184, 189, 198, 214, 222, 236, 239, 245, 251, 256, 263, 288
セフメタゾール	38, 96, 123, 150, 199, 256, 263
セラチア	73, 124, 146, 256, 260, 287
全身性エリテマトーデス	42, 163, 173, 197, 207, 239
喘息	12, 98, 230, 253
せん妄	65, 231
創感染	28, 33
臓器親和性	80
側腹部痛	146, 150

た行

第3世代セフェム	16, 102, 149, 166, 214, 222, 244, 264, 271, 289
耐性化	14, 144, 149, 273, 277, 292,
耐性菌	13, 19, 36, 71, 77, 79, 93, 97, 149, 171, 177, 195, 198, 202, 228, 246, 260, 268, 269, 277, 287
胎児危険度分類	247

大腸菌	19, 71, 73, 80, 123, 129, 133, 137, 142, 145, 150, 190, 201, 256, 259, 264, 273, 283, 287
大動脈瘤	114, 151, 242
第4世代セフェム	24, 94, 244, 265, 271
打診痛	126
タゾバクタム・ピペラシリン	94, 124, 240, 256, 259, 285, 293
ダプトマイシン	204, 236, 247, 292
胆管炎	47, 65, 123, 133, 137, 259, 283
単純ヘルペス	70, 105, 142, 159, 180, 190, 195
丹毒	166, 259, 263
チアマゾール	239
チゲサイクリン	236
中耳炎	46, 72, 118, 180, 184, 189, 259, 263
虫垂炎	75, 82, 123, 133, 151, 259
腸球菌	70, 73, 77, 93, 145, 151, 205, 238, 256, 259, 263, 269, 283, 287, 292
治療薬物モニタリング	229, 237
椎体炎	59, 82, 263
痛風(偽痛風)	32, 34, 37, 170, 173, 206
テイコプラニン	180, 292
低体温	34, 39, 50, 55
適正使用	15, 19, 23, 108, 195, 199, 259, 268, 270, 280, 292
テジゾリド	292
テトラサイクリン	116, 133, 144, 147, 232, 236, 247
デブリドマン	56, 60, 167, 208
糖尿病	12, 62, 66, 69, 80, 87, 120, 125, 134, 145, 154, 169, 174, 181, 186, 213, 224, 230, 232, 241, 259, 276, 295
ドキシサイクリン	236
トキソプラズマ	42, 47, 70, 162, 178, 191, 289
毒素性ショック症候群	130, 155, 170
特発性血小板減少性紫斑病	157, 243
特発性細菌性腹膜炎	137, 238
トブラマイシン	24, 150, 214, 283
ドリペネム	247, 256, 269
トリメトプリム	190, 232, 288
ドレナージ	56, 115, 123, 135, 151, 171, 177, 186, 233

な行

入院患者	22, 28, 32, 34, 66, 85, 116, 129, 155, 218
ニューキノロン	133, 144, 149, 273
乳様突起炎	47, 184, 191
尿路感染	22, 28, 33, 34, 37, 40, 65, 72, 81, 85, 93, 141, 145, 151, 213
妊娠	125, 134, 147, 247, 278
熱型	48, 51
ネッカーの立方体 (Necker's cube)	61
脳炎	46, 72, 118, 133, 178, 195
脳腫瘍	134, 193
脳膿瘍	72, 82, 133, 183, 189, 195, 291
膿胸	75, 111, 192, 259, 285
膿瘍	34, 37, 40, 43, 46, 72, 80, 82, 88, 104, 120, 123, 133, 144, 148, 150, 170, 183, 186, 189, 195, 199, 209, 217, 221, 233, 259, 276, 285, 291

は行

肺炎	22, 28, 33, 34, 37, 38, 49, 51, 62, 65, 72, 75, 78, 82, 85, 93, 99, 106, 111, 116
肺炎球菌	62, 67, 73, 78, 84, 99, 111, 116, 134, 137, 156, 180, 185, 189, 196, 240, 256, 259, 263, 273, 277, 287, 292
敗血症性ショック	24, 46, 53, 55, 62, 123, 146, 153, 156, 208, 219, 240, 294
肺血栓塞栓症	34
バイタルサイン	24, 28, 39, 45, 51, 89, 117, 126, 158, 171, 204, 214, 220
梅毒	71, 104, 141, 156, 160, 173, 179, 259, 277, 288
排尿痛	141

排膿	72, 87, 154, 166, 217, 223, 233		マイコプラズマ	75, 99, 106, 116, 143, 156, 174, 256, 260, 273, 277
バクテロイデス	75, 169, 256, 264, 277,		マクロライド	116, 195, 222, 230, 236, 277
発疹	52, 106, 155		慢性腎不全	69, 236, 240
発赤	60, 72, 87, 166, 174, 186, 206, 293		右季肋部痛	65, 72, 139, 144
パニペネム・ベタミプロン	269		ミノサイクリン	116, 124, 156, 180, 204, 232, 236
バンコマイシン	93, 128, 151, 155, 172, 180, 189, 199, 204, 241, 247, 267, 271, 283, 292		無症候性細菌尿	87, 145, 214, 230
			ムンプス	134, 185
ビアペネム	269		メチシリン感受性黄色ブドウ球菌（MRSA）	59, 287,
非細菌性血栓性心内膜炎	207			
百日咳	71, 99, 107, 277		メチシリン耐性黄色ブドウ球菌（MRSA）	19, 73, 77, 93, 118, 146, 151, 168, 172, 203, 204, 246, 260, 269, 287, 292
日和見感染症	80, 128, 191, 239			
頻尿	72, 87, 136, 142		メトロニダゾール	124, 129, 133, 184, 191, 198, 199, 236, 247
ファロペネム	145			
腹痛	72, 88, 115, 123, 130, 133, 137, 152		めまい	83, 135, 178, 190
			メロペネム	124, 144, 150, 167, 190, 247, 256, 269
不定愁訴	251			
不明熱	33, 34, 41, 83, 152		免疫不全	55, 69, 113, 128, 158, 169, 173, 238, 242
プロテウス	73, 146, 256, 259, 264, 287		免疫抑制	55, 61, 65, 70, 73, 128, 190, 239, 278, 290
プロブレムリスト	58, 64, 251			
フロモキセフ	199		モキシフロキサシン	234, 236, 273
ベイズ解析	119		モラクセラ	74, 99, 120, 185, 191, 256, 261, 263, 277, 287
ペニシリン	78, 109, 137, 149, 163, 189, 204, 222, 236, 245, 247, 256, 259, 266, 269, 275, 283, 287, 292			
			や行	
			薬剤熱	32, 34, 37, 42, 52, 177, 237
ペプトストレプトコッカス	75, 185, 256		破れ窓理論	16
ペラミビル	195		輸血	27, 32, 37, 139
ベンジルペニシリン	155, 167, 179, 184, 189, 204, 256, 259, 271		腰痛	59, 82, 87, 114, 133, 150
			溶連菌性咽頭炎	104, 161
偏性嫌気性菌	107, 111, 120, 123, 133, 137, 199, 256, 261, 269, 273		**ら行**	
			リケッチア	49, 71, 156, 160, 288
蜂窩織炎	97, 107, 160, 166, 178, 184, 259, 263		リネゾリド	236, 247, 279, 292
ホスホマイシン	145, 247		リファンピシン	137, 179, 204, 229
ボリコナゾール	178, 236, 247, 297		リポソーマルアムホテリシンB	178, 190
ポリファーマシー	228			
ま行				
マーフィー徴候	126, 139			

緑膿菌	24, 70, 73, 94, 99, 118, 124, 134, 145, 151, 169, 172, 180, 185, 190, 214, 239, 256, 259, 263, 269, 273, 283, 289
旅行者下痢症	128, 289
淋菌	71, 104, 124, 133, 141, 155, 172, 263, 283
リンパ節腫脹	46, 72, 83, 105, 112, 118, 139, 158, 160
レジオネラ	42, 52, 62, 67, 70, 116, 130, 240, 256, 260, 273, 277
レスピラトリーキノロン	274
レッドマン症候群	293
レボフロキサシン	116, 128, 141, 178, 234, 236, 273, 289
レミエール症候群	83, 107

欧文

A群β溶血性レンサ球菌（A群溶連菌）	75, 106, 166, 173, 260, 279, 288
α溶血性レンサ球菌	120, 180, 185, 191, 241
attribution error	254
B群β溶血性レンサ球菌（B群溶連菌）	73, 147, 174, 190
base-rate neglect	63, 80
broken window theory	17
β溶血性レンサ球菌	36, 160, 174, 181, 185, 271
β-ラクタム	118, 124, 147, 201, 222, 233, 241, 256, 260, 266, 269, 276, 281, 285, 290, 294
Centorスコア	108
cognitive ease	253
cognitive strain	253
confirmation bias	30, 58
context formulation（脈絡形成）	59
de-escalation	77, 94, 153, 262, 264
diagnosis momentum	254
DIC	79, 150, 157
domain specific heuristic	60
EBウイルス	70, 105, 133, 138, 163, 196
escalation	77
febrile neutropenia with mucositis	241
fever work-up	37, 86
HACEK	75, 207
hindsight bias	31
HIV	47, 70, 83, 104, 128, 133, 138, 141, 157, 161, 169, 173, 180, 186, 191, 196, 238, 240, 242, 281, 290
intensity matching（強度合わせ）	23
mental mechanism	22, 31, 67
Nosocomial Fever of Unknown Originの原因リスト	32
overconfidence（自信過剰）	80
parallel testing	44
PEK / non-PEK	146, 256, 263, 287
quick SOFA	51, 66, 196
recent surprise	80
rule out worst-case scenario（ROWS）	81
sequential testing	44
silent evidence	19
sociative activation（連合活性化）	67
source control	204, 216, 223, 226
SPACE	73, 124, 256, 262
ST合剤	137, 145, 161, 190, 204, 230, 232, 236, 245, 247, 287
substitution（代用，置換）	22, 40
unifying diagnosis	63
Unknown unknowns	218

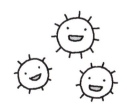

ちょっと待った！
その抗菌薬はいりません

2019年1月10日　第1版第1刷発行

■編　集　青木洋介　　あおきようすけ

■発行者　三澤　岳

■発行所　株式会社メジカルビュー社
　　　　　〒162-0845　東京都新宿区市谷本村町2-30
　　　　　電話　03（5228）2050（代表）
　　　　　ホームページ　http://www.medicalview.co.jp/

　　　　　営業部　FAX 03（5228）2059
　　　　　　　　　E-mail　eigyo@medicalview.co.jp

　　　　　編集部　FAX 03（5228）2062
　　　　　　　　　E-mail　ed@medicalview.co.jp

■印刷所　株式会社創英

ISBN978-4-7583-1804-4 C3047

©MEDICAL VIEW, 2019. Printed in Japan

・本書に掲載された著作物の複写・複製・転載・翻訳・データベースへの取り込みおよび送信（送信可能化権を含む）・上映・譲渡に関する許諾権は，（株）メジカルビュー社が保有しています．

・JCOPY〈出版者著作権管理機構　委託出版物〉
本書の無断複製は著作権法上での例外を除き禁じられています．複製される場合は，そのつど事前に，出版者著作権管理機構（電話 03-5244-5088，FAX 03-5244-5089，e-mail: info@jcopy.or.jp）の許諾を得てください．

・本書をコピー，スキャン，デジタルデータ化するなどの複製を無許諾で行う行為は，著作権法上での限られた例外（「私的使用のための複製」など）を除き禁じられています．大学，病院，企業などにおいて，研究活動，診察を含み業務上使用する目的で上記の行為を行うことは私的使用には該当せず違法です．また私的使用のためであっても，代行業者等の第三者に依頼して上記の行為を行うことは違法となります．